U0286436

常见病的康复治疗及临床病例报告

周晓晖　张光彩　冯琦钒 ◎ 主编

中国纺织出版社有限公司

图书在版编目（CIP）数据

常见病的康复治疗及临床病例报告 / 周晓晖，张光彩，冯琦钒主编 . -- 北京 : 中国纺织出版社有限公司，2024. 10. -- ISBN 978-7-5229-2155-6

Ⅰ . R49

中国国家版本馆 CIP 数据核字第 2024YU7837 号

责任编辑：范红梅　　责任校对：王蕙莹　　责任印制：王艳丽

中国纺织出版社有限公司出版发行

地址：北京市朝阳区百子湾东里 A407 号楼　邮政编码：100124

销售电话：010—67004422　传真：010—87155801

http://www.c-textilep.com

中国纺织出版社天猫旗舰店

官方微博 http://weibo.com/2119887771

北京华联印刷有限公司印刷　　各地新华书店经销

2024 年 10 月第 1 版第 1 次印刷

开本：787 × 1092　1/16　印张：20

字数：479 千字　定价：148.00 元

凡购本书，如有缺页、倒页、脱页，由本社图书营销中心调换

编委会

前　言

　　康复医学旨在帮助患者减少或弥补功能损害和缺失，努力使患者获得自主生活的功能状态，最终回归家庭，走向社会。它包括功能障碍的预防、诊断、评估、治疗，物理治疗、运动疗法、作业疗法、言语疗法等，是现代康复医学的重要手段。本书根据康复学科特点，介绍了中医及现代康复手段，结合本科临床常见病与中医对该病的病因病机认识，论述康复评估、康复治疗及预后和社会转归，最后进行临床典型病例报告。本书的编写者汇集了医师、康复治疗师及护理人员，于中医院同道而言，是一本临床较为详尽的介绍康复的书籍。

　　本书主要分 3 个篇章进行编撰。

　　上篇为康复技术介绍，列举了各项康复技术的概念、适应证及禁忌证，为进一步帮助读者理解，书中加入了配图。

　　中篇为本书重点部分，根据疾病及康复特点进行大分类，对不同疾病的概述、临床表现及流行病学特点等进行叙述，介绍康复评估常用量表，康复治疗原则及措施，疾病预后转归。上篇介绍的康复技术手段在本章节中进一步得到灵活运用。

　　下篇为临床案例的还原展示，其中有不少影像原图，利于帮助读者进行诊断及鉴别，方便读者对上篇及中篇的理解。

　　本书 3 个篇章循序渐进，层层深入，希望读者能领略康复医学的独特魅力，为临床工作点亮一盏明灯。

　　本书由广东省中医院海南医院的多名同仁共同完成编写，其中，周晓晖编写 1 万字、张光彩编写 5.06 万字、冯琦钒编写 5.1 万字、林如意编写 5.06 万字、孙定炯编写 5.06 万字、符财云编写 2.04 万字、吴林编写 5.1 万字、赵瑾编写 2.2 万字、潘佳慧编写 2.04 万字、王婧编写 2.05 万字、郭小非编写 2.04

万字、张云婷编写 2.1 万字、于芳编写 2.02 万字、张晓丽编写 5.01 万字、王珂编写 2.02 万字，其他编委参与了资料查找等工作，最后由周晓晖统一定稿。

编者

2024 年 5 月

目录

中篇　常见疾病康复治疗

下篇　病案报告

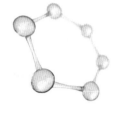

上篇　康复技术

第一章　物理治疗

第一节　运动疗法技术

关节活动技术

一、基本原理和原则

（一）基本原理

（1）正常关节活动度需要关节、关节囊、韧带、肌肉等组织保持良好的弹性，使结缔组织处于一种疏松的网状状态，这就需要全关节活动度的正常。

（2）因关节内外纤维组织挛缩或瘢痕粘连引起的关节活动度受限，需要反复进行关节活动度训练来展长短缩的关节周围软组织，恢复软组织的弹性。

（3）挛缩或粘连的软组织持续性展长是关节活动度恢复和增加的主要因素。

（二）基本原则

（1）逐步、反复多次的原则。

（2）安全的原则。

（3）顺序原则。

（4）综合治疗的原则。

（5）功能活动的原则。

（三）影响关节活动的因素

影响关节活动的常见因素包括：①关节周围疼痛，较剧烈的疼痛会使患者不能进行主动、被动的关节活动；②关节病变或退行性改变，如退行性关节炎；③骨组织的限制，如关节面骨折后的畸形愈合、关节骨性结构异常；④关节周围挛缩、粘连或痉挛；⑤关节周围组织，如关节囊、筋膜、肌肉、韧带等软组织挛缩，失去弹性和伸缩性，造成软组织挛缩的因素包括疾病使肢体制动、疼痛、炎症、姿势、骨骼和神经肌肉的受损、肌肉失衡、先天或后天畸形、生活习惯不良；⑥肌张力变化，如主动肌肌张力低下或拮抗肌肌张力增高，会使关节活动变得困难，关节活动幅度降低；⑦肌力降低，如主动肌肌力不足。

（四）关节运动的种类

关节运动可徒手或使用机械，有主动运动和被动运动两种运动形式。主动运动要求患者主动参与，如关节的运动、训练肌力、训练日常动作等。被动运动用机械、他人手或患者本人手，运动部位不需要主动参与，如牵引、按摩、关节松动手法、肌肉牵拉等。

二、基本方法

（一）被动关节活动度训练

（1）概念：指患者完全不用力，全靠外力来完成关节活动的运动训练方法。外力主要来自治疗师、患者健肢或各种康复训练器械。

（2）目的：增强瘫痪肢体本体感觉，刺激屈伸反射、放松痉挛肌肉、促发主动运动；同时牵张挛缩或粘连的肌腱和韧带，维持和扩大关节活动范围，为主动运动做过渡性准备。

（3）适应证：患者不能主动活动肢体；处于昏迷、麻痹状态；存在炎症反应；主动关节活动导致疼痛。

（4）禁忌证：各种原因所致关节不稳、骨折未愈合且未做内固定、骨关节肿瘤、全身情况差、病情不稳定等。若运动破坏愈合过程，造成该部位新的损伤，导致疼痛、炎症等症状加重时，也应是训练禁忌。

（二）主动—辅助关节活动度训练

（1）概念：指在外力的辅助下，患者主动收缩肌肉来完成关节活动的训练方式。助力可由治疗师、患者健肢、器械（如棍棒、滑轮和绳索装置等）引力或水的浮力提供。

（2）目的：增大关节活动度，逐步增强肌力，建立协调动作模式。

（3）适应证：适应于可主动收缩肌肉的患者；肌力相对较弱，不能完成全关节活动范围者。

（4）禁忌证：各种原因所致关节不稳、骨折未愈合又未做内固定、骨关节肿瘤、全身情况差、病情不稳定等。若运动破坏愈合过程，造成该部位新的损伤，导致疼痛、炎症等症状加重时，也应是训练禁忌。

（三）主动关节活动度训练

（1）概念：指通过患者肌肉主动用力收缩完成关节活动的运动训练。既不需要助力，也不需要克服外来阻力。

（2）目的：改善和扩大关节活动度，改善和恢复肌肉功能和神经协调功能。

（3）适应证：适应于可主动收缩肌肉的患者，且肌力大于 3 级。

（4）禁忌证：各种原因所致关节不稳、骨折未愈合且未做内固定、骨关节肿瘤、全身情况差、病情不稳定等。若运动破坏愈合过程，造成该部位新的损伤，导致疼痛、炎症等症状加重时，也应是训练禁忌。

（四）持续被动关节运动训练

（1）概念：持续性关节被动活动是指利用专用器械使关节进行持续校长时间的、缓慢被动运动的训练方法。

（2）目的：预防制动引起的关节挛缩，促进关节软骨和韧带、肌腱的修复，改善局部血液、淋巴循环，促进消除肿胀、疼痛等症状。

（3）适应证：①四肢关节内、外骨折稳定固定后；②关节外科手术（如关节清创术、关节囊切除术、半月板切除术、关节成形术、人工关节置换术、关节韧带重建术、滑膜切除术后）；③关节软骨损伤；④关节轻度挛缩或其松解术后；⑤肌腱撕裂伤。

（4）禁忌证：持续被动运动产生对关节面有害的应力时或造成正在愈合组织过度紧张时，不宜采用。

关节松动技术

一、概述

（一）定义

关节松动技术是治疗关节功能障碍，如僵硬、可逆的关节活动度受限、关节疼痛的一门康复治疗技术。此技术属于被动运动范畴，具有针对性强、见效快、患者痛苦小、容易接受等特点。

（二）原理

关节松动技术的基本原理是利用关节的生理运动和附属运动作为治疗手段。

（1）生理运动：关节在生理范围内完成的运动，如屈、伸、内收、外展、旋转等。生理运动可以由患者主动完成，也可以由治疗者被动完成。

（2）附属运动：关节在自身及其周围组织允许范围内完成的运动，是维持关节正常活动不可缺少的一种运动，一般不能主动完成，需要由他人帮助才能成。

（三）手法分级

澳大利亚麦特兰德的关节松动技术 4 级分法比较完善，应用较广。

（1）Ⅰ级：治疗者在关节活动的起始端，小范围、节律性地来回推动关节。

（2）Ⅱ级：治疗者在关节活动允许范围内，大范围、节律性地来回推动关节，但不接触关节活动的起始端和终末端。

（3）Ⅲ级：治疗者在关节活动允许范围内，大范围、节律性地来回推动关节，每次均接触关节活动的终末端，并能感觉到关节周围软组织的紧张。

（4）Ⅳ级：治疗者在关节活动的终末端，小范围、节律性地来回推动关节，每次均接触到关节活动的终末端，并能感觉到关节周围软组织的紧张。

上述 4 级手法中，Ⅰ级、Ⅱ级用于治疗疼痛引起关节活动受限，Ⅲ级用于治疗关节疼痛并伴有僵硬，Ⅳ级用于治疗关节因周围组织粘连，挛缩引起的关节活动受限。

二、治疗作用

（一）缓解疼痛

促进关节液的流动，增加关节软骨和软骨盘无血管区的营养，缓解疼痛；关节松动的神经作用可以抑制脊髓和脑干致痛物质的释放，提高痛阈。

（二）改善关节活动范围

关节松动技术中Ⅲ、Ⅳ级手法，由于直接牵拉了关节周围的软组织，可改善关节的活动范围。

（三）增加本体感觉反馈

关节松动可为中枢神经系统提供有关姿势动作的感觉信息，如关节的静止位置和运动速度及其变化，关节运动的方向，肌肉张力及其变化。

三、临床应用

（一）适应证

此技术主要适用于任何因力学因素（非神经性）引起的关节功能障碍，包括关节疼痛、肌肉紧张及痉挛、可逆性关节活动降低、进行性关节活动受限、功能性关动。

（二）禁忌证

关节活动已经过度、外伤或疾病引起的关节肿胀（渗出增加）、关节的炎症恶性疾病以及未愈合的骨折。

肌肉牵张训练技术

一、概述

（一）定义

牵伸手法技术（又称牵拉）是运用外力（徒手或借助器械），轻微超越组织阻力，延长挛缩的软组织。牵伸的目的主要是增加软组织的伸展性，降低肌张力，改善或恢复关节活动度。

（二）作用

（1）某些疾病可反射性引起肌痉挛，导致活动减少，影响血液循环；肌痉挛或挛缩本身将压迫神经末梢导致疼痛，从而加重肌力失衡和疼痛，形成恶性循环。牵张训练可阻断恶性循环，减轻疼痛和防止肌力失衡。

（2）通过刺激肌肉内的感觉运动器官——肌梭，以调整肌张力。

（3）持续牵张可直接或间接反射性地提高肌肉的兴奋性，有利于发挥更大的肌收缩力。

（三）治疗原则

（1）明确功能障碍状况，制订准确有效的训练方案。

（2）牵张前应用放松技术、热疗和热敷使肌肉放松。

（3）牵张力量应轻柔、缓慢、持续，达到一定力量并持续一定时间，休息片刻再重复牵张。

（4）牵张后应用冷疗或冷敷，以减少牵张所致的肌肉酸痛，冷疗时仍应将关节处于牵张位。

（5）在获得进展的活动范围内进行主动训练，可增加肌肉功能，加强肌肉间的平衡能力。

二、临床应用

（一）适应证

（1）由挛缩、粘连、瘢痕组织挛缩导致的关节活动受限（包括未能有效预防而进一步造成的结构性变形）。

（2）影响日常功能活动或生活自理的挛缩。

（3）肌肉无力导致拮抗肌紧张。

（二）禁忌证

（1）骨性关节活动障碍、新近的骨折、血肿或其他软组织创伤。

（2）关节活动或肌肉拉长时出现剧痛。

（3）紧张组织和周围区域的急性炎症或感染。

（4）挛缩或缩短可替代（或增加）关节稳定性或成为功能活动基础时，如麻痹、肌无力等。

（5）神经损伤或吻合术后1个月。

（6）严重的骨质疏松。

改善肌力与肌耐力技术

一、肌力训练

（一）作用

（1）防治失用性肌萎缩，特别是肢体制动后的肌萎缩。

（2）预防因肢体创伤、炎症和疼痛所致的肌萎缩。

（3）促进神经系统损伤后的肌力恢复，以改善肌病时的肌肉舒缩功能。

（4）调整脊柱周围肌力平衡，矫正脊柱侧弯及平足等骨关节畸形。

（5）增强腹背肌肌力，改善脊柱排列及应力分布，增加脊柱稳定性。

（6）维持主动肌与拮抗肌间的平衡，促进关节动态稳定性，防止负重关节发生退行性改变。

（7）腹肌和盆底肌训练可预防内脏下垂，改善呼吸及消化功能。

（二）基本原理

（1）肌肉适应性改变：通过肌力训练主要是使肌肉产生适应性变化，主要包括以下两种改变。①完善肌肉的形态结构，改善肌肉功能。②肌肉体积增大，肌纤维增粗，收缩蛋白、肌红蛋白、酶蛋白增加，腺苷三磷酸、热能含量和糖原储备增加，毛细血管密度增加，结缔组织量也增多。

（2）超量恢复：肌力训练的生理学基础是超量恢复。训练后肌肉的即时变化为疲劳和恢复的过程，此时，肌肉的收缩力量、速度和耐力均明显下降，这需要通过一定的时间休息才能使其生理功能逐渐恢复，消耗的能源物质得以补充。在恢复到训练前水平后，可出现一个超量恢复阶段，即各项指标继续上升并超过训练前水平，如果下一次肌力训练在前一次训练后的超量恢复阶段内进行，可将该超量恢复阶段的生理生化水平作为起点，使超量恢复叠加和巩固，实现肌肉形态及功能的逐步发展。

（三）基本原则

（1）施加适当阻力：肌力强化必须给予一定的阻力，使患者发挥最佳能力。阻力可来自肢体的重量、肌肉运动时外加的阻碍力量等。施加的阻力应根据患者肌力改善的情况逐渐增大。

（2）超量负荷：即过量负荷原则，在训练时施加的阻力负荷应适当超过患者现有的活动水平。

（3）反复训练：训练必须多次反复进行，而非单次收缩。一般仅在患者合并存在疼痛性关节疾病或肌腱炎等情况时，训练的次数才可有所减量。

（4）适度疲劳：根据超量恢复原理，肌力训练应引起一定的肌肉疲劳。但过于疲劳，则会极大地影响训练效果。因此，肌力训练要特别注意掌握适宜的训练频度，尽量使后一次训练在前一次训练后的超量恢复阶段内进行。一旦出现疲劳现象，原则上应停止训练。

（5）选择适当运动强度：肌收缩强度相当于最大收缩强度40%时，运动单位募集率较低，主要募集Ⅰ型肌纤维，对增强耐力有效；收缩强度增加时募集率增高，Ⅱa型、Ⅱb型肌纤维也依次参与收缩，对增强肌力有效。

（四）训练类型

1. 根据训练目的分类

（1）增强肌力的训练：即为通常所指的肌力训练。

（2）增强肌肉耐力的训练：所谓肌肉耐力是指肌肉持续运动进行某一项指定活动的能力。增强肌肉耐力的训练即为专门针对提高肌肉耐力的训练。欲增强肌肉耐力，须以增强肌力为基础。

2. 根据训练中施加的阻力分类

（1）徒手拉阻训练：训练中施加的阻力主要由治疗师徒手、患者本人的健侧肢体等提供。

（2）器械抗阻训练：训练时所给予的阻力由专门的器械提供。给予阻力的器械包括"自由重量"（如沙袋，哑铃、实心球），弹性阻力装置，滑轮系统，等张力矩臂组件（如股四头肌训练器），可变阻力装置，功率自行车，阻力交互训练组件，闭运动链抗阻装置等。

（3）根据训练时肌肉收缩的形式分类：主要包括等张收缩和等长收缩两大形式。①等长训练：等长收缩是肌力与阻力相等时的一种收缩形式，收缩时肌肉长度基本不变，不产生关节活动，故又称为静力收缩。以等长收缩为肌肉收缩的训练为等长训练。②等张训练：等张收缩是肌力大于阻力时产生的加速度运动和小于阻力时产生的减速度运动，运动时肌张力基本恒定，但肌肉本身发生缩短和伸长，从而产生明显的关节运动，故又称动力收缩。根据肌肉收缩时缩短和伸长情况，又可分为向心收缩和离心收缩，肌肉的起、止点靠近，肌肉缩短，如上楼梯时股四头肌的收缩形式即为向心收缩，肌肉的起、止点被动伸长；下楼梯时股四头肌的收缩形式即为离心收缩。以等张收缩为肌肉收缩形式的训练即为等张训练。③等速训练：此类训练需要专门具备感应系统的装置感受运动环节每一点肌力大小的改变，并通过反馈调节系统即时改变阻力大小使之与肌力大小的改变相匹配，这样方可使预定的角速度在整个运动环节中保持不变。由于运动环节中每一点的阻力负荷与其相应的肌力形式最佳匹配，因此可较好地达到增强肌力的目的。

（五）临床应用

1. 徒手抗阻训练

（1）适应证：适应于肌力3级以上者。

（2）禁忌证：①局部炎症（尤其是动力性抗阻训练时，不允许相关的肌肉或关节有炎症或肿胀）；②局部疼痛（在训练中及训练后24小时内有严重关节或肌肉疼痛出现时，训练应终止或减量）。

2. 机械抗阻训练

（1）适应证：需要增加肌力、耐力和效率的患者，以及健身的对象。适用于肌力在3级以上者。

（2）禁忌证：同徒手抗阻训练。

3. 等长训练

（1）适应证：适应于需要增强肌力，而关节不能或不宜运动时（如关节石膏或夹板固定，关节创伤、炎症和肿胀等情况）的患者，预防和减轻肌肉失用性萎缩。

（2）禁忌证：同徒手抗阻训练。

4. 等张训练

（1）适应证：需要发展动态肌力、耐力和效率的患者。

（2）禁忌证：同徒手抗阻训练。

二、肌耐力训练

（一）定义

肌肉耐力是指人体长时间进行持续肌肉工作的能力，即对抗疲劳的能力。

（二）与肌力训练的区别

耐力是肌力所能维持的时间。肌力训练和耐力训练的方法不同，为迅速发展肌力，要求在较短的时间内对抗较重负荷，重复次数并不需要很多（高强度，少重复）；而发展耐力则需在较轻负荷下，在较长时间内多次重复才能有效（小强度，多重复）。

（三）与肌力训练的联系

肌耐力训练与肌力训练密切相关。在发展肌力时，如重复次数过多或持续时间过久，必然导致速度或肌力下降；在发展耐力中，如不增加负荷，则不可能较快地产生肌耐力，对肌力的增长也不利。因此，临床上常将发展肌力和耐力结合起来进行训练从而使肌肉做功更为合理。

平衡训练与协调训练

一、平衡训练

（一）定义

针对患者平衡障碍的关键因素，提高患者坐、站和行动时平衡能力的锻炼方法。一般根据评定的结果，判断患者的平衡能力处于什么水平。平衡训练内容由简单到复杂、由容易到困难，循序渐进地不断挑战患者的能力来进行训练。

（二）与平衡相关的生物力学因素

支撑面、身体重心、稳定极限、摆动频率。

（三）影响平衡训练的因素

（1）站、坐的支撑面积。

（2）体位：由比较稳定至不稳定的体位顺序大致为前臂支撑俯卧位，前臂支撑俯卧跪位、前倾跪位、跪坐位、半跪位、坐位、站立位（扶平衡杠站、独立站、单腿站等）。

（3）状态：选择静态或动态训练。

（4）移动方式。

（5）附加的运动模式或动作。

（6）对平衡干扰的预知性。

（7）干扰的力量：应考虑干扰力量的大小、速度、方向及作用位置。

（8）感官刺激的传入途径：视觉、前庭、本体感受器、触觉等。不同的传入途径可改变平衡训练的难度。

（9）感觉刺激传入：可以是一致的、削弱的或矛盾的。

（10）运动对策：踝对策、髋对策、跨步对策、保护性抓握等。

（四）临床应用

（1）适应证：因中枢性瘫痪或其他神经疾患所致感觉、运动功能受损或前庭器官病变引起的平衡功能障碍，下肢骨折、软组织损伤或手术后有平衡功能障碍的患者。

（2）禁忌证：严重认知损害不能理解训练目的和技能者，骨折、关节脱位未愈者，严重疼痛或肌力、肌张力异常而不能维持特定级别平衡者。

二、协调训练

（一）定义

协调训练是指恢复平稳准确、高效的运动能力的锻炼方法，即利用残存部位感觉系统以及视觉、听觉和触觉来促进随意运动的控制能力。

（二）临床应用

（1）适应证：深感觉障碍，小脑性、前庭迷路性和大脑性运动失调、震颤性麻痹，因不随意运动所致的协调运动障碍。

（2）禁忌证：严重认知损害不能理解训练目的和技能者，骨折、脱位未愈者，严重疼痛等。

步行训练技术

一、概述

（一）定义

指通过一系列物理治疗手段恢复独立或使用康复辅具实现步行能力，或通过一系列物理治疗手段纠正异常步态的训练方法。

（二）原理

（1）以步态分析为训练依据。

（2）以纠正异常步态为训练重点。

（3）强调关节、肌肉和平衡协调能力的训练。

（4）合理规范使用矫形器和康复辅具。

（三）步行周期

指一条腿向前迈步，足跟第一次着地至该足跟再一次着地，即完成一个完整步行所需的时间；在一个步行周期中又可以分为支撑相和摆动相。

（1）支撑相：分为初始着地期、支撑反应期、中点支撑期、支撑后期和摆动前期。

（2）摆动相：分为摆动早期、摆动中期和摆动后期。

（四）常见的异常步态

（1）中枢性损伤患者，较为常见的有足内翻、足外翻、膝过伸、膝僵直等。

（2）由于肌张力障碍导致踝关节过度背屈、髋关节内收或屈曲导致肢体协调性差。

（3）下肢骨折后出现的异常步态，常由于骨折后患侧肢体肌力下降，健患侧肢体肌力失衡，常见的有急促步态、倾斜步态等。

（五）步行训练前的准备

（1）正确使用康复辅具：对于需要使用支具、助行器、拐杖、手杖等辅助工具的患者，应教会他们正确使用辅具的方法。尤其是需要应用支具的患者，应教会他们在仰卧位或坐位完成穿脱支具的方法，并告诉他们应经常检查穿戴支具后肢体受压区域的情况，特别是在脱去支具后。

（2）增强肌力、加大关节活动度：一个正常的步态需要有足够的下肢、躯干和上肢肌肉力量和关节活动度。对于长期卧床导致肌力下降的患者，需要在步行训练前做好关节活动度和肌力的评估，必要时进行肌力训练和关节活动度训练。

（3）站立训练：步行训练是建立在患者具有站立功能的基础上进行，当患者具备一定直立耐受能力之后才可以进行步行训练。长期卧床的患者在开始接受站立训练时，可以借助电动直立床进行；对于脊髓损伤的患者的站立训练时，可根据脊髓平面选择合适的康复辅具或借助平行杠来进行站立训练。

（4）平衡功能的训练：平衡功能是完成步行的基础，站立平衡的训练需要遵循静态—自动态—他动态三级平衡训练原则进行。

二、临床应用

（一）适应证

中枢神经系统损伤后影响步行功能的患者、骨骼运动系统病变或损伤影响步行功能的患者。

（二）禁忌证

站立平衡功能障碍的患者、下肢骨折未愈合、各种原因所致关节不稳定。

颈腰椎牵引技术

一、概述

（一）定义

根据力学作用中作用力与反作用力的原理，通过徒手、器械或电动牵引装置，对颈椎或腰椎施加牵引力，使关节面产生一定的分离，周围受压软组织得到适当的牵伸，从而达到减轻神经根压迫的一种物理治疗方法。

（二）作用机制

（1）脊柱机械性拉长：牵引可以机械性地拉长脊柱。临床研究表明，按照正确的操作常规，沿脊柱轴向施加牵引作用力，可使脊柱机械性拉长 8mm 左右，提示牵引治疗可应用于脊柱压缩、侧屈等体位性疾患。

（2）周围小关节的松动：牵引力作用于脊柱可以引起椎体周围小关节作用力的变化，小关节面之间分离或压缩均有可能引起椎体周围小关节的松动。

（3）脊柱肌肉放松，缓解肌肉痉挛：有学者在研究牵引治疗对腰部肌肉肌电活动中发现，牵引后腰部肌肉肌电活动变慢，腰部肌肉得到放松。提示牵引治疗可以缓解因肌肉紧张或痉挛引起的疼痛。伴随肌肉放松可产生如下的效果，一是缓解由于肌肉紧张或痉挛造成的疼痛，二是进一步增大椎体分离的作用。

（4）缓解疼痛：牵引有助于改善局部的血液循环，缓解压力，降低局部有害的炎性刺激物的浓度；牵引对椎体椎间隙的分离作用可减少对脊神经根损害的刺激或压迫；对关节突关节面的分离作用可调节小关节之间的协调程度；牵拉软组织的机械伸展力量可使脊柱相应节段的活动增加，故可降低因活动受限或软组织损伤导致的肌肉紧张性疼痛。

（5）改善脊柱异常生理曲度：由于长期的异常姿势和外伤等原因经常会导致脊柱生理曲度的变化，其中以颈椎、腰椎生理曲度变化最为常见。在治疗过程中通过不同角度的牵引可防止或减缓脊柱生理曲度的进一步加重或生理曲度得到进一步改善。从而使脊柱恢复保护和支撑的功能，在运动中增加运动稳定性，提高运动能力。

（三）颈椎牵引

1. 牵引方式

分为持续牵引与间歇牵引两种方式。

2. 牵引体位

（1）卧位牵引：优点是有利于全身肌肉放松，可以减少牵引过程中头晕或其他不适症状的发生。但卧位时阻力较大，且不易与其他物理治疗方法同时进行。

（2）坐位牵引：优点是操作简单，且可同时配合其他物理治疗，故国内目前大多采用坐位枕颌带牵引。牵引带由两部分组成，分别托住下颌和后枕部。使用时要注意枕颌带间距，间距过小会压迫颈总动脉及其分支；着力点要侧重后枕部，如果牵引力过分靠前，常可导致下颌部的疼痛。

3. 牵引角度

可以采取中立位、前屈位或后伸位。中立位和前屈位应用得较多，后伸位应用得较少。具体使用时应根据颈椎病的类型及其病变的节段决定牵引角度。神经根型多采用前屈位牵引（15°～25°），椎动脉型和硬膜囊受压或脊髓轻度受压的脊髓型多采用中立位牵引（0°）。颈椎上端病变的牵引角度宜小，例如，上段颈椎病变（C1～C4）采用 0°位牵引，中、下段颈椎病变（C5～T1）牵引角度宜大，可以采用前屈位（15°～25°）牵引。对颈椎生理弧度消失甚至出现反弓的患者，可以采用后伸位（0°～15°）牵引。

4. 牵引时间

每次牵引时间以20～30分钟较为合适，时间过长容易产生头痛、头麻、下颌关节痛、心悸、胸闷、恶心等不良反应。牵引治疗每天1次，10～14次为1个疗程，可持续4～6周。

5. 牵引重量

牵引的重量需要根据患者的牵引体位、症状及自我感觉的舒适度来确定。一般以体重的8%～10%开始牵引。根据患者体质及颈部肌肉发达情况逐步增加牵引重量，通常每3～5天增加1kg。如症状有改善，可维持此重量，如果没有改善，可继续增加，最大可达10～12kg。若牵引过重（超过20kg），可能造成肌肉、韧带、关节囊等软组织的损伤。

6. 临床应用

（1）适应证：各种类型颈椎病。轻度脊髓型颈椎病但脊髓受压症状不明显，颈椎关节紊乱，颈部肌肉痉挛，颈椎退行性改变，颈肌筋膜炎等引起的颈肩部疼痛麻木，寰枢关节半脱位。

（2）禁忌证：颈椎结构完整性受损，如颈椎及其临近组织肿瘤、出血性疾病等。颈部肌肉软组织急性拉伤、急性炎症，椎动脉硬化，重度高血压及心脏病等。

（四）腰椎牵引

1. 牵引体位

（1）仰卧位牵引：双下肢伸直平卧牵引使腰椎伸展，有利于牵引力更好地作用于腰椎上段病变部位。而屈髋、屈膝90°时，腰椎前凸变平处于中立位，牵引力主要作用于腰椎下段，在此体位下的牵引可更充分地放松腰部肌肉，使腰椎生理前凸变平，产生更好的治疗效果。

（2）俯卧位牵引：俯卧位牵引使腰椎伸展，腹部垫枕使腰椎前凸变中立位，通过所垫枕头的高低来调节腰椎屈曲度。腰椎伸展疼痛时，可选择使腰椎生理前凸变平的体位进行牵引。在俯卧位牵引下可同时实施脊柱按压或踩跷等操作手法。

2. 牵引参数

（1）牵引重量：为自身体重的30%（10～20kg）左右开始，一般每3～5天可以增加3～5kg，最大不能超过体重。一般认为当牵引力超过体重的25%时，即可有效地增宽椎间隙，而治疗量应至少大于体重的50%，待患者适应后可逐渐增加重量和时间，当症状改善时，以此重量维持牵引。

（2）牵引时间：通常持续20～30分钟，轻重量牵引时间可适当延长，大重量牵引时间可适当缩短。间歇牵引的力、时间、通断比可预先设置，如牵引1～3分钟，间歇30秒，节律性牵拉、放松。周期性进行，直至牵引治疗结束。

3. 临床应用

（1）适应证：腰椎间盘突出症，椎管狭窄，腰椎小关节紊乱，腰椎退行性改变，腰椎滑脱，脊柱前凸、侧屈、后凸，腰扭伤，腰肌劳损等。

（2）禁忌证：脊髓病变，腰椎结核、肿瘤，马尾神经综合征，椎板骨折，重度骨质疏松，严重高血压心脏病，出血倾向，孕妇和经期妇女等。

本体感觉神经肌肉促进技术

一、概述

（一）定义

本体神经肌肉促进技术又称 PNF 技术，是通过对本体感受器的刺激，促进相关神经肌肉反应，以增强相应肌肉的收缩能力，同时通过调整感觉神经的异常兴奋性，改变肌肉张力，使之以正常运动方式进行活动的一种训练手法。

（二）原理

（1）交互神经支配：当主动肌收缩时，拮抗肌的活动会受到抑制。在人体的协调活动中，交互神经支配是必要的组成部分。

（2）连续性诱导：拮抗肌受刺激产生肌肉的收缩后，可引起主动肌兴奋，使之产生收缩。

（3）扩散：当刺激的强度和数量增加时，人体产生反应的强度和传播速度也随之增加。这种反应既可以是兴奋性的，也可以是抑制性的。

（4）后续效应：停止刺激后，其反应仍会持续。随着刺激强度及时间的增加，延续的作用也随着增加。在持续静态肌肉收缩后，其肌力增加的现象是后续效应的结果。

（5）时间总和：在特定的时间内，连续阈下的刺激的总和造成神经肌肉的兴奋。

（6）空间总和：同时在身体的不同部位给予阈下的刺激，这些刺激可以相互加强引起神经肌肉的兴奋。时间和空间的总和可以获得较大的躯体活动。

（三）基本手法

（1）手法接触：治疗时以手的抓握刺激患者的皮肤感受器和压力感受器，能给患者提供有关运动正确方向的信息，施加在肌肉上的阻力可以帮助增加收缩的能力，手与躯干的接触通过促进躯干的稳定间接地帮助患者四肢的运动。治疗时手给予的阻力应该与运动的方向相反，治疗者通常使用蚓状肌抓握，这样能很好地控制患者肢体的运动且不会造成压力过大从而引起患者的疼痛。

（2）阻力：由阻力产生的主动肌肉张力是最有效的本体感觉促进，刺激的大小受阻力的影响，这种刺激可反射性地影响同一关节或相邻关节协同肌的反应，而且能从近端传递到远端，也能从远端传递到近端，阻力的施加应该引起所治疗肌群以不同方式进行收缩。

（3）扩散和强化：扩散是指肌肉组织受到刺激后所产生的反应扩散至其他肌肉组织的现象，此种反应可以诱发或抑制肌肉的收缩，可在协同肌和动作模式时出现。强化是通过对较强肌肉活动阻力的施加，指导较弱肌肉的收缩，使其所产生反应的强度增加或影响范围扩大。

（4）牵伸：肌肉被牵伸到一定程度后或收缩导致肌张力增加时，就会产生牵张反射。

（5）牵引和挤压：牵引是对躯干或四肢的拉长，牵引使得肌肉被动拉长，容易形成牵张反射，牵引也可以增大关节间隙使关节面分离从而刺激关节感受器。挤压是对躯干或四肢关节的压缩，使关节间隙变窄，从而刺激了关节感受器，增加了关节稳定和负重能力，提高了抗重力肌肉的收缩，促进了直立反应。

（6）时序：指运动发生的先后顺序，即从头到脚，由近及远。肢体运动首先需要保持身体核心的稳定，运动控制能力的发育也遵循着可动性—稳定性—控制性的顺序。

（7）身体姿势和身体力学：治疗者所处的位置与预定运动方向一致的时候可以更有效的控制患者的运动。

（8）言语刺激：言语指令是告诉患者如何去完成一个动作，通常有预备指令、活动中指令和纠正指令三种。

（9）视觉刺激：视觉的刺激能够促进更强的肌肉收缩，可以协助患者控制或改正其姿势或动作。

（10）模式：促进的模式是 PNF 的核心内容。

（四）运动模式

1. 上肢模式（表 1-1 ～表 1-4）

表 1-1　屈曲—外展—外旋模式

关节	运动	主要肌肉
肩胛	向后上提	斜方肌、肩胛提肌、前锯肌
肩关节	屈曲、外展、外旋	三角肌前束、肱二头肌长头、喙肱肌、冈上肌、冈下肌、小圆肌
肘关节	伸展	肱三头肌、肘肌
前臂	旋后	肱二头肌、肱桡肌、旋后肌
腕关节	桡侧伸	桡侧腕伸肌
手指	伸展、桡偏	指长伸肌、骨间肌
大拇指	伸展、外展	拇伸肌、拇长展肌

表 1-2　伸展—内收—内旋模式

关节	运动	主要肌肉
肩胛	向前下压	前锯肌下段、胸小肌、菱形肌

关节	运动	主要肌肉
肩关节	伸展、内收、内旋	胸大肌、大圆肌、肩胛下肌
肘关节	伸展	肱三头肌、肘肌
前臂	旋前	肱桡肌、旋前肌
腕关节	尺侧屈	尺侧腕屈肌
手指	屈曲、尺偏	指屈肌、蚓状肌、骨间肌
大拇指	屈曲、内收对掌	拇屈肌、拇内收肌、拇对掌肌

表 1-3　屈曲—内收—外旋模式

关节	运动	主要肌肉
肩胛	向前下压	前锯肌上段、斜方肌
肩关节	伸展、内收、内旋	胸大肌上段、三角肌前束、肱二头肌、喙肱肌
肘关节	伸展	肱三头肌、肘肌
前臂	旋后	肱桡肌、旋后肌
腕关节	桡侧屈	桡侧腕屈肌
手指	屈曲、桡偏	指屈肌、蚓状肌、骨间肌
大拇指	屈曲、内收	拇屈肌、拇内收肌

表 1-4　伸展—外展—外旋模式

关节	运动	主要肌肉
肩胛	向后下压	菱形肌
肩关节	伸展、外展、内旋	背阔肌、三角肌中后束、肱三头肌、大圆肌、肩胛下肌
肘关节	伸展	肱三头肌、肘肌
前臂	旋前	肱桡肌、旋前肌
腕关节	尺侧伸	尺侧腕伸肌
手指	伸展、尺偏	拇长伸肌、蚓状肌、骨间肌
大拇指	外展、伸展	拇外展肌

2. 下肢模式（表 1-5 ～表 1-8）

表 1-5 屈曲—外展—内旋模式

关节	运动	主要肌肉
髋关节	屈曲、外展、内旋	阔筋膜张肌、股直肌、臀中肌、臀大肌
膝关节	伸展	股四头肌
踝关节	背屈、外翻	腓骨肌
脚趾	伸展	伸肌、趾伸肌

表 1-6 伸展—内收—外旋模式

关节	运动	主要肌肉
髋关节	伸展、内收、外旋	内收大肌、臀大肌、腘绳肌、外旋肌
膝关节	伸展	股四头肌
踝关节	跖屈、内翻	腓长肌、比目鱼肌、胫骨后肌
脚趾	屈曲	屈肌、趾屈肌

表 1-7 屈曲—内收—外旋模式

关节	运动	主要肌肉
髋关节	屈曲、内收、外旋	腰大肌、髂肌、内收肌、缝匠肌、耻骨肌、股直肌
膝关节	伸展	股四头肌
踝关节	背屈、内翻	胫骨前肌
脚趾	伸展	踇肌、趾伸肌

表 1-8 伸展—外展—内旋模式

关节	运动	主要肌肉
髋关节	伸展、外展、内旋	臀中肌、臀大肌上部、腘绳肌
膝关节	伸展	股四头肌
踝关节	跖屈、外翻	腓肠肌、比目鱼肌、腓骨长肌、腓骨短肌
脚趾	屈曲	屈肌、趾屈肌

（五）特殊手法

（1）节律性启动：首先让患者保持放松，治疗者被动且缓慢地有节奏的活动患者的关节，并让患者感受运动的感觉，让患者参与到关节活动，当患者能完成辅助主动运动时过渡到让患者主动或者能够抵抗阻力；此手法适用于发起运动困难、运动太快或太慢、

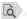

运动不协调或者节奏障碍者，可调节肌肉紧张程度。

（2）等张组合：让患者进行一个全关节范围的抗阻运动，在关节活动的末端，在让患者停留在这一位置，再让患者缓慢地向关节活动的起始端移动，在不同的肌肉活动之间没有放松，治疗者的手始终放在同一位置。此手法适用于离心收缩运动控制降低、缺乏协调或向需要的方向运动能力不足、主动关节活动度降低者。

（3）动态反转：治疗者在患者关节运动的一个方向施加阻力，至理想活动范围的末端时，远端的手迅速转换方向，诱导患者向着相反的方向运动，且不伴有患者动作的停顿或放松。此手法适用于主动关节活动范围降低、主动肌无力、改变运动方向的能力降低者；也适用于肌肉运动时开始变得疲劳，高张力肌群的松弛。

（4）节律稳定：治疗者抵抗主动肌群等长收缩，患者保持相应的姿势不变且不尝试运动，随着患者抵抗力不断增加，慢慢增加阻力，当患者完全反应时治疗者移动一只手开始抵抗远侧的拮抗运动，转变阻力时治疗者与患者均不放松，缓慢增加新的阻力，患者开始反应时治疗者也移动另一只手抵抗拮抗运动，根据患者的情况应用牵引或挤压。此手法适用于关节活动度降低，疼痛（尤其是开始运动时疼痛），关节不稳定，平衡能力降低，拮抗肌群无力。

（5）反复牵拉或反复收缩：是一种强化主动肌肌力的技术，通过反复刺激中枢神经传导通路可使神经冲动传导变得容易，对肌肉的反复牵拉加拍打引出牵拉反射，达到提高主动肌收缩能力和扩大关节活动度。此手法适用于1级、2级肌力的患者，由于肌无力或强直而不能起始运动等。

（6）收缩—放松技术：治疗者先被动或让患者主动地把受限的肢体放置在被动关节活动范围的末端，要求对受限制的肌肉或模式进行强烈收缩（拮抗肌）。在肌肉收缩维持5～8秒后，让患者充分地放松肢体，再被动或让患者主动地把受限的肢体放置在新的关节活动范围的末端，重复上述动作，直到不能获得更大的关节活动范围。此手法适用于关节活动范围受限的患者。

（7）保持—放松：治疗者先让患者主动地把受限的肢体放置在主动或无痛关节活动范围的末端，然后对制约关节活动的拮抗肌进行较强的等长收缩。在肌肉收缩维持5～8秒后，让患者充分地放松肢体，再让患者主动地把受限的肢体放置在新的主动或无痛关节活动范围的末端，重复上述的动作，直到不能获得更大的关节活动范围。此手法多用于因疼痛引起的关节活动范围受限。

（8）重复：将患者调整在活动结束的位置，此时所有主动肌均缩短。保持这个位置。让患者放松，运动患者被动地短距离回到相反的方向，然后让患者回到结束的位置。每次重复运动时，进一步地向运动起始位置移动，患者挑战完成更大范围的运动。此方法用于训练或引导功能活动。

二、临床应用

（一）适应证

骨关节疾病、软组织损伤、脑卒中后偏瘫、脑瘫、脑外伤、脊髓损伤、帕金森、脊髓灰质炎等。

（二）禁忌证

开放性损伤、感觉障碍、皮肤感染、骨折未愈合、听力障碍、无意识、重度骨质疏松、血压不稳定等。

增强心肺功能技术

一、心功能康复

1. 定义

针对心血关节病患者，帮助其改善心血管功能，激活侧支循环，提高生活质量的一种训练方式，主要以有氧训练为主。

2. 体循环和肺循环

（1）体循环：左心泵血通过除了肺以外的全身组织器官。

（2）肺循环：体循环把含氧丰富的动脉血送至身体各个部位，并通过毛细血管与组织进行氧气、二氧化碳和营养物质的交换，交换后动脉血变为静脉血，并通过静脉回流至右心房，右心泵血通过肺形成肺循环。紧接着在肺部进行气体交换，成为动脉血后回流至左心室。

3. 治疗作用

（1）可减缓或阻止冠状粥样硬化的发生或进展。

（2）能达到冠状动脉再通的效果。

（3）降低心肌梗死的死亡率。

（4）缩短或减轻心脏移植术后体能下降的程度。

（5）降低冠心病危险因素。

4. 心脏康复三阶段

（1）第一阶段（住院恢复期）：此阶段旨在促进患者日常生活和运动能力的恢复，减轻长期卧床并发症。早期的训练应该从床上开始，首先进行床边的肢体主动活动和呼吸训练，患者肢体的主动活动应该从不抵抗阻力开始，呼吸训练以腹式呼吸为主；坐位训练也可以在早期进行，先将病床抬高，让患者的背部有依托，再过渡至床边无依托坐位；当患者克服抗阻以及无依托坐位后，可以进行床边站立，此训练是让患者克服体位性低血压，当患者克服低血压症状时，可以开展床边步行训练，步行训练时提倡使用心电监护仪器以观察患者身体情况；当患者可以完成床边步行后再开展上下楼梯训练，但早期患者上楼梯速度不宜过快，速度过快会导致负荷过大。

（2）第二阶段（出院后早期康复）：此阶段为第一阶段患者出院后早期的院外患者的康复，此阶段强调患者在有监护的情况下进行中等强度的活动。每一位患者在进行第二阶段康复前都需要进行评估，根据个体原则制订患者的运动处方，即运动形式、运动时间、运动强度和运动频率等。

运动形式：包括有氧和无氧运动。有氧运动包括快走、游泳、骑自行车等；无氧运动有抗阻运动、静力训练等。主要以有氧运动的形式进行。

运动时间：通常为 20 ～ 60 分钟，最好为 30 ～ 60 分钟，对于刚发病或者情况较严重患者应该从 10 分钟开始，并逐渐增加运动时间。

运动强度：通过评估患者最大耗氧量、最大心率而得，最大耗氧量可以通过心肺运动试验得出，早期患者应从最大耗氧量的 50％ 或最大心率的强度开始，并逐渐增大到 80％。

运动频率：最少为每周 3 天，最好为每周 7 天。

（3）第三阶段（长期康复）：此阶段强调重新回归工作以及正常的日常生活，运动主要以有氧运动为主，相较于第二阶段可以增加力量训练、体操、气功疗法以及中华传统功法太极等。

5. 临床应用

（1）适应证：心血管疾病、心脏手术后、慢性心力衰竭和高血压。

（2）禁忌证：严重的血压增高、肺动脉高压、心肌病、心脏瓣膜中毒病变、心动过速或过缓、中重度心脏瓣膜狭窄、严重梗阻性心肌病、严重肝肾疾病、贫血、骨关节功能障碍等。

二、肺功能康复

1. 定义

通过各种训练方式增强肺通气功能，纠正病理呼吸模式，刺激痰液排出，改善肺换气功能促进血液循环。

2. 基本呼吸训练方式

（1）腹式呼吸：膈肌在腹式呼吸中起到重要作用，肺气肿患者由于肺泡肿大限制了膈肌的活动，患者由原本的腹式呼吸转变为胸式呼吸，需要重建患者的腹式呼吸功能。①放松训练：用以放松紧张的呼吸肌群，主要有两种方法。前倾依靠位呼吸：患者坐在垫着枕头的桌前，双手搭在枕头上并将额头搭在枕头上，此动作有利于稳定患者肩关节和颈部肌群；身体微微前倾，这样可以放松腹部肌肉，增加胃部压力，使得膈肌更好收缩，有利于重建腹式呼吸模式。前倾站位：患者双手撑着桌子，身体微微前倾，此时可以使患者肩部稳定和腹部肌群放松。②暗示呼吸法：用触觉诱导腹式呼吸。手按在上腹部，呼气时腹部下沉，此时该手再稍稍加压用力，以使腹压进一步增高，迫使膈肌上抬；

吸气时，上腹部对抗该手压力，将腹部徐徐隆起，该压力既可吸引患者的注意力，又可诱导呼吸的方向和部位。

（2）呼吸肌训练：增强呼吸肌力和肌耐力，强调吸气肌训练。

吸气阻力训练：吸气阻力训练可以使用手握式阻力训练器进行，吸气阻力训练器可以通过调节通气管子的直径来增加或降低吸气时的阻力，以此训练患者的呼吸肌力和耐力。

呼气训练：腹肌是主要的呼气肌，所以增强呼气功能要以增强腹肌力量为基础，可以使用适当重量沙袋，患者仰卧位，将沙袋置于患者腹部，嘱患者呼气时将沙袋顶起，除此之外还有吹蜡烛法、吹瓶法以及吹纸法等训练方式。

（3）缩唇呼吸法：指吸气时用鼻子，呼气时让患者缩嘴唇呼气，慢慢呼出，此方法可调节呼吸的频率。

（4）咳嗽训练：咳嗽可以帮助排出呼吸道的痰液，保持肺部的清洁、呼吸道的通常，是保证呼吸功能的基础。①诱发咳嗽训练：适用于腹肌无力的患者。手法压迫腹部可协助产生较大的腹内压，帮助进行强有力的咳嗽。患者仰卧位，治疗者双手叠放在患者的上腹区，手指张开或交叉；患者尽可能深吸气后，治疗者在患者要咳嗽时给予手法帮助，向内、向上压迫腹部，将横膈往上推。或者患者坐在椅子上，治疗者站在患者身后，在患者呼气时给予手法压迫。②气雾剂吸入法：适用于气道内分泌物黏稠的患者。使用气雾剂可以降低痰液的黏稠度，使痰液更好地排出。

（5）体位引流：通过听诊、胸部 X 线摄片判断患者胸部哪一段需要引流，将病变部位抬高，使痰液在重力作用下排出。左肺上叶肺尖段的引流，采取腿上垫被，两臂抱靠弓背的坐位；左肺上叶下段的引流，采取头低脚高右半侧仰卧位；左肺下叶后底段的引流，采取头低脚高右半侧俯卧位；右肺中叶外侧段的引流，采取右侧背侧俯卧位；右肺中叶中段的引流，采取头低脚高左半侧仰卧位。

（6）全身力量训练：采用有氧训练和医疗体操，以增强肌肉力量，肌肉耐力和气体代谢，提高身体免疫力。

3. 临床应用

（1）适应证：慢性阻塞性肺病、哮喘、慢性呼吸系统疾病导致的呼吸功能障碍、中枢神经系统损伤后导致的肌无力（如高位脊髓损伤等）。

（2）禁忌证：病情不稳定、感染未控制、肺动脉高压、呼吸衰竭、不稳定型心绞痛、急性心肌梗死、认知功能障碍、肋骨骨折等。

第二节　物理因子疗法

压力疗法

一、定义

压力疗法是利用压力设备对肢体施加压力，用以改善血液循环或提高器官血流量，是改善器官缺血缺氧的一种治疗方法，包含了正压疗法、负压疗法和正负压疗法。

二、正压疗法

1. 肢体气囊加压疗法

一种气袋式治疗装置，采用梯度加压的工作方式作用于上肢、下肢；具有提高组织液静水压，促进静脉血和淋巴液的回流的作用。

（1）适应证：创伤后水肿、淋巴回流障碍性水肿、复杂性区域疼痛综合征、长期卧床患者预防深静脉血栓形成。

（2）禁忌证：肢体重症感染未控制、下肢深静脉血栓形成、大面积溃疡性皮疹等。

2. 体外反搏疗法

以心电图 R 波为触发信号，在心脏舒张早期置于四肢和臀部的气囊充气，从远端向近端有频率地快速加压，促使主动脉流向四肢的血液受阻回流产生逆向波，从而提高舒张压。除此之外还具有促进侧支循环的作用。

（1）适应证：冠心病、脑血管疾病。

（2）禁忌证：二级高血压、主动脉瓣闭合不全、大动脉病变、肺梗死、梗阻性心肌病、肢体感染、皮炎、静脉炎等。

三、负压疗法

目前临床主要使用局部负压法，可分为腹部、股部、下半身和肢体负压等。

（1）适应证：雷诺病、血栓闭塞性脉管炎、糖尿病下肢坏疽等。

（2）禁忌证：出血倾向、静脉血栓形成、近期外伤史、动脉瘤、大面积坏疽等。

四、正负压疗法

通过改变肢体外部压力，增加血管壁压力，促进血液循环。

（1）适应证：单纯性静脉曲张、四肢血管粥样硬化、周围血液循环障碍、糖尿病性血管病变、局部循环障碍引起的褥疮、淋巴水肿等。

（2）禁忌证：出血倾向、静脉血栓形成、近期外伤史、动脉瘤、大面积坏疽等。

红外线疗法

一、概述

（一）定义

用红外线治疗疾病的方法为红外线疗法。医用红外线分为近红外线（或短波红外线）和远红外线（或长波红外线）。近红外线的波长为 $0.76 \sim 15$ μm，穿入人体组织较深，为 $5 \sim 10$ mm；远红外线波长为（1）$5 \sim 400$ μm，多被表层皮肤吸收，穿透组织深度小于 2 mm。

（二）原理

红外线主要的作用为热效应。

二、治疗作用

（一）缓解肌肉痉挛

皮温升高，可降低肌梭中 γ 纤维兴奋性，使牵张反射减弱，肌肉松弛；红外线照射可减弱骨骼肌和胃肠道平滑肌的肌张力。

（二）消炎

红外线照射时，皮肤及表皮下组织将吸收的红外线能量转变成热能，热能可以引起血管扩张、血流加速、局部血液循环改善、组织的营养代谢加强，促进炎性渗出物吸收，提高吞噬细胞的吞噬功能，有利于慢性炎症的吸收、消散。

（三）促进组织再生

红外线可改善组织营养，促进肉芽生长，增强组织修复功能，加速伤口愈合。

（四）镇痛

热效应可降低感觉神经兴奋性，提高痛阈，并通过改善血液循环，缓解痉挛等疼痛。

（五）表面干燥

热效应使局部温度升高，水分蒸发，对于渗出性病变可使其表层组织干燥、结痂。

三、临床应用

（一）适应证

亚急性及慢性损伤、无菌性炎症，如肌肉劳损、扭伤、挫伤、滑囊炎、肌纤维组织炎、浅静脉炎、神经炎、胃肠炎、皮肤溃疡、烧伤创面、痉挛的瘢痕等。

（二）禁忌证

出血倾向、高热、活动性结核、急性感染性炎症、严重动脉硬化、代偿不全的心脏病。

紫外线疗法

一、概述

（一）定义

应用紫外线防治疾病的方法为紫外线疗法。

（二）原理

紫外线光量子能量高，有明显的光化学效应，包括光分解效应、光合作用、光聚合作用、光敏作用和荧光作用。

二、治疗作用

（一）杀菌作用

大剂量紫外线可以使 DNA 和 RNA 严重受损、蛋白质分解和蛋白变性、酶的活性和组织结构改变，引起细胞生命活动的异常或导致细胞的死亡。

（二）促进伤口愈合作用

小剂量紫外线照射后，DNA 和 RNA 的合成先被抑制而后合成加速，可以促进肉芽、上皮的生长和伤口的愈合。

（三）致癌作用

目前认为正常人体有切除性修复功能，不至于因紫外线对 DNA 的影响使细胞畸变，因此，一般紫外线的照射不致引起癌变。

（四）脱敏作用

紫外线照射后蛋白质分解形成的组胺，会刺激组胺醇的产生，足够的组胺醇能够分解血内过多的组胺，从而起脱敏作用。因此紫外线多次反复照射可以治疗支气管哮喘等过敏性疾病。

（五）对钙代谢的影响

紫外线可以使人体皮肤中的 7- 脱氢胆固醇转变成维生素 D_3，具有促进肠道对钙、磷的吸收及骨组织钙化作用。波长 275 ～ 297nm 的紫外线促维生素 D 合成作用较明显。利用紫外线调节体内钙磷代谢的作用，可以治疗小儿佝偻病、成人的骨软化病。另外，钙离子有降低血管的通透性和神经兴奋性的作用，可以减轻过敏反应，是紫外线脱敏的机制之一。

（六）对免疫功能的影响

提高机体免疫功能。

三、临床应用

（一）适应证

甲沟炎、指头炎、疔、痈、丹毒、淋巴管炎、压疮、烧伤创面、气管炎、支气管炎、支气管哮喘、肺炎、风湿性关节炎、类风湿关节炎、痛风性关节炎、宫颈炎、阴道炎、咽炎、扁桃体炎、外耳道炎、牙龈炎、周围神经炎、多发性神经炎、神经痛、斑秃、带状疱疹等。

（二）禁忌证

心力衰竭、心肌炎、肾炎、尿毒症、活动性结核病、红斑狼疮、日光性皮炎、卟啉代谢障碍、着色性干皮病、中毒伴发热、传染性皮疹病者、肿瘤的局部；内服、外用光敏药者（光敏治疗除外）、食用光敏性蔬菜、植物者。

高能量激光疗法

一、概述

（一）定义

高能量激光疗法也称为光生物调制作用，是一种利用近红外激光刺激受损或患病组织，从而产生光生物调制作用的医学疗法。

（二）原理

（1）热作用：激光对组织的热作用引起组织升温是随激光能量的上升而上升的。例如，热对皮肤和软组织作用后，相继出现：热致温热（37～39℃）、热致红斑（43～45℃）、热致水疱（47～48℃）、热致凝固（55～80℃）、热致沸腾（100℃）、热致炭化（300～400℃）、热致燃烧（500℃以上）、热致汽化（5000℃以上）。

（2）压强作用：激光的能量密度极高，产生的压力很大，激光本身辐射所形成的压强称为一次压强。当生物组织吸收强激光而出现瞬间高热和急剧升温时，组织沸腾汽化而体积剧增，产生很大的瞬间压力，此压强称为二次压强。利用激光的压强治疗疾病，如文身的去除、碎石、虹膜打孔，这些治疗中产热很少或不产热，对周围正常组织没有损伤，不留瘢痕。但注意压强利用不当可造成损伤。

（3）光化作用：生物组织的大分子吸收激光光子的能量后被激活，产生受激原子、分子和自由基，引起机体内一系列的化学改变，称光化反应。光化反应可导致酶、氨基酸、蛋白质、核酸等活性降低和失活。分子高级结构也会有不同程度的变化，从而产生相应的生物学效应，如杀菌、红斑效应、色素沉着等。

（4）电磁作用：激光是一种电磁波，激光与生物组织的作用实质上是电磁波与生物组织的作用。聚焦的高强度激光可以在生物组织中产生高温、高压和高电场强度，引起组织细胞损伤、破坏。

二、临床应用

适应证：血管瘤、色素痣、老年斑、脂溢性角化病、皮肤恶性肿瘤、食管癌、胃肠吻合术、胆囊手术、痔、肛裂、肛瘘、尿道狭窄、前列腺肥大、冠状动脉成形术、消化性溃疡、呼吸道阻塞、宫颈炎、宫颈癌、尖锐湿疣。

体外冲击波

一、概述

（一）定义

体外冲击波治疗技术是一种高效、简单、安全的非侵入性疗法，最早是被应用在碎石领域。随着技术的不断改进，体外冲击波的适应证不断地扩展。聚焦式冲击波主要用于骨科疾病；发散式冲击波的出现，将冲击波的治疗领域进一步扩展到软组织疾病，使其成为现代康复医学的主力军。冲击波的能量以能流密度表示，即单个脉冲 $1mm^2$ 面积上的能量。能流密度分为低能流级（$0.08 \sim 0.28mJ/mm^2$）、中能流级（$0.28 \sim 0.60 mJ/mm^2$）和高能流级（$\geqslant 0.60mJ/mm^2$）。在每次治疗中患者所接受的总能量等于能流密度×脉冲次数。

（二）原理分类

体外冲击波分为放射式体外冲击波和聚焦式体外冲击波。

（1）放射式体外冲击波疗法（radial extracorporeal shock wave therapy, rESWT）以放射的形式向四周传播，如同水中产生的涟漪，能量涉及范围较广，随着传播距离逐渐增大，而能流密度随传播距离的增加而减少。优点是输出波形平缓，治疗压力和治疗频率可以由低开始，逐渐增加。缺点是能量较发散，不聚焦，靶向性较差。常用于浅层骨疾病、软组织损伤疾病的治疗。

（2）聚焦式体外冲击波疗法（focused extracorporeal shock wave therapy, fESWT）的能量汇聚于一点，是冲击波能量集中的一种必要形式。其特征是存在聚焦区，有能量最集中的治疗范围。优点是能量较大、集中、靶向性较强。缺点是需要精确定位、不良反应较多、恢复期较长、价格高。多用于碎石和深层骨疾病如股骨头坏死、软骨损伤性等的治疗。

二、治疗作用

冲击波产生的效应取决于能流密度的水平。通常在低能量水平，其效应主要表现为超刺激作用和镇痛作用；中等能量水平的冲击波可激活新陈代谢；在高能量冲击波作用时，可发生裂解或微观损伤。

三、临床应用

（一）适应证

（1）骨骼肌肉系统疾病包括慢性肌腱疾病和骨愈合不良。慢性肌腱疾病包括：跖腱膜炎（伴或不伴有跟骨骨刺）、跟腱疾病、肱骨外上髁炎（网球肘）、髌腱炎、大转子疼痛综合征等。可用体外冲击波治疗的骨愈合不良包括：骨延迟愈合、应力性骨折、早期缺血性骨坏死等。

（2）验性治疗的临床病症：肱骨内上髁炎、内收肌综合征、鹅足综合征、腓骨韧带综合征、肌筋膜综合征（纤维肌瘤除外）等。

（二）禁忌证

儿童及青少年的生长期的骨骺部位、肿瘤、妊娠。

超声波疗法

一、概述

（一）定义

超声波疗法是用频率在 20Hz 以上的机械振动波（即超声波）作用于机体以治疗疾病的方法。

（二）原理

（1）局部作用：超声波作用于人体组织产生机械作用、温热作用和空化作用，可引起人体局部组织血流加速，血液循环改善，细胞膜通透性增强，离子重新分布，新陈代谢加速，组织中氢离子浓度降低、pH 增加，酶活性增强，组织再生修复能力加强，肌张力下降，疼痛减轻等。

（2）节段或全身作用：超声波治疗引起的局部组织变化可以通过神经或体液途径影响身体某一节段或全身而起到治疗作用。

二、治疗作用

（一）机械作用

可以促进局部和软组织细胞的新陈代谢，从而促进局部的循环，促进新陈代谢、加速血液和淋巴循环、改善细胞缺血缺氧状态，改善组织营养、改变蛋白合成率、提高再生能力等。

（二）温热效应

利用软组织对超声波能量的吸收产生热量的原理，来改善不同区域的软组织，特别是骨骼、脂肪以及肌肉对能量的吸收；可增加血液循环，加速代谢，改善局部组织营养，增强酶活力。一般情况下，超声波的热作用以骨和结缔组织为显著，脂肪与血液为最少。

（三）弥散作用

超声波可以提高生物膜的通透性，使钾离子、钙离子的通透性发生较大的改变。从而增强生物膜弥散过程，促进物质交换，改善组织营养。

三、临床应用

（一）适应证

冠心病、闭塞性脉管炎、血栓性静脉炎、脑梗死、脑出血、脑外伤、坐骨神经痛、三叉神经痛、术后神经痛、截肢后幻肢痛、雷诺病、面神经麻痹、肋间神经痛、带状疱疹后遗神经痛、软组织扭挫伤、乳腺炎、瘢痕、注射后硬结、退行性骨关节病、风湿性关节炎、类风湿关节炎、肩关节周围炎、颈椎病、腰椎间盘病变、肱骨外上髁炎、腱鞘炎、颞下颌关节紊乱、视网膜炎、盆腔炎等。

（二）禁忌证

恶性肿瘤（高强度聚集超声波治疗肿瘤时例外）、急性化脓性炎症、高热活动性肺结核、出血倾向、严重支气管扩张、孕妇下腹部、儿童骨骺部、局部感觉异常等。

直流电疗法

一、概述

（一）定义

直流电是一种方向固定、强度不随时间变化的电流，应用低电压（30～80V）、小强度（小于50mA）的平稳直流电作用于人体，引起一系列的物理化学反应，产生相应的治疗作用。直流电疗法是将直流电通过电极传入人体以治疗疾病的方法。

（二）原理

直流电对人体的作用取决于其在组织中引起的物理、化学变化。人体是一个复杂的导体，在直流电场的影响下，体内进行着电解、电泳、电渗；体内的离子浓度、蛋白质、细胞膜通透性、胆碱酯酶、pH值等均产生变化。

二、治疗作用

（一）消炎镇痛

促进伤口愈合，软化瘢痕。

（二）镇静和兴奋作用

全身治疗时，下行的电流起镇静作用，上行的电流起兴奋作用；对局部治疗而言，阳极周围组织兴奋性降低，阴极下兴奋性增高。

（三）促进骨折愈合

适量的直流电阴极刺激有助于促进伤口肉芽生长，促进骨折愈合。

（四）对冠心病的治疗

微弱直流电很接近生物电的电流强度，刺激心血管反射区的皮肤感受器，反射性地对异常的冠状动脉舒缩功能进行调节。

（五）对癌症的治疗

利用直流电电极下产生的强酸和强碱可破坏肿瘤细胞和组织。

三、临床应用

（一）适应证

神经衰弱、周围神经损伤、坐骨神经痛、自主神经失调、神经性头痛、面神经麻痹、关节炎、关节痛、肌炎、慢性胃炎、慢性结肠炎、高血压病、术后粘连、皮肤瘢痕等。

（二）禁忌证

对直流电敏感、恶性血液系统疾病、严重心脏病、有严重皮损者。

低频脉冲电疗法

一、概述

低频脉冲电疗法是指频率在 1000Hz 以下的低频脉冲电流来治疗疾病的方法。这种电流在人体内可引起离子和荷电微粒的迅速移动，因而对感觉神经和运动神经有明显的刺激作用。

低频脉冲电流因波形不同，可分为方波、梯形波、指数曲线形波、三角波和正弦波等。根据临床治疗需要，可调整脉冲周期，脉冲宽度，升波和降波时间。

二、治疗作用

（1）刺激神经肌肉，引起肌肉收缩。肌肉收缩能促进动脉供血、静脉和淋巴回流，改善局部营养代谢，消退水肿，还可提高肌肉张力，防止或延缓肌肉萎缩过程；节律地刺激神经肌肉，可使肌肉节律性收缩，用于防止由于损伤或炎症造成的肌纤维和肌膜间、肌束之间的粘连，保持肌肉弹性，防止挛缩。

（2）止痛。

（3）改善局部血液循环。

三、临床应用

（一）适应证

周围神经损伤、失用性肌萎缩、周围神经损伤、面神经麻痹、脑损伤后遗症、肩关节脱垂等。

（二）禁忌证

有出血倾向、皮肤破损、感觉过敏、严重心功能衰竭等。

中频脉冲电疗法

一、概述

（一）定义

采用频率为 1～100kHz 的中频电流来治疗疾病的方法。

（二）特点

中频正弦电流不产生电解作用，不引起组织的化学损伤；频率高，组织阻抗小，可使用较大电流量；对感觉神经刺激较小，患者易于接受。

（三）分类

干扰电疗法、等幅中频电疗法、调制中频电疗法、低中频电混合疗法。

二、治疗作用

镇痛、促进局部血液循环、刺激肌肉收缩、消炎作用、促进淋巴和静脉回流、软化瘢痕、松解粘连。

三、临床应用

（一）适应证

周围神经损伤、软组织损伤、肌肉萎缩、术后粘连、骨折延迟愈合、肢体循环障碍、内脏平滑肌张力低下、胃肠功能紊乱等。

（二）禁忌证

孕妇下腹部、安装起搏器、严重心脏病、急性化脓性炎症、出血倾向、血栓性静脉炎患者等。

高频电疗法

一、概述

（一）定义

频率为 100kHz～300GHz，波长为 3km～10m 的高频电流或其所形成的电场、磁场或电磁场治疗疾病的方法称为高频电疗法。

（二）分类

按照波长、频率可分为：长波疗法（共鸣火花疗法）、中波疗法、短波疗法、超短波疗法、微波（分米波疗法、厘米波疗法、毫米波疗法）。

二、治疗作用

（一）温热效应

（1）镇痛。对各种原因引起的疼痛、各种神经痛、肌肉痉挛性疼痛、因肿胀引起的张力性疼痛、缺血型疼痛、炎症疼痛均有良好的止痛效果。

（2）促进血液循环，改善组织代谢。

（3）适宜的温热可使血管扩张，血液循环加快，促使组织的渗出物、代谢产物、致痛介质的消散，局部营养的改善，可提高吞噬细胞的能力，起到消炎作用。

（4）可以降低肌张力。

（5）加速组织生长修复。

（二）非热效应

虽没有温热感，但在微观上已对机体引起一系列的生物学效应。如促使机体的生长发育，神经纤维的再生加快，白细胞吞噬作用的加强，急性炎症发展受阻，神经系统的兴奋性增高等。

超短波疗法

一、概念

（一）定义

频率为 30～300MHz、波长为 10～1m 的电流为超短波电流。用超短波电流治疗疾病的方法为超短波疗法。

（二）超短波疗法的治疗剂量分级与调节方法

（1）无热量：电流强度为 50～80mA。

（2）微热量：电流强度为 80～120mA。

（3）温热量：电流强度为 120～150mA。

（4）热量：电流强度为 180～250mA。

二、治疗作用

深部消炎，消炎深度可达深层肌肉和骨骼。炎症急性期采用无热量治疗，改善血液和淋巴循环，使血管通透性增高，可减少局部渗出物有利于炎症吸收消散，起到脱水作用，加速创口愈合，抑制细菌生长。加速神经再生，缓解胃肠平滑肌痉挛，刺激组织新陈代谢。

三、临床应用

(一) 适应证

炎症性疾病：疖、痈、蜂窝组织炎、淋巴腺炎、乳腺炎、阑尾炎、阑尾周围脓肿、切口感染、痔疮合并感染、骨髓炎、神经炎、神经根炎、鼻窦炎、中耳炎。

血管和某些自主神经功能紊乱疾病：深静脉炎、血栓性静脉炎、闭塞性脉管炎。

呼吸系统疾病：咽喉炎、气管炎、支气管炎、支气管哮喘、肺炎、肺脓肿、胸膜炎、气胸。

(二) 禁忌证

出血倾向、活动性肺结核、严重心肺功能不全及妊娠、恶性肿瘤局部、金属异物、植入心脏起搏器。

微波疗法

一、概述

(一) 定义

应用波长为 1m ～ 1mm，频率范围为 300 ～ 300000MHz 的电磁波作用于人体以治疗疾病的方法，称为微波疗法。

(二) 分类

微波分为分米波（波长 1m ～ 10cm，频率 300 ～ 3000MHz）；厘米波（波长 10 ～ 1cm，频率 3000 ～ 30000MHz）；毫米波（波长 10 ～ 1mm，频率 30 ～ 300GHz）3 个波段。

二、治疗作用

使局部血管扩张，血流速度加快，改善组织血液循环，增强组织营养，促使水肿吸收，可改善心肌供血，减轻心绞痛，可促进伤口上皮生长，加速愈合。

三、临床应用

(一) 适应证

伤口愈合迟缓、胃炎、气管炎、支气管炎、支气管哮喘、肺炎、肩周炎、术后粘连、盆腔炎、周围神经损伤、脊髓炎等。

(二) 禁忌证

出血倾向、活动性肺结核、严重心肺功能不全及妊娠、恶性肿瘤、局部金属异物、植入心脏起搏器。

热袋敷疗法

热袋敷疗法又称为热包疗法，是利用热袋中的硅胶加热后散发出的热和水蒸气作用于机体局部的一种物理疗法。

一、治疗作用

湿热袋中硅胶颗粒中含有许多微孔，在水箱中加热时，会吸收大量的热和水分，治疗时再缓慢释放出热和水蒸气。其主要治疗作用为温热作用，且温热作用较深和持久。可以使局部血管扩张，血液循环加强，促进代谢，改善组织营养；使毛细血管通透性增高，促进渗出液的吸收，消除局部组织水肿；降低末梢神经的兴奋性，降低肌张力，缓解疼痛；软化、松解瘢痕组织和挛缩的肌腱。

二、治疗技术

（一）仪器设备

需要用粗帆布或亚麻布制成不同大小的方形、矩形、长带形的布袋，含有丰富微孔的二氧化硅凝胶颗粒，以及专用恒温水箱。

（二）治疗方法

治疗前向恒温水箱内放水至水箱的3/4容量，加热至80℃，恒温，再将湿热袋浸入水中加热20～30分钟；帮助患者暴露治疗部位并敷盖数层清洁毛巾，取出湿热袋，拧出多余水分（以热袋不滴水为度），将湿热袋置于治疗部位的毛巾上，再盖以毛毯保温，随湿热袋温度的下降，逐步抽出所垫的毛巾至治疗完成：每次治疗20～30分钟，每日或隔日治疗1次，或每日2次，15～20次为1个疗程。

三、临床应用

（一）适应证

软组织扭挫伤恢复期、肌纤维组织炎。慢性关节炎、关节挛缩僵硬、坐骨神经痛等。

（二）禁忌证

（1）急性腹部疾病：如急性腹痛、内脏出血等。

（2）皮肤溃烂：面部三角区感染、皮肤有创口、感染、过敏或湿疹等。

（3）急性软组织损伤初期：如软组织挫伤或扭伤急性期。

（4）孕妇腹部、腰骶部：因为这些部位容易引发不适或出血。

（5）出血性疾病：如血小板减少性紫癜、月经过多等。

（三）注意事项

（1）治疗前：注意检查恒温器是否正常工作，以保证准确的温度；检查热袋是否有裂口，以免加热后硅胶颗粒漏出引起烫伤。

（2）治疗中：注意观察、询问患者的反应；过热时在湿热袋与患者体表间加垫毛巾。勿将湿热袋置于患者身体下方进行治疗，以免挤压出袋内水分而引起烫伤。

（3）对老年人、局部感觉障碍、血液循环障碍的患者不宜使用温度过高的热袋；意识不清的患者应慎用湿热袋敷治疗。

石蜡疗法

一、概述

石蜡疗法是利用加热熔解的石蜡作为传导热的介质，将热能传至机体以达到治疗疾病的方法。

二、石蜡的物理化学特性

（1）石蜡是一种白色或淡黄色半透明的无水、无臭、无味的固体，由高分子碳氢化合物构成。

（2）石蜡呈中性，不易与酸、碱发生反应，在一般情况下不与氧化物发生反应。不溶于水，微溶于乙醇，易溶于乙醚、汽油、苯、煤油、氯仿等。

（3）石蜡是石油的蒸馏产物，熔点为 $30 \sim 70℃$，沸点为 $350 \sim 560℃$。医用的高纯度石蜡，含油量为 $0.8\% \sim 0.9\%$，熔点为 $50 \sim 56℃$，沸点为 $110 \sim 120℃$。在与空气充分接触的情况下，当石蜡加温到 $110℃$ 以上时，容易氧化变质。

（4）石蜡的比热容为 $0.5 \sim 0.78cal/（g \cdot ℃）$，热容量大，是良好的导热体。导热性小（导热系数 0.00059），易被人体所接受。由于石蜡不含水分，且气体和水分不能透过，使热不能对流、热量不易向四周扩散，其蓄热性能好。

（5）加热的石蜡冷却时，能释放出大量的热能。每千克石蜡熔解或凝固时，吸收或释放的热（熔解热或凝固热）平均为 $39cal$。蜡层越厚，石蜡的熔点越高，由液态变为固态的过程就越慢，保存温热的能力也就越高。石蜡向人体的热传导是缓慢进行的，蜡疗时可使局部皮肤温度升高并保持在 $40 \sim 45℃$。

（6）石蜡具有良好的可塑性、黏滞性和延展性。常温下为固体，加热到熔点时即变为液体，再冷却到一定温度时便凝固成半固体。凝固后的石蜡能在 $70 \sim 80$ 分钟内保持 $40 \sim 48℃$，且能随意伸缩变形，紧贴于体表各部。

三、治疗作用

（一）作用因素

（1）温热作用：石蜡的比热容量大、蓄热性能高、导热性小。石蜡的温热作用较深，可达皮下 $0.2 \sim 1cm$，能使皮肤耐受较高温度（$55 \sim 60℃$）且保持较长时间。治疗后局部温度很快升高 8 ～ 12℃，经过 5 ～ 12 分钟后皮温缓慢下降，在 30 ～ 60 分钟内保持较高的温度。

（2）机械作用：石蜡具有良好的可塑性与黏滞性，能与皮肤紧密接触，同时随着温度降低、冷却凝固、体积缩小（体积可缩小 10% ～ 20%），产生对组织轻微的挤压，从而产生一种机械压迫作用，促进温热向深部组织传递。

（3）化学作用：石蜡对人体的化学作用很小，并且其化学作用取决于石蜡中矿物油的含量和成分。医用高纯度石蜡，含油量 0.8% ～ 0.9%，对皮肤瘢痕有润泽作用，可使之柔软、富有弹性。如在石蜡中加入某种化学或油类物质，用于治疗时能产生相应的化学作用。

（二）生物学效应和治疗作用

（1）改善局部血液循环，促进水肿、炎症消散。蜡疗的温热作用使局部毛细血管扩张、血流加快，改善局部血液及淋巴循环，有利于组织代谢产物的排出和对营养物质的吸收，从而起到抑制炎症发展、促进组织愈合的作用。石蜡的机械压迫作用也可使皮肤毛细血管轻度受压，能防止组织内淋巴液和血液的渗出。用于治疗急性扭挫伤，可减轻软组织肿胀，促进炎性浸润的吸收消散，并有良好的止痛作用。

（2）促进上皮组织生长、创面愈合，松解瘢痕组织及肌腱挛缩。石蜡本身的油质和其冷却凝固时对皮肤的压缩，可使皮肤保持柔软、弹性，防止皮肤过度松弛和形成皱褶，对瘢痕、肌腱挛缩等有软化及松解作用，并可减轻因瘢痕挛缩引起的疼痛。蜡疗可使局部皮肤代谢增高，营养改善。石蜡中的某些碳氢化合物能刺激上皮生长，加快表皮再生过程和真皮结缔组织增生过程，故能促进创面愈合。此外，石蜡治疗的压迫作用对新鲜创面有止血作用，长时间的蜡敷可促进溃疡愈合及骨痂生长。

四、治疗方法

（一）上蜡饼法

适用于躯干或肢体较平整部位的治疗，蜡饼面积的大小应根据治疗部位而定，一般用于大腿部的饼沙 500mm×300mm，腰、腹部为 40cm×20cm，关节部位可小一些。治疗方法如下：将加热后完全融化的蜡液倒入铺有塑料布或橡胶布的搪瓷盘或铝盘中，蜡液厚 2 ～ 3cm，自然冷却至石蜡初步凝结成块（表面温度 45 ～ 50℃）。患者取舒适体位，暴露治疗部位，下垫棉垫与塑料布。将蜡块取出，敷于治疗部位，外包塑料布与棉垫保温。每次治疗 20 ～ 30 分钟。治疗完毕，将取下的蜡块立即用急流水冲洗后，放回蜡槽内。每日或隔日治疗 1 次，15 ～ 20 次为 1 个疗程。

（二）刷蜡法

适用于躯干凹凸不平部位或面部的治疗，应用刷蜡法多为加强石蜡的机械压迫作用，如治疗亚急性挫伤、扭伤等。治疗方法如下：将熔蜡槽内的蜡熔化并恒温在 55 ～ 60℃，患者取舒适体位，暴露治疗部位，用排笔浸蘸蜡液后在治疗部位迅速而均匀地涂抹，使蜡液在皮肤表面冷却形成一层导热性低的蜡膜保护层。再在保护层外反复涂刷，直至蜡厚0.5cm时，外面再包一块热蜡饼，然后用塑料布、棉垫包裹保温。注意每次刷蜡层的边缘不要超过第一层，以免烫伤。每次治疗20～30分钟。治疗完毕，将蜡块取下、蜡膜层剥下，清洁患者皮肤及蜡块，把蜡块放回蜡槽内。每日或隔日治疗1次，10～20次为1个疗程。

（三）没蜡法

主要适用于手或足部的治疗，优点是保温时间长。治疗方法如下：将熔蜡槽内的蜡熔化并恒温在55～60℃，患者取舒适体位，先将需治疗的手或足部刷蜡涂抹，形成蜡膜保护层后，再没入蜡液并立即提出，反复没入、提出数次，直到体表的蜡膜成为手套或袜套样，然后持续浸于蜡液中。注意再次浸蜡时蜡的边缘不可超过第一层蜡膜边缘，以免烫伤。治疗完毕，患者将手或足从蜡液中提出，将蜡膜层剩下，清洗后放回蜡槽内。每次治疗的时间、疗程与蜡饼法相同。

五、临床应用

（一）适应证

（1）软组织扭挫伤、腱鞘炎、滑囊炎、腰背肌筋膜炎、肩周炎。

（2）术后、烧伤、冻伤后软组织粘连、瘢痕及关节挛缩、关节纤维性强直。

（3）颈椎病、腰椎间盘突出症、慢性关节炎、外伤性关节疾病。

（4）周围神经外伤、神经炎、神经痛、神经性皮炎。

（5）慢性肝炎、慢性胆囊炎、慢性胃肠炎、胃或十二指肠溃疡、慢性盆腔炎。

（二）禁忌证

（1）皮肤对蜡疗过敏者。

（2）高热、急性化脓性炎症、厌氧菌感染。

（3）妊娠、肿瘤、结核病、出血倾向、心功能衰竭、肾衰竭。

（4）温热感觉障碍者、1岁以下的婴儿。

（三）注意事项

（1）石蜡加热时的注意事项：不得直接加热熔解，以免石蜡烧焦、变质；石蜡易燃，保存及加热时应注意防火；定期检查加热仪器及电线，恒温器失灵及电线老化时应及时更换，以免过热引起燃烧。

（2）石蜡治疗时的注意事项：根据不同的治疗，使患者取卧位或坐位；治疗部位要清洗干净，如有长毛发可涂凡士林，必要时可剃去；治疗时准确掌握蜡的温度，严格执行操作常规，防止烫伤。患者不得任意活动治疗部位，以防止蜡块或蜡膜破裂后蜡液流出而致烫伤。

（3）治疗时要注意观察患者反应，患者如感觉过烫应及时中止治疗，检查原因并予处理；在皮肤感觉障碍、血液循环障碍等部位蜡疗时蜡温宜稍低，骨突部位可垫小块胶布，以防止烫伤。

（4）少数患者蜡疗后治疗部位可能出现皮疹、瘙痒等过敏反应，应立即停止蜡疗，休息观察 15 分钟左右，并对症处理。

<h1 style="text-align:center">经颅磁刺激</h1>

一、概述

经颅磁刺激（TMS）是基于电磁感应与电磁转换的原理，用刺激线圈中强大瞬变的电流产生的磁场穿透颅骨，动态的磁场在颅内导体转换为刺激线圈电流方向相反的感应电流，由这种内生的感应电流刺激神经元产生一系列的生理生化反应。

二、基本原理及类型

（一）TMS 基本原理

在放置于头部上方的线圈中通入脉冲电流，进而在线圈周围产生脉冲磁场，由脉冲磁场在头部产生感应电流，从而刺激相应的脑神经单元。根据频率不同，可分为 ≤ 1Hz 的低频 TMS 和 ≥ 5Hz 的高频 TMS。不同频率 TMS 对运动皮层的调节作用不同。

（二）类型

（1）高频 TMS：增加皮层的兴奋性。

（2）低频 TMS：降低皮层的兴奋性。

（3）根据刺激模式，TMS 分为单脉冲 TMS、双脉冲 TMS 和重复脉冲 TMS。

单脉冲 TMS：采用无固定频率施加的单次时变磁场，观察瞬时效果，多用于常规电生理检查。双脉冲 TMS：以特定时间间隔和强度，在特定部位给予 2 个不同强度的刺激或 2 个不同部位应用 2 个刺激仪，多用于研究神经的易化和抑制作用。重复脉冲 TMS：在特定部位以一定频率连续施加时变磁场，刺激停止后仍有持续的生物学效应，是脑功能研究与临床治疗的有力工具。

三、治疗作用

高频 TMS 有易化神经元兴奋作用，可瞬间提高运动皮质兴奋性，而低频 TMS 有抑制兴奋作用。不同频率 TMS 的刺激可能对皮质代谢及脑血流有不同影响，如高频刺激可提高脑灌注以及刺激部位的局部脑血流和代谢，而低频刺激则可导致脑血流和代谢的降低。

TMS 还影响脑内多种神经递质的调节和氨基酸的代谢，不同脑区内多种受体包括 5-羟色胺、N- 甲基 D- 天冬氨酸等受体及调节神经元兴奋性的基因表达在接受 TMS 刺激后均有明显变化。由中国医师协会神经调控专业委员会电休克与神经刺激学组多位专家共同编写的《重复经颅磁刺激治疗专家共识》发表于《转化医学杂志》。针对不同疾病的重复经颅磁刺激（rTMS）临床治疗推荐情况见表 1-9（证据等级Ⅰ级最强，Ⅳ级最弱）。

表 1-9　rTMS 临床治疗推荐

临床病症	处方编号	治疗处方	证据等级
抑郁症	临床推荐 1	rTMS 高频刺激左背外侧前额叶（1-DLPFC）或低频刺激右背外侧前额叶（r -DLPFC）用于抑郁症急性期疗效肯定，连续 4～6 周，必要时可延长治疗时间	Ⅰ级
	临床推荐 2	先前急性期 rTMS 治疗受益，目前复发的患者	Ⅰ级
	临床推荐 3	急性期治疗获益患者的后续或维持治疗	Ⅰ级
	临床推荐 4	rTMS 可以单独或联合抗抑郁药或其他精神类药物	Ⅱ级
慢性神经性或非神经性疼痛	临床推荐 1	rTMS 高频刺激疼痛区域对侧皮层运动区用于治疗慢性神经痛	Ⅰ级
	临床推荐 2	rTMS 低频刺激枕叶用于治疗偏头痛	Ⅰ级
	临床推荐 3	rTMS 高频刺激 1-DLPFC 或运动皮层用于治疗非神经性疼痛，如纤维肌痛、复杂区域疼痛综合征Ⅰ型	Ⅱ、Ⅲ、Ⅳ级
运动障碍	临床推荐 1	rTMS 高频或低频刺激辅助运动皮层或运动皮层改善帕金森病运动症状	Ⅰ、Ⅱ、Ⅲ级
	临床推荐 2	rTMS 高频刺激或低频刺激运动区或辅助运动区，用于治疗药物诱发震颤	Ⅲ级
	临床推荐 3	rTMS 高频刺激 1-DLPFC 治疗帕金森病合并抑郁症	Ⅱ、Ⅲ级
	临床推荐 4	rTMS 低频刺激运动区治疗肌张力障碍	Ⅲ级
中风	临床推荐 1	rTMS 高频刺激受累侧皮层运动区或低频刺激健侧皮层运动区，用于治疗运动区中风	Ⅱ、Ⅲ级
	临床推荐 2	rTMS 高频或低频刺激布洛卡区，治疗运动性失语症	Ⅲ、Ⅳ级
	临床推荐 3	爆发模式 cTBS 序列刺激左侧后顶叶皮层治疗偏侧瘫痪	Ⅲ级
癫痫	临床推荐 1	rTMS 低频刺激皮层癫痫灶治疗癫痫	Ⅱ、Ⅲ级
耳鸣	临床推荐 1	rTMS 低频刺激颞叶或颞顶叶皮层，高频刺激 1-DLPFC 治疗耳鸣	Ⅱ、Ⅲ级
焦虑障碍	临床推荐 1	rTMS 高频刺激 r-DLPFC 或低频刺激 1-DLPFC 治疗创伤后应激障碍	Ⅲ级
	临床推荐 2	rTMS 低频刺激 r-DLPFC 和颞顶区治疗惊恐发作和广泛性焦虑	Ⅲ级
强迫症	临床推荐 1	rTMS 高频或低频刺激双侧 DLPFC 治疗强迫症	Ⅱ、Ⅲ级
精神分裂症	临床推荐 1	rTMS 低频刺激颞顶叶皮层治疗幻听	Ⅱ、Ⅲ级
	临床推荐 2	rTMS 高频刺激 1-DLPFC 或双侧 DLPFC 改善精神分裂症阴性症状	Ⅱ、Ⅲ级

临床病症	处方编号	治疗处方	证据等级
物质成瘾	临床推荐 1	rTMS 高频刺激 1-DLPFC 降低毒品渴求（心瘾），目前证据提示没有长期效果	Ⅱ、Ⅲ级
睡眠障碍	临床推荐 1	rTMS 低频 1Hz 刺激双侧 DLPFC 和顶枕区域治疗睡眠障碍	Ⅱ、Ⅲ级

四、禁忌证

（一）绝对禁忌证

治疗部位 30cm 内存在金属异物，如人工耳蜗、内置脉冲发生器、动脉瘤夹或支架等；颅内高压、颅内感染；严重心血管疾病，尤其是心脏起搏器、心脏支架安装者。

（二）相对禁忌证

下述情况进行经颅磁治疗存在风险，在治疗前需结合病症仔细权衡利弊：强度、频率等超出推荐使用范围；癫痫病史、脑电图检查提示有癫痫样改变者，禁止使用高频率和高强度刺激；严重脑出血、脑外伤、肿瘤、感染等疾病；急性大面积脑梗死、颅内多发动脉瘤；严重或最近有心脏病发作；服用可能降低癫痫发作阈值的药物；同时服用抗抑郁药物，不能忍受停用现有的抗抑郁药物；既往或同时使用电休克疗法或迷走神经刺激；青光眼、视网膜脱落；妊娠；儿童（感冒发烧时不可做）。

水疗法

水疗法是以水为媒介，利用不同温度、压力、成分的水，以不同的形式作用于人体，以预防和治疗疾病、提高康复效果的方法。水疗法可以单独应用，也可以作为治疗的一种手段，是一种良好的物理因子疗法。如沐浴疗法是指用自来水治疗，矿泉疗法是指用泉水治疗，海水疗法是指用海水治疗。用水来减轻疼痛与治疗疾病，已被广泛于世界各地。

一、水的物理特性

水由两个氢原子和一个氧原子组成，化学分子式为 H_2O。

（1）导热能力。水的导热能力很强，大约为空气的 33 倍，水比任何其他物质都能吸收更多的热量，几乎是乙醇或石蜡的 2 倍，铜或铁的 10 倍以上，铅或金的 30 倍以上。

（2）溶解性。水是一种很好的溶剂，通常被认为是万能的溶剂，可溶解多种化学物质。水中加入某种药物或气体时，可增强水疗的化学刺激作用，达到更好的治疗效果。

（3）无毒性。水的无毒性使其既能内服又能外用，即使是对周围环境非常敏感的个体也适用。

（4）物理性状的可变性。水能够在一个非常狭窄且很容易在可达到的温度范围内改变其物理性状，从液态到固态或气态。在液体状态，水可以被用作填充、浴用剂、喷雾剂、敷料以及冲洗液，并且有理想的压力和温度。

（5）水的密度。水在4℃时密度最大，无论是高于4℃，还是低于4℃的水都会膨胀。水的密度接近于人体，因此可以作为瘫痪、炎症或肌肉萎缩患者训练的介质。

（6）水的对流特性。温度较低的水向下沉，而温度较高的水向上升，这是水的对流现象。在水疗时，水与皮肤接触经常交换温度给予刺激。

（7）水的机械力性质。①水静压：在静止条件下，水分子给身体表面部分施加压力称为水静压；一般情况下，水静压大小随液体密度和深度增加。②水的浮力：水浮力是与重力相反的力，身体沉入水中的部分将减轻重量，此重量等于该体积所排出水的重量。③水流的冲击作用：此为机械刺激的另一种作用形式，此种刺激作用较温度作用占优势；此外，水处处可得并且应用简单。

二、水疗的生理效应

（一）温度刺激作用

温度对机体生命活动过程的影响是很大的，温度的变化可引起不同的反应。人体对寒冷刺激的反应迅速、激烈，而对温热刺激反应则较为缓慢。被作用的面积越大，刺激越强。温水浴与热水浴可使血管扩张、充血，促进血液循环和新陈代谢，降低神经的兴奋性、缓解痉挛、减轻疼痛，热水浴还有明显的发汗作用。温水浴的镇静作用明显。冷水浴、凉水浴可使血管收缩、神经兴奋性增高，肌张力提高。

（二）机械效应水疗

通过水的喷雾、冲洗、摩擦、涡流等碰撞身体表面产生机械效应。如静水压力作用，在普通的静水浴时，静水压力为 $40 \sim 60g/cm^2$。这种静水压力可压迫胸廓、腹部，使呼吸有某种程度的阻力，患者不得不用力呼吸来代偿，这就加强了呼吸运动和气体的交换。同时由于静水压力还可压迫体表的静脉和淋巴管，使体液回流量增加，促进血液和淋巴的循环，有利于减轻水肿，利于创面的血液循环，促进愈合，故可作为烧伤、慢性溃疡、压疮、糖尿病足等治疗的重要手段。水的浮力可使浸入水中的躯干、肢体、骨关节受到向上力的支托而漂浮起来，明显减轻了躯干、肢体和关节的负荷，便于活动和进行运动功能的训练，大幅提高患者的关节活动范围和运动能力。

三、治疗作用

（一）对皮肤的影响

皮肤有丰富的血管系统，扩张状态能容纳周身循环血量的30%，可以调节全身血液。在热代谢的过程中，皮肤起着很大的作用，它占全部散热的60%～80%。温度刺激后皮肤会出现不同的反应，受到冷的刺激后，皮肤苍白，血管收缩；受到热的刺激后，皮肤血管扩张，加强其营养和代谢，促进皮肤伤口和溃病愈合，软化瘢痕，改善皮肤功能。在水疗法中，皮肤是第一个接受刺激的器官。各种水疗法主要作用于皮肤，也可作用于体腔黏膜，通过神经和体液反射而致局部、节段性或全身性反射作用，如手沐浴能影响胸腔脏器，足沐浴能影响脑部血液循环，坐沐浴能影响盆腔器官等。

（二）对肌肉系统的影响

一般认为短时间冷刺激可提高肌肉的应激能力，增加肌力，减少疲惫。但长时间作用则起组织内温度降低，肌肉发生僵直，造成运动困难。短时间的温热刺激，使胃肠道平滑肌的蠕动增强；长时间作用则使蠕动减弱和肌张力下降，有缓解和消除痉挛的作用。

（三）对循环系统的影响

局部或系统的治疗，最大限度地增强血液中氧气含量、营养含量及减低毒素含量是非常重要的。如果结合适当的活动训练、营养摄取和解毒治疗，水疗技术是达到这种效果最有效的治疗方式之一。与这种改变相关的生理原理有以下5种。

（1）诱导作用。水疗通过其诱导作用增加器官或躯体局部如肢端的血流量，实现诱导作用的最有效方法是交替使用一定时间的冷（热）敷、冷（热）水洗浴等。

（2）衍生作用。衍生作用是诱导作用的相对作用，其主要作用是改变器官或躯体局部的血容量，延长冷敷或热敷的时间可以很好地达到这种作用。

（3）脊髓反射作用。脊髓反射作用是通过局部治疗对躯体的远端区域产生影响，局部足够强烈的冷（热）敷不仅可以对皮肤直接接触的区域产生影响，而且可以通过脊髓反射弧介导产生远距离的生理学改变。

（4）侧支循环作用。可能被认为是衍生作用的特殊情况，通常利用衍生作用可以使躯体的血液从一个部位转移到另一个部位。

（5）动脉干反射。动脉干反射是人体反射作用的一种特殊情况，长时间冷敷动脉干，可以引起动脉及其远端分支收缩。

（四）对泌尿系统的影响

正常肾脏的泌尿功能受全身血压及血管口径的影响，排尿量与肾脏的血流量成正比。

肾脏血管与皮肤血管对刺激的反应相似，不同温度的水疗法对肾脏及汗腺有着不同的作用。

温热刺激能引起肾脏血管扩张而增加利尿，冷刺激则使尿量减少。但在实际工作中，热水沐浴时由于大量出汗，排尿量相对减少，冷水沐浴时出汗少，则排尿量相对增多。一般在施行水疗的情况下，一昼夜之间并不能看到排尿量有什么显著变化，几乎同没有水疗的作用一样，仅仅在长时间的温水浴作用下，才能使一昼夜的尿量、钠盐和尿素的排出量增加。这种排出量的增加，是血液循环显著改善的结果。

（五）对汗腺分泌的影响

在热水浴作用下，汗腺分泌增加，排出大量汗液，有害代谢产物及毒素也随之排出。由于体液丧失、血液浓缩，组织内的水分进入血管，所以能促进渗出液的吸收。但大量出汗也损失大量氯化钠，使身体有虚弱的感觉，因此，水疗时如出汗过多，应饮用一些盐水以补偿损耗。

（六）对心血管系统的影响

水疗法对心血管系统的影响，取决于水的温度与持续作用时间，即它的刺激强度。

当在心脏部位施行冷敷时，心率降低，但收缩力量增强、脉搏有力、血压下降。实验证明，于兔子心脏部位放置冰袋1小时，可使心包温度降低1.6℃。心脏部位施行热敷时，心率加快，在适当的作用下也可增加心肌张力，但温度超过39℃或作用时间延长时，心肌张力即减低，甚至发生心脏扩大。施行全身冷水浴时，初期毛细血管收缩、心率增高、血压上升，但不久出现血管扩张、心率变慢、血压降低，顿时又减轻了心脏的负担。因而，人们认为寒冷能提高心肌张力，使心率变慢，有改善心肌营养的作用。用2～39℃水浴时，周围血管扩张、脉搏增快、血压下降，造成体内血液再分配，这种再分配在治疗上有一定意义。但是，当这种再分配发生急剧的改变时，则会出现一些脑血液循环障碍的症状，如面色改变、头重、头晕、头痛、耳鸣及眼花等，这是我们在施行水疗法时应该尽量避免发生的。这种反应常见于体质较弱、贫血或有高血压的患者。在40℃以上的热水沐浴时，血压出现波动，开始时上升，继而下降，然后上升。最初的反应是由于高温下血管发生痉挛，第二阶段是血管扩张，最后是对心脏的适应功能提出了新的要求，尽管这时血管处于扩张的状态，血压仍然出现了第二次的上升。这种心脏适应功能，在健康人和心脏代偿能力好的人身上表现明显。因而人们认为40℃以上热水沐浴会增加心脏的负担。

（七）对呼吸系统的影响

水疗对呼吸次数和深度的影响，是通过神经性反射实现的。瞬间的冷刺激使吸气加深，甚至有短暂的呼吸停止或深呼吸，温度越低，刺激越突然，呼吸停止得越快、越急剧，继之从一系列深呼吸运动变为呼吸节律更快、更深。受到热刺激时，所见到的情况与冷刺激一样，呼吸节律变快，但较为浅表。呼吸加快是由于糖和脂肪代谢加快，二氧化碳积累的结果。长时间的温水沐浴可使呼吸减慢。

（八）对新陈代谢的影响

新陈代谢与体温有着密切的关系。在体温升高和氧化过程加速的情况下，基础代谢率增高；组织温度降低时，基础代谢则降低。冷水浴主要影响脂肪代谢、气体交换及血液循环，促进营养物质的吸收。16℃水浸浴后，CO排泄增加64.8%，O_2的吸收增加46.8%。16℃水淋浴后，CO排泄增加149%，O_2的吸收增加110%。温水浴能在某种程度上降低代谢过程。过度的热作用以及蒸汽浴或空气浴能使碳水化合物及蛋白质的燃烧加速，大量出汗后，造成体内脱水及丧失部分矿物盐类。

（九）对神经系统的影响

全身水疗法对神经系统的影响，因温度不同而有差别。皮肤有丰富的感受器，温度刺激由传入神经传到中枢，引起各系统的反应。适当的冷水沐浴能兴奋神经，民间常用冷水喷洒头面部，以帮助昏迷患者苏醒。多次施行温水沐浴，能使从外周传入大脑皮质的冲动减少，神经兴奋性降低，加强大脑皮质抑制功能，起镇静催眠的作用。40℃以上热水沐浴时，先是兴奋，继而则出现疲劳、软弱、欲睡。

<h1 style="text-align:center">水中运动疗法</h1>

一、概述

水中运动疗法是在水中进行各种运动训练的方法。水的机械作用，静水压力和水流的冲击可以使血管扩张、血液循环改善，改善肌张力、增加肌力，提高平衡与协调能力等。水的浮力使僵硬的关节容易活动；肌肉所需要的力量较在空气中小，患者可在水中进行各种功能训练。利用水的化学作用，在施行水疗时，可以加入各种矿物质和药物，以达到刺激机体加强水疗的作用。主要适用于肢体运动功能障碍、关节挛缩、肌张力增高的患者。

水中运动与地面上所采用的运动疗法相比，既有相似，又有不同。利用水的物理特性使患者更容易完成各种运动训练，以达到更好的康复疗效。

二、水中运动种类

（一）水中步行

利用水的浮力减轻身体重量对下肢的负荷，使下肢肌力较弱的瘫痪患者可以在水中行走。水中步行训练可以先在水中的平行杠内进行，然后过渡到独立步行。步行时可以用手的活动帮助身体平衡。需要有氧训练的患者则可以用水中加速步行的方式，通过水的阻力增加运动负荷，从而达到训练目的。

（二）平衡和协调

训练水的浮力作用使患者体重"减轻"从而比较容易控制身体平衡，因此可以早期进行Ⅰ级平衡训练。进而可以利用水的波动，干扰患者平衡，使患者可以进行Ⅱ级平衡训练。进行对抗水阻力的活动相当于Ⅲ级平衡训练。水中特定方向和动作的活动可以进行协调能力的锻炼。游泳是很好的协调性训练。此外，患者还可以进行水中的起立训练和转移训练。

（三）肌力训练可以在三个层次进行

（1）助力运动：肢体借助浮力作用完成与浮力方向一致的活动，用于肌力1～2级的患者。

（2）不抗重力运动：肢体利用浮力克服重力，使肌力2级的肌肉可以进行水平方向的运动。

（3）抗阻运动：肢体运动方向与浮力方向相反，或运动速度较快时，浮力和水的阻力成为运动阻力。可以通过增加运动速率或在肢体增（减）附加物以增大或减少肢体对抗水流的面积，以增大阻力。可根据病情需要，给予不同的阻力，以达到不同的抗阻运动训练的目的。抗阻负荷与患者的主动用力程度相关，不容易发生过度负荷，所以较为安全。

（四）耐力训练

包括肌肉耐力和全身耐力训练（有氧训练）等。需要有氧训练的神经瘫痪或肢体功能障碍的患者可以采用水中耐力训练达到康复治疗的目的。此外，慢性疼痛（如腰椎间盘突出症）患者，可以通过耐力训练增加身体内啡肽合成或释放，从而缓解疼痛。

（五）关节活动度训练

关节功能障碍者可以利用水的安抚作用和浮力作用，进行地面上难以完成的关节活动度训练。特别适用于肌力2级合并关节活动障碍的患者。

（六）水中医疗体操

水中医疗体操可以充分利用水的阻力和浮力的作用，对不同类型的患者进行肌力、关节活动度、肌肉耐力和全身耐力的训练，也有利于平衡和协调的训练。

三、适应证

（一）水中运动疗法

合并应用水疗法的温热作用可减轻运动时的疼痛。同时温热作用对于弛缓性肢体麻痹可改善循环；对于痉挛性麻痹，温热作用或者寒冷作用可消除痉挛，使肢体易于进行运动。另外，由于浮力作用，即使极弱的肌力也可以在水中运动，所以适合训练肌肉功能、辅助主动运动及增强肌力。适用于骨折后遗症、骨关节炎、强直性脊柱炎、类风湿关节炎、不完全性脊髓损伤、肌营养不良、脑卒中偏瘫、颅脑外伤偏瘫、肩手综合征、小儿脑瘫、共济失调、帕金森病等。

（二）浴疗

（1）涡流浴：适用于肢体运动障碍、血液循环障碍、糖尿病足、上下肢慢性溃疡、截肢残端痛、关节扭挫伤、创伤后手足肿痛、周围性神经痛、神经炎、雷诺病、骨关节和肌肉风湿疾病、疲劳综合征等。

（2）局部浸浴：凉水浴与冷水浴有提高神经兴奋的作用，适用于抑制过程占优势的神经症。热水浴有发汗、镇痛作用，适用于多发性关节炎、肌炎等。温水浴与不感温浴有镇痛作用，适用于兴奋过程占优势的神经症、痉挛性瘫痪等。

（3）全身浸浴：不同温度浸浴的治疗作用与适应证不同。热水浴有发汗、镇痛作用，适用于多发性关节炎、肌炎等。温水浴与不感温浴有镇静作用，适用于兴奋过程占优势的神经症、痉挛性瘫痪等。凉水浴与冷水浴有提高神经兴奋性作用，适用于抑制过程占优势的神经症。

（4）热水浸浴：可用于风湿性关节炎的家庭治疗，有助于缓解肌肉痉挛。短时间的热水浸浴可以通过扩张周围血管，促进热量的丢失以降低体温。长时间的热水浸浴对于高龄老人、幼儿、体质衰弱、贫血、有严重器质性疾病或有出血倾向的患者是绝对不合适的。

（5）不感温浴：治疗上，不感温浴最常用的是镇静作用，用于治疗失眠、焦虑、神经激惹、衰弱或慢性疼痛。因可以促进肾脏的排泄，不感温浴适用于促进乙醇、烟草等物质的解毒处理，或者用于外周性水肿的附加治疗。用于控制体温，治疗那些对刺激较强的治疗措施无应答的患者也是有效的，包括幼儿、高龄老人、虚弱或衰竭患者。

（6）热水坐浴：可用于治疗子宫或输尿管的痛性痉挛、痔疮痛、卵巢或睾丸痛、坐骨神经痛、尿潴留、膀胱镜检查后或痔疮切除手术后。对慢性盆腔炎适宜使用，但月经期禁止热水坐浴。

（7）不感温坐浴：适于急性炎症，如膀胱炎和急性盆腔炎。

（8）交替坐浴：适用于治疗慢性盆腔炎、慢性前列腺炎、无力性便秘以及骨盆的其他失张力状态，强烈的诱导作用可显著增加盆腔的血流。

四、禁忌证

（一）绝对禁忌证

意识障碍或失定向力、恐水症、皮肤传染性疾病、频发癫痫、严重心功能不全、严重的动脉硬化、心肾功能代偿不全、活动性肺结核、癌瘤及恶病质、身体极度衰弱及各种出血倾向者。此外，妊娠、月经期、大小便失禁、过劳者等禁止全身浸浴。

（二）相对禁忌证

对血压过高或过低患者，可谨慎选用水中运动疗法，治疗时间宜短，治疗后休息时间宜长。大便失禁者，入浴前排空大便，宜做短时间治疗，防止排便于池水中。

五、注意事项

（一）疾病诊断和评定

患者身体一般状况、心肺功能、运动功能、感觉功能、并发症、皮肤是否损伤、是否有二便失禁、是否有传染病、是否有水中运动禁忌证等。患者肺活量在1500mL以下不宜在深水中进行水中运动。同时治疗前要先检查水温、室温、室内换气情况等。

（二）治疗时间的选择

水中运动疗法应在餐后1～2小时进行。避免空腹入水，入水前和出水后应该进行较低强度的适应性训练（准备和结束活动）。必要时在出水后测量心率、血压。

（三）水中运动的强度

与陆地相比，在水中运动时的心率稍慢，因此不能用陆地上的心率强度计算公式来指导水中运动的强度。水中运动应用下列公式计算运动强度：水中靶心率＝陆地上靶心率－（12～15），年轻者按12计，年长者按15计。调节水温运动池训练温度以36～38℃为宜。

（四）训练时间及次数

根据疾病种类及患者个体情况，灵活掌握。一般每次10～15分钟，如果患者体弱，可缩短时间，或者将15分钟总训练时间分为3个5分钟分段训练。训练次数最少1～2

次 / 周，身体强者可达 6 次 / 周。

（五）浴后休息

浴后最好在池旁休息室内卧位休息 30 ～ 60 分钟，以助体力恢复。

（六）注意预防眼、耳疾

因浴水消毒不充分，易引起角（结）膜炎等感染性疾病。然而，使用氯制剂消毒药，因其刺激性较强，也会引起角（结）膜炎。如果池中的水浸入到鼻腔内，因水消毒不充分。或消毒剂的刺激，容易引起黏膜发炎。对于鼻窦炎患者，要预防中耳炎的发生。

（七）热水浴不利于心血管疾病患者

热水浴不利于缓解痉挛。全身衰弱和心肺功能低下患者慎用全身热水浴。

（八）不能控制水中身体姿态者

需要先将患者可靠地固定在水池边扶手与栏杆或水中治疗床（椅）上，再进行有关训练。

（九）水深要求

治疗师有时需要陪同下水，给患者以安全感，同时可直接保护。肺功能很差者不宜在深水进行运动训练。水池边应有监护急救人员，水疗室应有急救药品和设备。

冷疗

一、概述

冷疗法是应用比人体温度低的物理因子（冷水、冰等）刺激皮肤或黏膜以治疗疾病的一种物理治疗方法。冷疗温度通常为 0℃以上、低于体温，其作用于人体后，不引起组织损伤，通过寒冷刺激引起机体发生一系列功能改变，达到治疗疾病目的。

冷疗法在医学上的应用历史悠久，在我国古代就有利用冰雪止血、止痛及消肿的记载。明代医学家李时珍在《本草纲目》中记载，用冰敷治乳痛、高热昏迷等；民间也常用冷水敷后枕部治疗鼻出血。早在 2500 多年前，古埃及人就用冷敷来减轻损伤处的炎症反应。近百年来，在临床上冷疗法常用于镇痛、降温和局部麻醉，主要治疗各种运动创伤、烫伤、烧伤、神经系统疾病及风湿性疾病。

二、治疗作用

不同治疗时间及治疗方法的冷疗，对机体产生的生物作用也不同。其生物作用主要分为瞬间的冷作用与持续的冷作用，在瞬间的寒冷刺激下，组织的兴奋性增高；在持续、长时间的低温作用下，组织的兴奋性降低。

（一）对神经系统的作用

1. 兴奋作用

瞬时间的寒冷刺激可使神经兴奋性增高。如急救时用冷水喷面，能促进昏迷患者的苏醒；常用冷水冲浴可以起到强健身体的作用。

2. 抑制作用

持续的冷作用主要使神经的兴奋性降低。当皮肤感受器受到持续的冷作用时，首先引起神经的兴奋，接着抑制，最后麻痹，使肢体暂时丧失功能。

（1）局部持续冷疗对周围神经有阻滞传导的作用，动物实验证明，冷刺激可使狗的神经轴突反应减弱，当温度降至6℃时，运动神经受抑制；在温度降至1℃时，感觉神经受抑制。

（2）持续低温使感觉神经和运动神经的传导速度减慢，这可能与ATP的失活、皮肤感受器的传入冲动受到抑制有关，从而起到镇痛、解痉、麻醉等作用。

（二）对血液循环系统的作用

1. 对血液循环系统的影响

作用机制在寒冷刺激下，机体血液循环系统主要产生以下两种反应。①交感反应：当局部皮肤受到寒冷刺激时，通过轴突反射引起外周血管收缩，并通过脊髓反射引起对称部位或深部血管的反应，称为交感反应。②防卫性反应：当局部冷刺激的时间达到15～30分钟时，血管会出现节律性地收缩和扩张，称为人体对寒冷刺激的防卫性反应。

2. 对周围血管的作用

（1）促进作用：短时间的冷刺激后，受刺激部位的血液循环得到改善，出现反应性充血、皮肤发红、皮温升高，可防止局部组织因缺血而导致损伤。例如，用冷袋短时间外敷于下肢静脉曲张患者的膝关节部，可改善静脉血液回流，但应避免因冷作用时间过长导致静脉血液瘀滞。

（2）抑制作用：当较长时间冷疗（超过15～30分钟），皮肤冷却到8～15℃时，血管的舒缩力消失，小静脉及毛细血管扩张，外周血流量明显减少，皮肤发绀变冷。由于冷刺激可以改变血管的通透性、防止水肿和渗出，因此，对急性期炎症性水肿、创伤性水肿及血肿的消退，有着良好的疗效。

3. 对心血管的作用

（1）对心功能的影响：冷疗对心血管系统不会造成过度负荷。对心脏局部进行冷敷，可使迷走神经兴奋性增强，心率减慢，心输出量减少，从而引起血压下降。心肌炎、心内膜炎、早期冠状动脉供血不足的患者可以采用。

（2）对血压的影响：局部或全身冷疗可使外周血管收缩，引起血压升高；对血压正常的患者，血压升高不超过10mmHg。对高血压患者，血压受影响较大，甚至会导致病情的加重。因此，对高血压患者进行冷刺激治疗时一定要慎重。

（三）对消化系统的作用

（1）促进作用：对腹部进行冷敷4～18分钟后，会引起胃及大部分胃肠道反射性活动增，强，胃液及胃酸分泌增多。

（2）抑制作用：饮用冷水或使胃冷却时，胃血流量降低，胃酸、胃液分泌减少，胃的蠕动减少，胃排空时间延长。

（3）止血：胃出血或上消化道出血时，可在病灶局部相应部位行冷敷止血。

（四）对肌肉的作用

（1）兴奋作用：短时间的冷刺激，对肌肉组织有兴奋作用，可促进骨骼肌收缩。

（2）抑制作用：长时间的冷刺激，可使肌梭传入纤维、α-运动神经元、γ-运动神经元的活动受到抑制，使骨骼肌的收缩期、舒张期及潜伏期延长，降低肌张力，降低肌肉的收缩力，因此可以缓解肌肉痉挛。

（五）对皮肤及组织代谢的作用

人体皮肤的冷觉感受器比热觉感受器数目多，因而对冷刺激比较敏感，通过感受器的反射调节，可引起局部和全身的反应。降低皮肤温度局部的冷刺激首先引起皮肤、肌肉和关节等组织的温度降低。这种反应的程度和人体的体质、年龄、皮肤厚度、皮肤散热、冷疗作用面积及冷疗持续时间等因素有关。皮肤温度在降至冰点前出现刺痛感，皮肤血管收缩，触觉敏感度降低，进而皮肤麻木；降至冰点，皮肤骤然变白而发硬；温度继续降低，皮肤组织则出现苍白坚硬并轻度隆起，这种现象称为凝冻。短暂的皮肤凝冻后可恢复正常，严重的则发生水疱等损伤。

影响组织代谢由于冷疗时局部组织的温度降低，可使组织的代谢率下降，耗氧量减少，炎性介质活性降低，代谢性酸中毒减轻。如长时间的冷作用可以使关节内的温度降低，成纤维细胞活性降低，从而对末梢血管疾病、炎症性和风湿性关节病有着良好的治疗作用。而较低温度的冷水浴，则可使基础代谢率增高，脂肪和蛋白质的代谢增强。

（六）对炎症和免疫反应的影响

（1）影响炎症反应：冷疗可以促进局部组织血管收缩，降低组织代谢，抑制血管的炎性渗出和出血，并可缓解疼痛。因此，冷刺激对急性炎症有着较好的治疗作用；但是，对于亚急性炎症患者，可能造成局部组织的损害。

（2）影响免疫反应：局部冷疗可以降低炎性介质的活性，对类风湿关节炎、寒冷性荨麻疹患者有一定的治疗效果。但是，对机体免疫系统功能的作用机制，还有待深入研究。

三、治疗方法

（一）冷敷法

（1）冰敷袋法：①普通冰袋法：在水袋中灌入冰水混合液体，敷于患部，治疗时间根据病情而定，一般同一部位 15～20 分钟，最长不超过 24～48 小时，如持续高热的冰敷降温。②化学冰袋法：又称保健冰袋（采用高分子材料研制而成，有高效蓄冷，低温下仍保持良好的弹性）；将化学冰袋放入冰箱冷冻室，冷冻几小时即可使用或备用，取出经过冷冻后化学冰袋置放身体需要部位，2 个化学冰袋可交换冷冻使用，如化学冰袋太凉，可加绒布套包裹。

（2）冷湿敷布法：将毛巾放入混有冰块的冷水中完全浸透，拧去多余水分，再将毛巾敷于患处，每 2 ～ 3 分钟更换一次毛巾，全部治疗时间为 20 ～ 30 分钟。

（3）冰贴法：分为间接冰贴、直接冰贴、冰块按摩 3 种方法。①间接冰贴法是将冰块隔着衬垫（如毛巾）放在治疗部位，可避免冰冻的骤然刺激，使皮温缓慢下降，治疗时间一般为 20 ～ 30 分钟。②直接冰贴法是将冰块直接放在治疗部位，这种治疗方法刺激强烈，因此每次治疗的时间短，一般为 5 ～ 10 分钟。③冰块按摩法是用冰块在治疗部位来回摩擦移动，治疗时间可比直接冰贴法稍长，一般为 5 ～ 15 分钟。进行以上治疗时要注意观察患者皮肤，不能引起皮肤的凝冻。

（4）循环冷敷法：是用循环冷却装置进行治疗，可分为体外法和体腔法两种。①体外法是用金属或塑料小管制成盘或鼓状置于体表，冷水或冷却剂在管内循环而达到制冷的目的。②体内法是用大小合适的管子连接一球囊，置于体腔内，再从管子中通冷水以达到冷却治疗的目的，如胃肠道的局部冷疗。

（二）浸泡法

（1）局部冷水浴：将所需治疗的病变部位直接浸泡于冰水（0 ～ 5℃）中，刚开始治疗时患者可有痛感，首次浸入时间为 2 ～ 3 秒，然后将患者肢体从水中取出擦干，进行主动或被动活动，等体温恢复后再浸入冰水中，浸入时间逐渐增加至 20 ～ 30 秒，反复进行，总的治疗时同一般为 4 ～ 5 分钟。局部冷水浴能减轻疼痛，缓解痉挛，有助于恢复肢体的运动能力，主要适用手指、手肘、足等关节病变和偏瘫患者上下肢肌肉痉挛等治疗。治疗蛇咬伤、虫咬伤，治疗时间需延长至 12 ～ 36 小时；治疗热烧伤需 1 ～ 5 小时。

（2）全身冷水浴：患者在冷水中短暂浸泡，水的温度根据病情而定，浸泡时间以患者出现冷反应（如寒战等）为准。注意浸泡时间要逐渐增加，首次一般浸泡约 1 分钟，以后逐渐增加浸泡时间（3 ～ 10 分钟）。全身冷水浴主要适用于全身性肌痉挛的患者，浴后可以缓解痉挛，有利于进行主动运动和被动运动。还可用于无力性便秘、肥胖症或强壮疗法。

（三）喷射法

喷射法是利用喷射装置将冷冻剂或冷空气直接喷射于病变部位，使局部组织温度降低的一种治疗方法，常用于四肢关节、烧伤创面等表面凹凸不平和范围较大的病变部位。喷射时间因病情不同而异，最短的治疗 20 ～ 30 秒，最长可以持续 15 分钟；但较常用的是间隔喷射法，如使用氯乙烷喷射治疗，间距 20 ～ 30cm，每次喷射 3 ～ 5 秒，间隔 30 ～ 60 秒，一般一次治疗反复喷射 3 ～ 10 次，在治疗时要注意皮肤反应。

（四）灌注法和饮服法

灌注法是用冷水灌入体腔内，如冰水灌肠、冰水冲洗阴道。饮服法是饮用冰水。

四、临床应用

（一）适应证

（1）疼痛性疾病，如落枕、扭伤、肩痛、颈椎病、残肢痛、瘢痕痛、偏头痛等，偏瘫或截瘫后肌肉痉挛。

（2）软组织损伤，用于运动损伤早期血肿、水肿的急救处理和恢复期的消肿止痛，如韧带、肌肉、关节的扭挫伤、撕裂伤，纤维肌炎、肌腱炎、滑膜炎等。

（3）内脏出血，肺出血、食管出血、胃十二指肠出血等，用体腔循环冷敷法对出血部位进行局部冷疗，可以有效地控制出血。脑卒中的患者在急性期对头部进行冷敷，也可以减少颅脑损伤。

（4）烧伤、烫伤的急救治疗：适用于面积在 20% 以下、Ⅰ～Ⅲ度热烧伤，四肢部位的烧伤、烫伤应用冷疗治疗效果更好，可在损伤早期冰水浸泡损伤部位，直至疼痛消失。

（5）早期蛇咬伤的辅助治疗。

（6）其他：如高热、中暑的物理降温；扁桃体术后喉部出血水肿；类风湿关节炎，重型颅脑损伤的亚低温治疗；对由冷引起的支气管哮喘、寒冷性荨麻疹等用冷疗进行脱敏治疗。

（二）禁忌证

（1）内科疾病，如高血压，心、肺、肾功能不全。

（2）过敏：冷变态反应者，对冷过度敏感者，冷性血红蛋白尿患者。

（3）其他：言语、认知功能障碍者慎用。

（三）注意事项

（1）在治疗前需对患者说明治疗的正常感觉和可能出现的不良反应。

（2）在采用冷治疗时，应防止过冷引起冻伤。

（3）在进行治疗时要注意非治疗部位的保暖，防止患者受凉感冒。

（4）喷射法禁用于头面部，以免造成眼、鼻、呼吸道的损伤。

（5）冷过敏反应及相应处理办法。①一般情况下患者出现全身反应比较少，有少数患者会出现头晕、恶心、面色苍白、出汗、血压下降甚至休克等情况，这种现象称为冷过敏反应。患者一旦出现冷过敏反应，需立即停止冷疗，予以平卧休息，并在身体其他部位加以温热治疗，喝热饮料；对疑有冷过敏的患者，治疗前应先进行过敏试验。②冷治疗有时会引起局部疼痛，一般不需特别处理；但是对反应强烈，甚至由于疼痛而致休克的患者，需立即停止冷疗，予以卧床休息及全身复温。另外，在患者治疗前一定要对患者说明治疗的方法，以尽量解除患者的疑惑和紧张情绪。③冷疗的温度过低或者治疗时间过长时，局部组织可能出现水疱、渗出和水肿，甚至导致皮肤、皮下组织坏死。对轻度冻伤处，需要注意预防感染；对严重冻伤的部位，应该严格进行无菌穿刺抽液，并进行无菌换药。

第三节　作业治疗技术

日常生活活动训练

一、概述

（一）定义

日常生活活动（ADL）是指每个人每天都要进行的活动，是个人自我照顾及生活独立程度的重要指标。

（二）ADL 的概念及分类

可分为两大类：基础性 ADL 和工具性 ADL。

基础性 ADL（BADL），也称为躯体性 ADL（PADL），是指为了达到自我身体的照顾而必须完成的活动。BADL 需要基础的技能。

工具性 ADL（IADL）是指在家里和社区的环境中支持日常生活的活动。与 BADL 相比较，这些活动通常需要更复杂的技能，需要与物理环境和社会环境有更多的互动。由于每个人的价值观及做事方式会受到个体及文化等因素影响，因此，每个人的 IADL 的项目差异性较大，这是作业治疗师必须面临的挑战。

（三）ADL 的有效教导技巧

在教导患者进行 ADL 的过程中，治疗师应当根据患者不同的能力以及学习方式适当调整教导的技巧，以建立有效的教导。

（1）建立适当的治疗目标。

（2）所选择的教导技巧需要与患者的能力相一致。

（3）患者家属或其他陪护人员的配合。

二、治疗作用

提升患者 ADL 功能的独立性，一直是作业治疗的临床重点。作业治疗师让患者及其家属学会适应生活的改变，尽可能参与有意义的作业活动，以提升 ADL 功能的独立性。

进行 ADL 训练，一方面能够减少患者对照顾者的依赖性，增加其独立程度；另一方面也可通过 ADL 的训练提高身体的功能，如肢体的协调性、认知功能等，在一定程度上还能提升个体的自尊心及自我成就感。只要患者的病情稳定，治疗师就应鼓励患者主动参与到 ADL 训练中。

任何疾病的恢复都有治疗黄金期，但并不代表功能可以完全恢复。如果损伤不严重，动作、知觉等各方面的功能可以得到恢复，可能不需要进行特别的指导；但如果损伤比较严重或患者希望尽早生活独立，以作业为目的，让患者参与对其有意义的 ADL，就会产生更加积极的治疗意义。

三、临床应用

（一）适应证
各种原因导致 ADL 能力受损者。

（二）禁忌证
病情不稳定、意识不清、严重认知功能受损的患者。

手功能训练

一、概述

（一）定义
指在康复治疗师的指导下，进行手的康复功能训练，如精细功能、协调功能、力量训练等。

（二）手功能训练内容
（1）控制水肿：体位处理、合理使用压力治疗、冷疗和热疗、运动功能贴布、治疗性作业活动。

（2）软组织牵伸：使用牵伸手法将手部软组织放松。

（3）关节松动治疗：使用关节松动术以打开手指关节活动度。

（4）用手部矫形器：佩戴合适的矫形器用于保护和提高关节活动度。

（5）增强肌力的作业治疗：橡皮泥、变形球、海绵球、衣夹、弹力治疗带、腕关节屈伸训练棒。

（6）增进手部精细运动的操作性活动：木钉板插板游戏、串珠子、扭螺丝、手指梯、转动圆圈／圆柱／圆盘、沙包游戏、扑克牌游戏、抓纸球。

（7）双手配合的协调性训练：滚珠迷宫、沙包游戏、上肢抬举训练器练习、穿珠子、拼装乐高玩具、转动方向盘练习、玩空竹、潮州大锣鼓、非洲鼓、触屏电脑弹奏游戏。

二、治疗作用

恢复手的基本功能，它基本的功能形式包括：悬垂、托举、触摸、推压等支持和固定作用；击打等重复性操作；球状抓握、柱状抓握、勾拉等力量性抓握；指腹捏、指尖捏、三指捏和侧捏等精细抓握；还有尺侧三个手指固定、拇指和示指进行操作的复合式抓握，如调节扳手、单手扭开笔盖等动作。

三、临床应用

(一)适应证

神经系统病变、骨骼肌肉系统病变、类风湿关节炎等疾病和各种先天性畸形导致的手部运动障碍。

(二)禁忌证

病情不稳定、意识不清、严重认知功能受损的患者。

认知功能训练

一、概述

(一)定义

认知是指人类认识客观事物、获得知识的活动,包括知觉、记忆、学习、言语、思维和问题解决等过程。按照现代认知心理学的观点,人的认知活动是人对外界信息进行积极加工的过程。人类进行认知活动的物质基础是大脑,即通过大脑接受和处理来自体内、体外环境的信息,并据此调节、控制机体活动,所以认知是大脑摄取、储存、重整和处理信息的过程。

(二)原理

神经可塑性理论是指神经元改变功能、化学成分(产生的神经递质的总量和类型)及结构的能力,该理论与环境密切相关,认为在丰富的环境中脑皮质增厚,树突分支增加,大量的轴突和细胞体产生,而不同环境所引出不同的信息处理需求导致了大脑在多个水平上整合、重组。功能重组理论是认知康复的基本观点,该理论认为脑损伤后的恢复是再训练引起的脑功能重组。

二、治疗作用

第一,通过作业活动能够提高认知功能,间接提高活动质量。如 Sohlberg 对 4 例脑外伤患者进行了注意力训练,并通过单病例研究追踪发现患者除注意力改善外其他成绩变化不明显,但在实际生活方面却发生了明显变化,某些依赖家属照顾者开始独居。

第二,通过代偿技术让患者拥有接近原来的生活能力。如对某些记忆力障碍者,通过使用各种助记术可以使其重新拥有生活能力。

第三,通过环境改造提高患者的生活质量。

三、临床应用

(一)适应证

因各种原因导致认知功能障碍的患者。

（二）禁忌证

病情不稳定、意识不清、严重认知功能受损的患者。

镜像疗法

一、概述

（一）定义

镜像疗法又称镜像视觉反馈疗法，通过将镜像视觉反馈（又可理解为视错觉）与运动训练结合进行干预，是一种中枢干预手段。

（二）治疗方法

一般用于上肢的治疗，在桌子上纵向放置一面镜子，让患者的正常手放在镜子的正面，患侧手放在镜子的背面，让患者只能看到自己的健侧手和镜子中的"自己的患侧手"。治疗师坐在患侧，给患者的双手下达指令，并辅助患侧手做出相应的动作；或者让患者闭眼做双上肢的对称运动。

二、治疗作用

（1）减轻疼痛：如幻肢痛、复杂性局部疼痛综合征（CRPS）、偏瘫肩痛、三叉神经痛等。

（2）改善运动功能障碍：如脑卒中后和脑瘫后的运动功能障碍、臂丛神经损伤、手部术后功能恢复、骨折后主动活动不能、臂丛根性撕脱伤，以及腕部骨折后活动能力减弱和继发性肥厚性硬脑膜炎等所涉及的运动功能障碍。

（3）改善认知功能障碍：如单侧忽略、注意力下降。

（4）改善感觉功能障碍。

三、临床应用

（一）适应证

适用于疼痛、运动功能障碍、认知功能障碍、感觉功能障碍等能够配合训练的患者。

（二）禁忌证

存在视觉障碍如偏盲，严重认知障碍和精神障碍，双侧运动功能障碍，脑干损伤后眩晕的患者等。

文娱活动

一、概述

(一) 定义

文娱活动是指一些和文化、娱乐相关的、有一定组织和规模的群体社会活动。

(二) 原理

娱乐休闲活动之所以能如此密切地影响人的生活质量，最重要的原因之一就是它给人们带来娱乐感，即欢乐。一讲到娱乐休闲，人们常常想到一个单词——玩。例如有些人喜欢去打球，有些人喜欢玩牌，有些人则喜欢演奏乐器。玩乐可以让人短暂地脱离现实生活，专心享受运动、音乐等给人类带来的快乐，使人心情愉悦。

近年来，随着人们对身心健康的关注持续增加，科学家们在进行了各种各样的关于人类情绪与健康方面的研究与跟踪调查后发现，愉悦的身心可以减少或预防疾病的发生，或帮助机体某些功能的恢复与苏醒。同时，愉快的情绪也可使人与人之间在较短时间内得到相互的认同，帮助快速建立信任感。有学者在随机调查了283名作业治疗师后发现，幽默感会让他们更快得到康复对象的认可。幽默感的作用包括：①快速建立起与康复对象的关系。②帮助康复对象面对逆境。③促进康复对象的身体健康。④促进治疗。此外，作为康复对象，当他们需要面对另外一种生活模式时，这种模式往往与以往他们所熟悉的生活模式不同，甚至相差甚远，也需要更多的幽默感来帮助他们熟悉新的生活和新的环境。幽默是一种技巧，也是一种可以被学习的能力，同时它也可以为残疾人提供部分便利。从治疗师的角度来看，它可以拉近治疗师与康复对象的关系。一个拥有专业技术和知识并且幽默的治疗师往往会让专业的治疗更具有人情味，更有温度，可以让康复对象更享受与治疗师一起度过的治疗时间；而不会单纯地认为只是冰冷的治疗，从而可以让康复对象减少治疗中的孤单与无助感。

(三) 不同年龄层级的娱乐休闲活动

成人年龄段大致分为以下3个阶段：成年早期（18～25岁），成年期（25～65岁），成熟期（65岁及以上）。人们在这3个年龄阶段的特点都有所不同，大致将其特点归纳如下。

（1）成年早期（18～25岁）：处于成年早期这一年龄阶段时人们通常是充满了活力与激情的状态，精神饱满。这一阶段的年轻人开始对自我有了新的认识，并且准备好了去与他人建立亲密关系。这一时期是人们选择离开父母独立的开始，所以也是分离的开始。也正是因为在渐渐开始独立这一时期，人们也开始从家庭生活为主的位置慢慢转型到开始对职业、梦想的追求中去。开始选择自己喜欢的地方居住，寻找合适自己的工作，并且参与自己喜欢的休闲生活。年轻的成年人会选择参与社会或家庭集体生活作为自己的休闲娱乐活动，例如运动、旅游、电脑游戏、在网上冲浪和网络社交、户外活动、跳舞、约会和性等。

（2）成年期（25～65岁）：这个年龄段的人们尤其专注于工作及家庭生活。他们往往已经成为工作领域的专家甚至上升至管理层。同时他们的经济也已经基本达到独立，例如购买了房屋、汽车及建立储蓄金。这部分年龄段的成年人会回顾自己的人生和职业，并可能改变职业或退休。这个年龄段最适合的娱乐活动就是家庭及朋友活动、体育运动，例如高尔夫、保龄球、指导教练、卡牌活动、网上冲浪、社交活动、购物、旅行、宠物照看、园艺、观看电影、参加音乐会、划船、钓鱼、阅读、观看电视、骑行活动、约会及与配偶的性生活等。

（3）成熟期（65岁以上）：作业角色转换往往在这个年龄跨度里发生。在老年人中这重点表现在从父辈变成了祖辈，从工作者变成了退休者或者志愿者。伴随着在工作上所花时间的减少，自由的时间更多了，休闲娱乐活动的需求也就增长了。那些当初因为工作而被搁置的兴趣活动现在可以重新开始。成熟期成年人适合参与的休闲活动有与朋友一起烹饪和用餐、卡牌游戏、旅游；参与体育运动如高尔夫、现场或在电视机前观看比赛、徒步、健身运动、游泳、划船；与伴侣的性生活、阅读、照看宠物、园艺及其他爱好，如手工艺、收集、剪贴本等。

二、治疗作用

参与有意义的娱乐休闲活动是健康生活的重要组成部分。而当成人在遭受意外时（例如脑外伤、脊髓损伤、脑卒中等），疾病本身会导致伤害持续，继而导致患者在结束临床医学治疗以后，自身的体能条件不足以回归到发病前的生活状态，给他们带来毁灭性的打击，扰乱他们正常的工作、社会活动以及有意义的休闲活动，严重影响他们的正常生活，甚至部分康复对象会因此而抑郁。

研究表明，娱乐生活的满意度与人们的生活质量提高与否有着密切关系。也有研究表明，优质的娱乐生活可以降低抑郁症的发病率，而有意义的休闲生活同时也可以增加康复对象的社会参与度，使康复对象有更多展示自己的机会。

三、临床应用

（一）适应证

神经系统病变、骨骼肌肉系统病变、类风湿关节炎等内科疾病和各种先天性畸形导致心情不佳及抑郁症状的患者。

（二）禁忌证

病情不稳定、意识不清、严重认知功能受损的患者。

第二章　言语治疗技术

第一节　失语治疗技术

许尔失语症刺激法

一、概述

许尔失语症刺激法是多种失语症治疗方法的基础，是多年来应用广泛的方法之一。

二、许尔失语症刺激法治疗原则

许尔失语症刺激法的主要原则见表 2-1。

表 2-1　许尔失语症刺激法的主要原则

刺激原则	说明
强的听觉刺激	是刺激疗法的基础，因为听觉模式在语言过程中居于首位，而且听觉模式的障碍在失语症中也很突出
适当的语言刺激	根据失语症的类型和程度，选用适当的控制下的刺激，难度上要使患者感到有一定难度但尚能完成为宜
多途径的语言刺激	多途径输入，如给予听刺激的同时给予视、触、嗅等刺激（如实物），可以相互促进效果
反复感觉刺激	一次刺激得不到正确反应时，反复刺激可能可以提高其反应性
刺激应引出反应	一次刺激应引出一个反应，这是评价刺激是否恰当的唯一方法，它能提供重要的反馈而使治疗师调整下一步的刺激
正确反应要强化以及矫正刺激	当患者对刺激反应正确时，要鼓励和肯定（正强化）。得不到正确反应的原因多是刺激方式不当或不充分，要修正刺激

三、治疗程序的设定及注意事项

（一）刺激条件

（1）场所：尽量在一间封闭、有一定环境声音控制的治疗室内进行，不允许家属陪同。

（2）标准：根据患者在失语症评价中的基础能力来确定选用词的长度；干扰患者作

出反应时的备选数量；所选用的词是常用词还是非常用词。无论采用什么标准，都应遵循由易到难、循序渐进的原则。

（3）方式：包括听觉、视觉和触觉刺激等，但以听觉刺激为主的刺激模式，在重症患者常采取听觉、视觉和触觉相结合，然后逐步过渡到听觉刺激的模式。

（4）强度：是指刺激的强弱选择，如刺激的次数，图片的颜色、大小、内容，声音的大小和有无辅助刺激。

（5）材料选择：根据患者的语言功能，日常生活交流的需要，以及个人的兴趣爱好来选择训练材料。

（二）刺激提示

在给患者一个刺激后患者无反应或部分回答正确时，为了引出正确的反应，治疗师根据患者的反应来调整提示。

（1）提示的前提：要依据治疗课题的方式而定，如听理解训练时，当书写中有阅读理解或构字障碍中有答错时，在多少秒后患者没有反应才能给予等，这些应根绝患者的运动功能和障碍程度来调整提示。如右利手患者是右侧偏瘫使用的是左手书写时，刺激后等待出现反应的时间可以延长。

（2）提示的数量和项目：在提示的项目上常有所不同，轻度患者常常只需要单一的方式如描述或词头音即可引出正确的回答，而重症患者提示的项目较多，如呼名时要用的提示包括词头音、描述、手势等。

（3）评价：指在具体治疗课题进行时，治疗师对患者反应进行评价。要遵循设定。

（4）反馈：反馈可巩固患者的正确反应，减少错误反应。

听理解训练

一、概述

听理解障碍是虽然可以听到声音但是却不能理解听到的语音所表示的意思。例如：不知道听到的"苹果"是什么意思，但是，如果有人在说话，可以转向说话人，有开门的声音也会头转向门的方向，表示他听到了声音。

二、听理解障碍的临床表现特点

（一）音位识别障碍

颞叶的听皮质在接收到听觉神经冲动的信号后，要进行语音的分辨，即对这些信号进行精确分辨使语音信号在大脑左半球颞横回得到强化，并使非语音信号受到抑制而减弱。当左侧颞叶皮质大面积损伤时，患者无法从听觉神经冲动中分辨出语音信号，所有语音都被感知为不成语流的嘈杂声。

（二）词汇识别障碍

词汇识别就是将已经识别出来的音位组合与心理词汇相对照，通过对照检索到跟音位组合相匹配的词项，由此得到该词汇的意义。心理词汇是指一定的概念意义间与一定的音位组合的相互联系。颞叶损伤的患者很难从词的音位组合和意义联系中去理解词，但能从话语的总体结构方面和韵律特征去推测话语的大概意思。

（三）语句理解障碍

词汇识别和语音感知是言语理解的两个基本环节。理解词语的整体意思还要确定词与词之间的语法关系，否则，经识别获得的词只是相互之间没有联系的单位。左颞叶后部下方皮质损伤会导致理解词之间的句法关系的困难。

（四）句法理解障碍

左半球运动前区下部（Broca区）损伤，造成传出性运动性失语症，仅表现为言语表达上的障碍，不影响言语理解。

（五）多维语义的理解障碍

在记忆中的知识、经验等的支持下形成，借助视觉信号、听觉信号、触觉信号等方面的形象记忆，听话人形成感知觉的表象，并使多位语义图式与相应的表象整合为一体。这一过程的神经信息处理属于整合性加工，它与大脑后部三级皮质区（即顶颞枕部或顶枕部）相联系。

例如，患者不能区分出"爸爸的弟弟"和"弟弟的爸爸"之间的差别，认为两者的意思一样。他也无法判断"下午在上午之前"和"上午在下午之前"是否正确。

三、听理解障碍的治疗

（一）声音辨别

如听辨声音治疗师模仿一种声音，也可以用听理解训练计算机辅助系统播放一种声音（如狗叫声），然后向患者出示4张图片，猫、狗、鸟、狮子，让患者指出目标图（狗）。

（二）名词听理解

（1）名词相同图形匹配：治疗师先给患者看一张图片（杯子），然后再桌上摆出两张图片（钥匙和杯子）。杯子为目标图，钥匙为干扰图，请患者指出哪一张和事先看过的一样，即指出目标图。当患者能正确完成之后，逐渐增加干扰图片至6选1。

（2）名词同类图匹配：治疗师先给患者看一张图片（三角形），然后在桌上摆出两张图片，其中一张图片为目标图（三角形），另一张为干扰图（圆形）请患者指出目标图。当患者能够正确完成后，逐步增加干扰图至6选1。

（3）缺损图形匹配：治疗师先给患者看看一张人脸的图片。这张人脸的五官中缺少一个鼻子，然后在桌上摆出两张图片，一张为目标图（鼻子），另一张为干扰图（嘴巴），让患者选出目标图（鼻子）。当患者能够正确选出完成后，逐渐增加干扰图至6选1。

（4）听名词学习：治疗师向患者出示一张钥匙的图片或者实物，然后手指着图片说"钥匙""指钥匙""把钥匙递给我"，并示意患者指出图片或物体作出反应。

（5）听名词辨认：治疗师摆出两个物体的实物或者图片（如梨和杯子），治疗师说出其中的一个物体或图片的名称，患者指出相应的图片或物体。当患者能够正确完成后，逐渐增加口头指令的难度，即物体的名称（请指出杯子）→物品的功能（你用什么喝水）→物品的属性特征（什么是玻璃，可以摔碎吗？）→当患者达到80%～90%正确，将干扰图片或实物逐渐增加3～6个，干扰图片或实物可由不同类物品逐渐增加至同类物品。

（三）动词听理解

（1）相同动作图形匹配：治疗师给患者看一张动作图片（一个人在踢球），然后在桌面上摆出两张动作图片其中一张和事先看过一样（一个人在踢球），另一张为干扰图（一个人在画画），请患者指出目标图。当患者能正确完成后，逐渐增加干扰图片至6选1。

（2）同类动作图形匹配：治疗师先给患者看一张动作图片（一个人在淋浴），然后在桌面上摆出两张动作图片，其中一张为目标图（一个人在澡盆里洗澡），另一张为干扰图（一个人在扫地），请患者指出目标图。当患者能正确完成后，逐渐增加干扰图片数量至6选1。

（3）听动词学习：治疗师指着一张一个人在写字的图片说"写字"或拿着笔一边做写字的动作，一边说"写字"，并示意患者指出图片或作出相应的动作。

（4）动词听辨认：治疗师摆出两张图片或作出两个动作（如吃饭和跑步），治疗师说出其中的一个动作，患者指出相应图片或作出相应动作。当患者能够正确完成后，逐渐增加干扰图片至6选1。

（5）执行动作指令：治疗师向患者发出一个动作指令。让患者作出相应的动作，如向左看、向右看、站起、睁开眼睛、闭上眼睛等；然后逐渐增加信息量，使指令复杂，如将一步指令增加到两步指令（指一下门，然后指窗户），或将动作指令与方位词结合（治疗师在桌上摆放3～4个物品，交代患者"按我说的做"，然后对患者说"把钥匙放在盒子里面"，患者则按照治疗师的指令作出相关动作）。

（四）短语听理解

（1）名词性短语听辨认：治疗师在桌子上摆出4张名词性短语图片，分别为"红色的辣椒""红色的苹果""青色的苹果""青色的辣椒"，然后对患者说："请指出红色的辣椒（目标图）"，患者则指出目标图。又如4张图片分别为"杯子在桌子上面""杯子在桌子下面""杯子在凳子上面""杯子在凳子下面"，然后对患者说："请指出杯子在桌子下面（目标图）"，患者则指出目标图。

（2）动词性短语听辨认：治疗师在桌子上摆出4张动词性短语图片，如"跳得很高""跑得很快""跑得很慢""跳得很矮"，然后对患者说请指出"跳得很高（目标图）"，患者则指出目标图。又如4张图分别为"放风筝""放航模""做航模""做风筝"，然后对患者说："请指出放风筝（目标图）"，患者则指出目标图。

（3）形容词性词组听辨认：治疗师在桌子上摆出4张形容词性短语图片，如"很伤心""很可爱""很高兴"，然后对患者说"请指出很高兴（目标图）"，患者则指出目标图。

（五）句子听理解

（1）听句子指图：治疗师在桌子上摆出4张图片，分别为"妹妹被狗追""弟弟被狗追""弟弟追狗""妹妹追狗"，然后对患者说："请指出弟弟追狗（目标图）"，患者则指出目标图。又如4张图分别为"姐姐把苹果吃掉了""妈妈把衣服洗干净了""妈妈把袜子洗干净了""姐姐把冰激凌吃掉了"，然后让患者指出"姐姐把苹果吃掉了（目标图）"。

（2）听是否：治疗师向患者提出一些有关生活常识的问题，请患者回答是或不是，也可用摇头或点头等示意。例如，"您的名字是张小红吗？""一斤面比两斤面重，是吗？""您吃香蕉前先剥皮吗？"

（六）听语记忆广度扩展

（1）多项听选择：治疗师向患者出示5～6张不同的图片，然后连续说出其中2～3张图片的内容，请患者一次性一一指出，如治疗师说出其中2～3个物体的名称，请患者指出，如笔、牙刷、门；或向患者出示5～6张不同的动作图片，治疗师说出其中2～3个动作，请患者指出，如跳、唱、坐下；也可向患者出示5～6张情景图片，治疗师说出描述其中2～3张图片内容的句子，请患者指出相对应的图片，如"指出老师在黑板上写字以及同学们在操场上跳绳"。然后逐渐增加图片数量至12选6。

（2）复杂指令听执行：治疗师在桌子上摆放3～5个实物，然后发出两步以上指令，让患者执行，如"指一下书，拿起铅笔"。然后逐渐增加指令难度。

（3）回答涉及听广度的问题：治疗师说出含有2～6个记忆组块的问题，让患者回答，如"梨、橙子、猫全是水果吗？"

（4）让患者按顺序回忆有关的事和物，如"昨天早上吃什么早餐？"又如"这张相片在哪里照的？"如果回答正确，增加难度，反复练习，以增强记忆力。

（七）短文听理解

治疗师朗读一篇短文或故事，然后提出相关问题，让患者对相关问题一一回答。例如，短文：

北京故宫是中国明清两代的皇宫。传说紫微星由众星围绕，是天帝住的地方，称为紫宫。而皇帝被称为"天子"，所住的地方当然要称为紫宫。又因为皇宫戒备森严，所以明清时称为紫禁城。1925年才开始叫作故宫。

读后请回答如下问题：①故宫是哪些朝代的皇宫？②天帝住在哪里？称为什么？③皇帝又被称为什么？皇帝住的地方称为什么？④从何时开始皇宫被称为故宫？

<h1 style="text-align:center">阅读训练</h1>

一、概述

阅读是指从文字系统中提取信息的过程。阅读理解是指通过视觉器官接受文字符号的信息，再经过大脑编码加工，从而理解文章的意义。

二、阅读理解的训练方法

对失语症患者，可通过阅读理解训练进行康复治疗。治疗师在选择治疗活动前必须分析检测结果以此判断患者的语言功能水平，制订患者的治疗方案。功能水平测定主要分为：视觉匹配水平、单词水平、词组水平、语句水平、段落水平；还包括在该水平的刺激长度、词汇使用频率、抽象水平、语境提示等是否促进阅读理解。

（一）促进词的辨认和理解

对于严重阅读理解障碍的患者，应从词的辨认开始训练。词辨认要求患者从一系列词中选出与字卡上相同的词。患者做这种作业并不需要理解词义，只需要有辨认相似图案的能力。但如果进行词—图匹配作业就需要阅读理解能力。

（1）匹配作业。要求患者将手写体字与印刷体字、文字与听词、词与图画相匹配。判断患者是否有视觉辨认障碍，字与字匹配是非常重要的。一般要求字与字匹配达到100% 正确率，才能进行其他匹配作业。匹配作业中使用的词应尽可能与实际应用相关。

（2）贴标签。家庭成员在家具和物品上贴上写有家具和物品名称的标签，患者每天多次看到这些词汇，可以增强患者对物与词的联系。

（3）分类作业。阅读理解有赖于患者对名词语义的相似性进行辨别的能力，分类作业有助于训练患者这种辨别力。可要求患者对饮料、家具、物品等的词汇表进行归纳分类，也可对抽象词汇，如表示疾病、情感、颜色的词汇进行分类。

（4）词义联系。同义词、反义词以及语义相关词的联系也可用于阅读理解作业中。

（二）促进词与语句的辨认和理解

（1）词—短语匹配。当患者能够理解常用词后，就可进行词—短语的匹配。这类是词到句的过渡阶段的训练。要求患者读完短语后，找出一个符合短语的意义的词。

（2）执行文字指令。治疗师应系统地应用词汇、句法复杂性等影响因素，从简单到复杂的增加作业的难度水平。理解指令中介词是完成指令的关键。如果患者理解错了介词所表示的各种空间关系，执行指令作业将会暴露出这些错误。

（3）找错。这项治疗作业是根据关于失语症患者阅读语义、句法错误语句的研究得出。在研究中，要求患者找出语句中的语义和句法错误，结果发现失语症患者更容易发现语义错误。这类作业是比较有价值的治疗作业，因为它可使患者在寻找错误时认真阅读和分析语句。

（4）问句的理解。对失语症患者来说问句的理解也是比较难的阅读作业。关于个人情况的是非问题比较容易理解，如"你结婚了吗？""你是住在本市吗？"需要回答时间、地点，人物的问题比较难理解。如果患者不能回答或写出答案，可让他指出图画的相关部分，表示他是否理解了问句。

（5）双重否定句的理解。由肯定句到否定句是一次逆转，否定句到双重否定句是再次逆转的过程。对双重否定句的理解训练，可以使治疗师首先确定患者是否存在双重否定句的理解困难。如果患者在下面的作业中做出错误选择，说明他不能辨别否定句和双重否定句，只能根据句子中个别词语作出反应，把双重否定句当作否定句处理。如果患者在肯定句和否定句之间摇摆不定，不知如何作出反应，表明他已初步意识到双重否定句不同于否定句，此时可看作是从不理解到理解的过渡阶段。

（6）给语句加标点符号。促进患者阅读理解语句的一种方法是为患者提供一个句子，由患者阅读后加上标点符号。这类作业有助于提高患者分析句子的能力。

（7）语句构成。语句构成的练习是将一个完整的句子以词为单位分割开，打乱顺序，患者根据这些词，重新组成一个句子。这种训练可提高语法结构有困难的患者的语句构成和词序排列的能力，同时也改善阅读理解力。

（三）语段的理解

当患者对一般的语句理解比较准确，且不感到困难时，才可进行语段阅读训练。有些患者阅读语段较阅读语句更容易，因为语段中有更多的语境提示，有助于理解。

（1）语句的连接。理解语段的训练方法之一是要求患者将语句连接成一个语段或一个小故事。如果患者失败，可将语段拆开，对每个语句进行分析。在阅读语段或短文前，可先提出几个有关的问题，如人物、时间、地点、情节、结果等，患者会对语段中有关的信息加以注意，有助于理解和记忆。

（2）增加信息的复杂性。信息的复杂性包括两个方面，材料中细节的数量和材料的语义、句法水平。一般来说，难理解的句子有被动句、复合句、事物顺序相反的句子（句子中词的顺序不同于事件发生的自然顺序）和语义结构复杂的句子（如双重否定句）。当需要增加信息的复杂性时，每次试用其中一个因素。如果一种因素好于另一种因素，在阅读材料中可增加该因素，这样也就增加了材料的复杂性。如两种因素平行，治疗师可试用较长的文字材料，既增加了细节的数量，又扩大了语义，增加了句法的复杂性。

（四）篇章的理解

当患者对单一语段达到80%的理解水平，可将阅读材料增加到两三个语段，再逐步增加到篇章的理解。训练方法是让患者逐段分析阅读材料。如果患者有口语表达或书写能力，在阅读每个语段后，可让他用自己的话总结语段，然后阅读下一个语段。

有的患者从头到尾阅读长的材料比分段阅读容易。可让患者阅读篇章，要求他用自己的话总结阅读材料。

（五）轻度阅读障碍的训练

有些患者经过训练或自发恢复，阅读能力达到轻度障碍的水平。如果他们慢慢阅读，可以接近患病前的水平，能理解较短的材料。这类患者常有短时记忆障碍、高水平的书写困难和注意力不集中。

训练时应教会患者找到主要思想，开始时用某些方法使段落的主要思想突出，如在表示主要思想的句子下划线。患者应尽可能将自己阅读的文字变成自己的话口述出来。

（六）补偿方法

许多患者由于各种不同的原因，不能恢复到患病前的水平。有些人在生活、工作中不需要阅读，阅读障碍对他们的日常生活影响不大。但对以阅读作为消遣的人，有些方法对他们有帮助。一种方法是听广播，另一种方法是请朋友、亲属给他们朗读，或他们阅读时有不理解的地方可以向身旁的人请教。

书写训练

书写行为是一种书面语言的输出过程，需要记忆、语言、视觉、知觉和运动等多种能力协同作用，正常书写运动是由脑、眼、肩、臂、肘、手等器官的联合运作完成的。其中大脑病变所致的书写能力丧失或减退，称为失写症。

一、书写训练的目的

书写训练的目的是力求使失写症患者逐渐将书写字的字形、语义、语音与手的书写运动联系起来。

二、书写训练阶段

书写训练分三个阶段。第一阶段是临摹与抄写阶段，第二阶段是提示书写阶段，第三阶段是自发书写阶段，这三个阶段的适合对象及训练目标见表2-2。

表2-2　各阶段书写训练对象、目的及重点

训练阶段	训练对象	训练目的	训练重点
临摹与抄写	重度书写障碍	促进视文字→复制式书写表达的过程	字的辨认和理解，非利手的书写运动技巧，书写中各器官的联合运动
提示书写	轻、中度书写障碍	促进视文字→按提示要求组织文字→书写表达的过程	提示的形式（文字、图片、语音），提示的性质（直接、间接提示），提示的量
自发书写	轻度书写障碍	促进自发性书写意愿→自发书写表达	形成合乎逻辑的书写，组织完整的句子及章节，表达完整意义

三、指示书写阶段

由于抄写到自发书写是一个很大的进步。当患者抄写作业达到 65% ~ 70% 正确时，可考虑进行自发书写训练。

四、自发书写阶段

（一）句法构成

语法缺失的患者词提取的困难不突出，但形成完整的语句出现困难。建立简单句法结构的方法与语言表达训练的方法近似。

（二）语句完成

在没有任何提示的情况下，将未完成的语句书写完整。

（三）动词短语的产生

失写症患者一个主要的书写特点是名词或动词占优势，缺少语句的其他部分。多数简单指示是由动词短语组成的，可以传递一定的信息量。

（四）语句构成

患者可以应用简单的句法结构，书写自己、朋友、邻居的情况，也可由治疗师提供一些词汇，患者根据这些词汇构成语句。

（五）信息的顺序

有些患者可以达到书写短小的正确的语句水平，但对信息量较多的事件则难以书写。这种情况可见于口语表达困难的患者。治疗师应鼓励患者将任意想法写在卡片上，然后根据重要性或时间的顺序，把卡片排列好。

五、失写症的治疗

失写是对文字意义的表达障碍，失读是对文字接受的障碍，两者是输出与输入的关系，在给患者做具体康复设计时有许多共通之处。失写症的康复除了进行以上书写训练，还要考虑汉语的特点设计康复方案，对汉字的书写康复要考虑音、形、义等多方面，特别是书写汉字的字形，通过字形的解释诱导字形的回忆及书写，通过手写动作也可辅助字词阅读理解的改善。

书写的康复设计要在全面评估的基础上，可选择多种设计方案，例如：选好练习的单词—抄写单词—康复师出示及复述单词多次；听单词后写出；听后将单词归类或排序—写出；在有偏旁诱导的前提下—听写（或看图写）；看图写—写出应当回答的问题，如"你口渴时应当写个什么字？""写这个人（或东西）的名字"等。康复设计中应该灵活配以口语、阅读、图片及动作、手势等，左右手均可选择来进行训练。抓笔书写困难者可训练电脑操作，运用语言障碍诊治仪的语音平台实现语音输入图像或书写文字的提示，利用计算机的声控功能替代实现书写表达，键盘输入屏幕文字输出协助失写症患者的文字交流。流利性失写康复重点在提示并规范写字空间，练习笔画，多写含实质词、句或篇章。非流利性失写康复重点在练习笔画，多写含语法词的词、句或篇章。

由于失读伴失写者较多见，常需与失读康复方案同时设计。失用性失写者可参考失用的康复。

交流板训练

一、训练目的

交流板训练可使有语言障碍的患者最大限度地利用其残存的能力，以最有效的交流方法，使其有效地与周围人发生有意义的联系，特别是促进日常生活中所必备的交流能力。

二、训练方法

治疗师与患者交替摸取一叠正面向下扣置于桌上的图片，不让对方看见自己手中图片的内容。然后运用如呼名、描述语、手势语、指物、绘画等各种表达方式将信息传递给对方，接收者通过重复确认、猜测、反复质问等方式进行适当反馈，治疗师可根据患者的能力给予适当的提示。

三、治疗作用

重度失语症患者的口语及书面语障碍，严重影响了语言交流活动，使他们不得不将非语言交流方式作为最主要的代偿手段，因此非语言交流技能的训练就显得更为迫切。治疗师也可以采取上述加强非语言交流的训练步骤，以促进患者实用交流能力的提高。

四、临床应用

适合口语及书面表达进行实用交流比较困难的患者，但文字及图画的认识能力正常。

第二节　构音治疗技术

构音运动训练

当出现下颌的偏移或下垂而使口不能闭合时，可以用手拍打颞颌关节附近和下颌中央部位的皮肤，可以促进口的闭合也可以防止下颌的前伸。多数患者都有口唇运动障碍而致发音错误，所以要训练唇的展开、闭合、前突、后缩各种运动，也要训练舌的各方向的运动等。重度患者舌的运动严重受限，无法完成各方向的运动，治疗师可以戴上指套或用压舌板协助患者做运动。迟缓型构音障碍患者，舌表现为软瘫并存在舌肌的萎缩，应进行舌肌力量训练。唇颊部无力的患者，可鼓腮快速轻拍增加此部位的肌力，促进感觉恢复。

也可以用本体感觉刺激技术，如用冰棉签刺激唇、牙龈、上齿龈背侧、硬腭、软腭、舌体、颊黏膜以改善构音器官的运动。如果软腭软瘫，可让患者发短元音"a"的同时，用冰棉签快速刺激软腭。

韵律训练

由于运动障碍，很多患者的言语缺乏抑扬顿挫和重音变化，而表现出音调单一，音量单一以及节律的异常。可用电子琴等乐器让患者随音的变化训练音调和音量。对节律的训练，可使用节拍器，设定不同的节律和速度，患者随节奏发音纠正节律。

语音清晰度训练——口腔训练

口腔训练通过借助本体感觉及触觉的方法，以口腔运动技能发育原理为基础，促进构音障碍患者口部感知觉恢复正常，抑制异常的口腔运动模式，帮助患者建立正常的口腔运动模式。目前主要包括口腔感知觉障碍治疗和口腔运动障碍治疗。

根据患者口腔触感程度的不同，可将口腔知觉障碍分为3类，分别是：感知觉超敏的患者、感知觉弱敏的患者、感知觉敏感性混合的患者。一般感知觉刺激技术主要是通过对患者听觉、视觉、嗅觉、味觉、触觉等方面进行刺激，刺激方式包括热刺激、冷刺激、触摸刺激、食物刺激法、视觉反馈刺激以及异物刺激等。通过这些方法，可使患者超敏的部分降低敏感度，弱敏的部分提高敏感度，最终使其敏感性达到正常水平。

口腔运动障碍治疗主要包括下颌运动治疗、唇运动治疗和舌运动治疗。口部肌肉训练疗法中，针对口腔运动的治疗与传统治疗最大的区别在于专门制作的针对唇、舌、下颌、软腭等构音器官的训练工具，在训练时更加详细地区分不同的难易度与患者的口腔运动功能。

语音清晰度训练——呼吸训练

呼吸气流的量和呼吸气流的控制是正确发声的基础，呼吸是构音的动力，必须在声门下形成一定的压力才能产生理想的发声和构音，因此进行呼吸控制训练是改善发声的基础。重度构音障碍患者往往呼吸很差，特别是呼气相短而弱，很难在声门下和口腔形成一定压力，呼吸应视为首要训练项目。

一、体位

如果患者可以坐稳，应做到躯干要直，双肩水平，头保持正中位。

二、手法辅助训练

如果患者呼气时间短且弱，可采取辅助呼吸训练方法，治疗师将双手放在患者两侧肋弓稍上方的位置，让患者自然呼吸，在呼气终末时给胸部以压力，使患者呼气时增加，这种训练也可以结合发声，发音一起训练。

三、口、鼻呼吸分离训练

患者平稳地由鼻吸气从口缓慢呼出。

主动控制呼气。呼气时尽可能长时间的发"s""f"等摩擦音，但不出声音，经数周训练，呼气时进行同步发音，坚持10秒。

四、增加呼吸气流训练

应用哨子、蜡烛、呼吸训练三球仪等物品引导呼气，呼气过程结合口鼻呼吸分离训练。

第三节　嗓音康复技术

呼吸训练

无论是嗓音治疗师、医师还是从事歌唱事业的专业人士，都十分重视呼吸的重要性。呼吸是发音的动力，没有气体维持声门下压，声带就不可能振动发出声音。根据膈肌是否是参与呼吸的主要肌肉，呼吸运动分为胸式呼吸和腹式呼吸。

一、呼吸训练目的

呼吸训练的目的是训练患者应用最适宜的呼吸方式支持发音。但是在实践中，患者很难直接达到这样的训练效果，为了保证患者的训练效果及积极性，制订循序渐进的训练目标就十分必要。

呼吸训练中帮助患者建立腹式呼吸是重点。在此过程中，有为了消除异常的呼吸方式，使躯体放松的腹式呼吸、调控呼吸练习；有为了建立腹式呼吸而进行的膈肌、腹肌的练习；有协调声带闭合与呼气的关系的协调呼吸与起音的练习；有气流对发音的支持与气流的平稳练习。

二、呼吸训练方法

（一）消除异常呼吸方式，使躯体放松

1. 腹式呼吸

目的是以更放松的呼吸方式来支持发音。为嗓音训练提供良好的呼吸支持。让患者在腹式呼吸的过程中注意观察和感知吸气和呼气时腹肌和膈肌的运动方式。

训练方法：坐位或卧位，全身放松，吸气时腹部隆起，呼气时腹部内收。

注意事项：①尽量避免肩部的抬高和胸部的起伏。②注意适时休息，避免由于过度通气，出现呼吸性碱中毒的症状。

2. 调控呼吸

通过对呼吸活动的调整使躯体得到放松，避免颈项僵硬以及由此而导致的异常呼吸方式。

训练方法：以舒适的姿势打坐，伸直背部，双手置于两膝上张口，把舌头卷成一条管子，通过舌头卷成的小管缓慢平稳吸气。感到空气经过舌头、气管进入肺。在吸满空气之后闭口，接着慢慢通过鼻孔呼出空气。反复进行这样的练习10～20次。

注意事项：在训练过程中注意吸气力度与气流速度始终保持一致。

（二）膈肌、腹肌的训练

膈肌是最强有力的吸气肌，腹肌在腹式呼吸中发挥重要作用，所以，膈肌、腹肌训练是呼吸训练中的关键。观察一个婴儿的呼吸，可以发现在平静吸气时，婴儿的腹部会隆起，当啼哭或者是尖叫时，腹部会猛烈的收缩，可见腹式呼吸是每个人天生存在的潜能。

在训练之前，医师或训练师有必要向患者解释肌肉的走行、功能等基础知识，可以要求患者用手感知大笑、咳嗽时膈肌或腹肌的运动以及呼吸的速度。经过以上铺垫后，可以让患者尝试以下练习。

1. 吹蜡烛

通过吹蜡烛的动作可以锻炼呼气时腹肌快速有力的收缩和灵活性，并通过腹肌的快速收缩为发音提供强烈的气流支持。

训练方法：双手置于下腹部的两侧，假装快速吹灭三支蜡烛，在用力吹气时用双手感觉腹部肌肉向内的猛烈收缩。方法一，一口气连吹三次，方法二，吸气与吹气交替。

注意事项：注意体会腹部猛烈快速收缩与气流强度间的关系，用腹肌的力量支持快速的气流呼出。

2. 吹气球

吹气球动作可以锻炼呼气时腹肌收缩的持续性和稳定性，并通过腹肌的平稳而持续的收缩为发音提供稳定的气流支持。

训练方法：将双手置于下腹部两侧，想象在吹气球，在平稳持续的呼气过程中，用双手感觉双侧下腹部向内强有力、平稳的收缩。

注意事项：注意体会呼气过程中腹部向内平稳而缓慢的收缩与气流稳定度间的关系。

3. 发摩擦音

摩擦音是发音时发音器官在彼此靠拢产生窄的缝隙，气流通过时产生湍流而发出的声音，例如，汉语拼音中 /s/、/z/、/c/ 等音。音调的大小可随腹肌舒缩而变化。

训练方法：要求患者持续发摩擦音如 /s/、/z/、/c/ 等，并同时交替做收紧、放松腹肌的运动；当放松腹部时，音量变小、音调略低；当患者收紧腹部时，音量变大、音调变高。有一些患者难以进行这样的训练，这时，医师或治疗师可以将手置于患者的腹部，规律按压患者腹部以达到同样的目的。如果患者对这种接触感到紧张，治疗师可以将手置于患者的手上按压腹部，避免直接接触。通过这样的训练，患者会意识到增加腹部力量就可以增加声音的响度，而不是单纯紧张或内收声带。

注意事项：注意体会发摩擦音时腹肌向内的有力收缩。

4. 闻花香

闻花香的动作可以降膈、开肋。

训练方法：放松双肩，使其自然下垂。随后扩展两肋，增大胸腔的前后、左右径，用口、鼻同时深吸气，做闻花香的动作，感觉气体进入肺底，吸气深入、自然。

在这项训练中，治疗师可以指导患者放松双肩，使其自然下垂。随后扩展两肋，增大胸腔的前后左右径，用口、鼻同时深吸气，感觉气体进入肺底，但是不要过度吸气而出现吸满的感觉。吸气时注意喉部要松弛，胸部稍前倾，头颈之间取平视角度，感觉其对气息的控制，腰部肌肉要有效地支撑身体。

注意事项：吸气过程中不能抬高肩膀，避免胸部起伏。

（三）气流对发音的支持与气流的平稳练习

又称为说话时呼吸的维持与调控训练。保持呼吸与发音的协调是许多嗓音训练中都会涉及的内容，因为这样的训练有助于患者长期保持嗓音训练的效果。因此，在任何训练中均是不可或缺的。为了使患者能够平稳流畅地发音、交谈，必须使患者意识到在说话时如何、何时降低声门下压及何时出现声带疲劳。只有当患者切身体验到这种感觉才能学会及时吸气，避免声带疲劳或是挤喉现象出现。

训练方法：要求患者先做叹息样呼吸，即经口快速呼吸，可以将一只手置于胃部来感知膈肌的下降，随后经口延长呼气，这种呼吸就像叹息时采用的呼吸方式，日常生活中人们在愉快或是惬意时会发出这样的叹息，但是一定要提醒患者不能过度练习，否则会因为过度通气而感到头晕。

在单独进行上述训练后，可以配合相关言语进行练习。

（1）尽可能长的发 /a/ 或 /i/ 等元音，并测量发音时间，开始时测量出患者保持发音的平均秒数，随后训练患者延长发音至 5 秒，循序渐进至 8 秒、12 秒、15 秒，最后是 20 秒，如果患者能够坚持发音 20 秒，证明患者具有良好的发音控制，不需要单纯进行呼吸训练。

（2）在一组数字、日期、月份之间插入快速吸气训练，例如 1-2-3-4（吸气）、5-6-7-8（吸气）、9-10-11-12（吸气）、13-14-15-16（吸气）、17-18-19-20。

（3）从 3 个数字开始读起，每吸一次气增加 1 个数字直至患者感到逐渐使用肺内残余气体支持发音。1-2-3（吸气）、1-2-3-4（吸气）、1-2-3-4-5（吸气）1-2-3-4-5-6。逐渐增加读数的速度缩短吸气间隙，使其成为连续发音和吸气的活动。在读每组数字时患者应尽量保持腹部内收状态，并在保持清晰读音状态下防止声门撞击。

（4）要求从 1 数到 50，患者可以依据个人的舒适度自行决定何时吸气，但是还是要尽量推迟吸气的时间，并且避免出现挤喉现象。这种训练目的在于帮助患者建立接近日常说话时的呼吸节律，提高言语呼吸控制的能力。

（5）读一系列逐渐变长的句子：在一个短句后面不断增加词组短语，组成逐渐变长的句子。

好。

好慢。

好慢的火车。

好慢的火车来到了。

好慢的火车来到了杭州。

好慢的火车来到了杭州南站。

（6）将吸管放在嘴上，在腹式呼吸的基础上做吹吸管的动作，即吸气时腹部隆起，呼气时腹部内收。将一手手掌或纸片与吸管的另一端相对，检测气流是否平稳吹出。

完成以上练习后，可以进行下一单元的训练，即短语、短文等练习，进一步巩固训练结果。最初可以让患者进行一系列短语练习，读完一段短语后吸气，每段短语 4 ～ 20个字，促使患者建立轻松自然的说话—呼吸节律。随后进行句子的训练。让患者读一段没有断句的长句子，患者可自由选择断句吸气的节律，对于训练较为困难的患者，可以适当提供断句的提示。在患者顺利完成短语、句子的训练后，进而进行短文的练习。让患者读一段短文，可以在短文中标出断句吸气的地方，让患者反复朗诵，加强言语与呼吸的协调性。也可以不加标注，让患者自行决定吸气的时间和节律，但是要对这种朗读进行录音，随后在回放时由治疗师与患者共同评价，提出改善的建议。

（7）注意事项。①将以上列举的句子写在一张纸上，置于患者面前距离及高度适合的位置，使患者上半身躯体保持直立且放松，双肩放松，头部保持正中直立，面向正前方。注意避免将纸张平放于桌子上，这会导致患者阅读时出现俯身或者内收下巴的姿势。②嘱患者进行放松的经口呼吸，并朗读第一个短句。使得在读到句末时肺内剩余的气体恰好全部呼出。在接下来读每个句子时，重复之前的放松呼吸。为了避免上半身躯体处于紧张状态，发音时要避免使用过多的气息（过度换气）。对于之后更长的句子，建议患者在朗读时采取短暂的二次呼吸（换气），这会使朗读的过程变得非常舒适。

（四）呼吸节奏训练

呼吸节奏训练可以优化言语—呼吸的应用特别是对呼吸节奏的调控。对于呼吸节奏感不强的患者十分有效。患者通过逐渐缩短呼吸的时间，来建立有节奏的呼吸。在吸气的同时，用手有节奏地打着节拍，以引导患者找到舒适的节奏。

1. 训练方法

使用稳定舒适的节奏大声读数，由 1 到 10，然后进行一个 4 个节拍的缓慢吸气。如下面列举所示，每个星号代表吸气时的一个节拍，每组星号代表两次读数间吸气的节拍数。重复读数，进行 3 个节拍的吸气。继续重复读数，并依次减少吸气的节拍数目，直至吸气变成不超过 1 个节拍。

"1-2-3-4-5-6-7-8-9-10" ※※※※

"1-2-3-4-5-6-7-8-9-10" ※※※

"1-2-3-4-5-6-7-8-9-10" ※※

"1-2-3-4-5-6-7-8-9-10" ※

"1-2-3-4-5-6-7-8-9-10" （吸气）

2. 注意事项

本训练在腹式呼吸的基础上进行，吸气时腹肌隆起，发音时腹部内收。

（五）感知呼吸训练

该训练可以提高患者在发音过程中对呼吸的自我感知，尤其是提高对吸气、呼气过程的自我感知，为日常交谈提供协调的呼吸，调节讲话时换气的时机和节奏、避免呼吸时间过长或过短，运用更适宜的方法发音讲话。

1. 训练方法

（1）使用舒适的语速读数，从 1 至 20，注意数字间的连接要平稳。每读 5 个数字后，进行一次放松的吸气。

（2）创意性读数法：使用舒适的语速读数，从 1 至 30。在觉得需要换气或者想要换气的时候吸气（例如，你觉得气体供应在不断减少，这时你可以选择坚持几秒再吸气，或者也可以选择现在就暂停一下，在气体用完之前先吸气一次）。但是要确保吸气能够平稳进行。

（3）用兴奋的声音重复上述过程一次。语气就像是讲一个令人兴奋的故事一样（在此过程中要注意换气）。

（4）序贯性事件练习（日常活动，指令及决定）。

罗列 6～8 件日常会做的事情，每件事用简短的句子表达，然后朗读这些句子，每读完一件事，呼吸一次。保证这些活动内容按先后顺序相衔接。

例如：

我 6 点起床。（吸气）

接着穿衣服，吃早餐。（吸气）

然后我乘公交车去上班。（吸气）

工作时第一件事是打开电脑整理文件。（吸气）

然后给客户打一些工作上的电话。（吸气）

通常 10 点钟左右开会。（吸气）

然后，用自然交谈的方式重复上述句子。这时候，你可以将其中两三句合并为一句来读，依旧要注意自如的呼吸。

例如：

我 6 点起床，接着穿衣服，吃早餐。（吸气）

我 6 点起床穿衣服，接着吃早餐。（吸气）

2. 注意事项

在整个过程中要使用舒适的节奏和方式呼吸。注意体会呼吸与发音的关系，以及腹肌对于呼吸和发音的作用。

（六）呼吸敏感性训练

该训练可以让患者认识到呼吸在发音过程中的重要作用，帮助患者调节气流以支持发音，增强膈肌及腹肌在呼吸运动中的作用，降低颈部及锁骨周围肌肉的紧张度，缓解躯体及心理上的焦虑紧张。

1. 训练方法

（1）身体直立，两脚分开与肩同宽，进行腹式呼吸，吸气后轻轻噘起嘴唇用稳定的气流呼气，使面颊鼓起。

（2）稍稍弯曲膝盖，使躯干有上提的感觉。伸展双臂于躯体的正前方，掌心向地，手指舒展，放松双肩。

（3）向身体两旁转动双臂平行于地面，同时结合呼吸运动，当双臂伸展至身体两侧180°时吸气至最大程度。想象手臂做划水动作，拇指自然旋转向下，注意不要过度吸气。

（4）缓慢恢复双臂至最开始的状态（双臂在躯体正前方的姿势），同时配合放松噘起的嘴唇平稳呼气，将双手旋转抬高，掌心相对，手指放松舒展（再次"划水"）。

2. 注意事项

在进行该项训练时，避免上半区胸部参与到吸气动作中，应在进行 10 个腹式呼吸循环后休息一会儿，以缓解（因过度换气）可能出现的头晕目眩、四肢麻木等呼吸性碱中毒的症状。一旦出现上述症状，首先平复患者情绪，让患者平卧，然后设法纠正呼吸性碱中毒的症状。可以在口鼻部加一面罩（或塑料袋等封闭性容器），防止二氧化碳进一步丢失，从而纠正呼吸性碱中毒，待患者症状消失后，立即将面罩移除（此方法仅供参考）。

（七）中断呼吸训练

声带的力量和声门的闭合在发音中起到了决定性的作用，对于功能减弱性发音障碍来说，都存在声带张力下降，声门闭合不良，声门下压降低的问题，中断呼吸训练可以加强声带的闭合程度及对抗气道内气流的力度，从而使嗓音得到改善。

1. 训练方法

（1）第一步：轻微张口吸气，吸半口气后停止吸气，关闭声门屏气，坚持 2～3 秒后快速打开声门，释放气流呼气时可以听到气流鼓动声带发出的叹息样声音。

（2）第二步：放松膈肌、背部及腹部，利用膈肌自然上抬及胸廓自然回缩的力量推动气流压迫关闭的声门，感觉声带与气流间的对抗。

2. 注意事项

避免吸气时抬高肩膀及胸部起伏；屏气后打开声门须快速。

呼吸训练是嗓音康复训练的基础和起点。有嗓音问题或疾病的患者往往只关注发音，而忽视嗓音问题或嗓音疾病所伴发的呼吸问题，以及呼吸对发音的影响。在进行呼吸训练中，嗓音或言语治疗师除了要示范正确的呼吸方式外，还要对可能存在的错误呼吸方式进行示范，让患者进行对比，给患者一个更直观清晰的印象。

共鸣训练

一、咀嚼法

咀嚼是一项对颌骨与舌紧张、共鸣不良及清晰度差的患者特别有帮助的技术。练习方法十分简单，在说话时患者从镜子中观察到自己缺乏口腔活动，然后咀嚼时采用轻柔的鼻音来调整共鸣。可使用音节 /yam/ 来确保练习过程中舌不断的上升、下降、前移以及固定在口底。随后逐步采用其他词语的发音，开始时采用一些简单音节的字词，逐渐进展为单词与短语，同时患者保持下颌较广泛的开放和夸张舌、面部等发音运动。

训练方法：

首先闭口做咀嚼动作，再张口做咀嚼动作，同时发连续的 /en/ 音，感觉鼻部及嘴唇周围的振动，重复几次这样的振动。在咀嚼 /en/ 音的基础上，轻微的发 /m/ 音，如 /ma：ma：ma/、/mi：mi：mi/、/mo：mo：mo/，然后不再咀嚼，仍保持共鸣及喉的开放发音。以咀嚼 /en/ 音的方式引导发音，进行单词、短语、句子，然后到段落的阅读，最后是交流。逐渐减弱咀嚼，维持 /en/ 音时共鸣的感觉。

这项技术有助于使患者将注意力从喉部移开。很好地使舌与下颌放松，发音的类型与哼哼声极其相似，在开口咀嚼时有强烈的鼻腔共鸣或在闭口咀嚼时有鼻腔的通气。下颌的放松还可影响到喉外部的肌肉使喉下降。因为下颌与舌的肌肉紧张与习惯性的喉上提有密切的关系，治疗师需要注意此项训练的这种效果，并且保持使用触诊来观测。

二、按压喉头发音

这项训练的目的是通过按压喉头，帮助患者降低音调，增加胸腔共鸣。可用于功能增强型嗓音疾病、声带手术前后青春期假声等。

训练方法：在这项训练中，可以要求患者用手指在甲状软骨上轻轻向下按压，同时用较低而轻柔的声音发 /ha/ 和 /a/ 音。移开手指保持较低音调，发"暗淡""散漫""武汉"等音。同时要注意按压喉头手法要轻柔，喉头降低，将手置于胸部，体会胸腔的振动。

三、增加鼻腔共鸣

该训练方法可以通过降低软腭调整气流方向，加强鼻腔共鸣。

训练方法：让患者练习腹式呼吸，在腹式呼吸的基础上降低软腭，发 /m/、/n/、/ng/ 音；字的练习如 /man/、/men/、/meng/；词的练习如：nan ning（南宁）、ni ning（泥泞）、mi mang（迷茫）等。在训练的同时要注意运用鼻腔共鸣发音。

四、减少鼻腔共鸣

减少鼻腔共鸣训练可以通过上抬软腭后对气流方向的调整，引导气流靠近嘴唇及牙齿，来减少鼻腔的共鸣。

训练方法：在腹式呼吸的基础上软腭抬起，发 /a/、/i/ 音，熟练后将爆破音与开元音组合，发 /pa/、/da/ 音，以及摩擦音与闭元音组合 /si/、/su/ 音，最后进行词语练习如：pipa（噼啪），didi（弟弟），susu（速速），sisi（丝丝）等。

五、舌位置的训练

在说话与唱歌时，舌的位置与共鸣及音质的变化密切相关。说话时习惯性将舌向口腔后方牵拉的患者，其语音有典型的"被覆盖的"或"装腔作势"的特征。将舌过度前伸的患者，语音有咬舌音的性质，这种音质常常与发育不全相关。舌在口腔中应当保持高位还是低位，目前仍存在很多争论。在唱歌时，对调整第一和第二共振峰即元音 /i/ 来说，抬高舌的后部是必须的。在临床实践中也发现舌的位置高时，音质和共鸣会得到改善，但是在某种程度上，这更依赖于患者或歌手想要达到的嗓音。

舌根附着于舌骨，舌的任何活动均是由舌骨上肌群如颏舌肌、下颌舌骨肌、茎突咽肌、茎突舌肌、茎突舌骨肌等的拮抗平衡控制的，但舌的任何活动都将不可避免地影响喉的位置。因此舌的过度紧张是共鸣训练中要解决的问题，因为它很容易使咽与喉等处的肌肉紧张，限制了音域且降低共鸣。习惯性的肌肉紧张还会产生发音不适感，缩短发音耐受性且丧失声带的柔韧性。但在进行舌的位置训练过程中，对舌根部肌肉的外部触诊十分重要，了解肌肉的紧张程度能为治疗提供良好指征，还能为患者及时提供反馈信息。

（一）针对舌位靠后的训练

当舌的位置在口腔较后位置时，嗓音的发出是通过在口腔后端将舌位抬高而产生较"紧"的声音，听起来像浓浓的乡间口音。因此在练习前，先明确舌的位置和它对嗓音的影响，检查患者的姿势，确信下颌没有向胸部缩回也没有过度前伸。开始时用舌尖发低声的舌尖音，例如 /t/、/d/、/s/、/z/，需要患者快速地低语一系列 /ta/ 音，大约每次呼吸发 20 个音。如此训练几分钟后，继续使用下一个舌尖音来训练。在舌尖音训练后，训练师与患者可以共同分析训练中的感觉，例如"口腔前部发音的感觉是什么样的？"早期的练习仅限于低语，适合进行此训练的其他辅音有 /l/、/p/、/h/、/f/、/v/、/c/等。下列元音有较高的舌位，非常适合与上列辅音结合在一起练习 /i/、/e/、/u/。当低语训练取得进展后，可以略微增加嗓音的响度，朗读含舌尖辅音和前元音较多的一段文字，将新的前共鸣与旧的后共鸣相比较。在患者训练前后可以进行录音，当重放训练前与训练后的录音时，仔细听它们之间的差别，患者可以评价这两种发音"感觉"上的差别。

（二）针对舌位置靠前的训练

当人们在讲话时，舌位太高或太前时，产生的是较"单薄"听起来像婴儿般的嗓音。因此在开始训练之前，向患者进行适当的解释，使其初步了解舌位的概念以及与发音之间的关系，随后协助患者明确自身存在的问题。指导患者不要以任何方式改变舌的形状，大声发后元音 /o/、/e/、/u/，使声音尽可能深沉，这时患者常常已经使舌头回到它应当在的位置上。首先单独练习这些元音，努力保持每个元音发音持续 5 秒。用含较多后辅音 /k/ 与 /g/ 和后元音组合音节的文字进行朗读练习，如：ke（科）、ku（哭）、ge（哥）、gu（估）等。当患者在发音上取得一定成功后，要求他们用新旧两种方法大声朗读每个单词或短语，比较这两种方法的感觉。同样训练时要求录音，并花一些时间仔细听录音，讨论他们之间的差别。

（三）舌前伸训练

舌前伸训练能改善许多功能亢进性嗓音问题，此方法对室带发音的患者特别有帮助。

这项训练要求患者舒适的下垂打开下颌，在将舌伸到嘴外的情况下，持续发高音调的 /i/ 音。患者在持续的发 /i/ 音时，应当有音调的高低变化，持续嘴张开舌外伸动作，治疗师仔细听音质是否改善，当音调改善时要求患者保持这一音调。当患者的音调过高时，治疗师可以示范用患者的音调持续发 /i/ 音，分三步降低音调，在第一步或前两步时常常产生良好的音质，但是在第三步时音质可能变差。重复这一过程，但只下降两步，保持在第二步的音调，反复练习直到确定目标音调。这样的训练可以缓解咽腔的收缩，值得注意的是，舌不必伸到嘴外太远，这样会导致颏下区的肌肉紧张而产生不适感。当患者以高音调发 /i/ 音时，可以用在正常音域上端的音调，也可以用假声音域下端的音调。当患者熟练掌握伸舌发 /i/ 音的训练后，可以让患者在舌伸到嘴外的情况下保持同样的音调水平吟唱 /mi/、/mi/、/mi/（"咪"音），然后指导患者缓慢地将舌收回口内，同时继续发 /mi/、/mi/、/mi/（"咪"音）。

（四）压低舌根

当我们发元音如 /u/、/a/ 等音时，可使舌根下降并向咽腔滑动，从而增加了口腔后部的空间和截面积，可以感受口腔共鸣在发音时的作用。

训练方法：读一系列由 /sh/、/s/、/m/、/l/ 等辅音及 /u/、/o/ 等元音组成的音节，如 /shu/（"书"音）、/su/（"苏"音）等。值得注意的是，在训练过程中，为避免口底紧张、喉头上抬，一定要尽量保持喉部放松。

五、打开咽腔

这项训练可以比作咽腔的"震惊"，即对开放咽腔、抬高软腭位置的形象性说法。在平稳呼气后，突然像大吃一惊样吸气。这一"震惊"动作可以拉伸咽部肌肉，打开咽腔，促进咽腔共鸣，在训练过程中要注意感受气体对咽后壁冲击以及软腭的上抬作用。

六、鼻鼾音

鼻鼾音的训练目的在于协助患者建立口腔与鼻腔共鸣之间的平衡关系，让患者体验鼻腔共鸣。

训练方法：用右手拇指和食指夹住鼻子发元音，感受发音时气流经口流出，并通过鼻腔进行共振。这时提醒患者感知鼻梁部的振动感，以建立反馈机制对共鸣进行调控。当

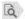

患者掌握鼻鼾音的发音方法后，可以进行元音、字词等的训练。训练时最好能够让患者在夹鼻和非夹鼻时发同样的字或词，反复交替，让患者对两种音质进行比较。这样患者能够在充分感知共鸣部位的基础上，对共鸣腔的调节进行控制。

七、开放性元音

开放型元音和开放型复合型元音在发音时要求口腔的垂直空间增加，这些元音包括 /a/、/ai/、/ao/ 等。

训练方法：读一段主要包括开放型元音的短语，在不断重复这些短语的过程中打开口腔的上下径。当患者熟悉这种发音方式后，可以让患者将此应用于日常生活中。

八、哼笑共鸣训练

能够增加鼻腔共鸣，进一步加强腹肌的力量，协调腹部肌肉运动与发音的关系，避免声带的过度内收。

训练方法：站立位，在腹式呼吸的基础上，深吸一口气，不张口用鼻腔共鸣从慢到快，发一连串高调"嗯"音，开始发音时腹肌收紧发音与放松吸气相交替，随着发音加快，变为一口气收缩腹肌连续发音。发音时双侧声带轻柔的闭合，以声带边缘的振动为主。腹式呼吸、鼻腔共鸣以及保护声带为此训练的重点和要领。

发音训练

发音的关键在于声带的振动，声带振动过程中最重要的阶段是声带刚开始闭合，即起音阶段呼吸与起音的协调。根据起音时声带闭合与呼气的关系，起音可以归为3类。

第一类是硬起音。声门闭合在呼气之前，声带猛烈撞击，双侧声带肌体积缩小，这种起音方式称为硬起音。对于那些发音时声门无法闭合的患者，如功能减退性嗓音障碍患者，练习硬起音往往是有帮助的。比如"气泡音"可以要求患者轻柔而有力地闭合声门，感觉声门下压增高，然后缓慢释放气流，发微小的"气泡音"，要求声音轻柔但是能被清楚地听到。待患者习惯了这种起音方式，可以要求患者在保持声门良好的闭合状态下适当延长此发音。然后可以用相同的方法训练患者发以元音为主的字或词。随后可以训练短语或是句子，要求每个字的起始发音均要声门完全闭合，并在收缩腹肌提供稳定气流前提下，将这种趋势从前一个字的结尾延续到下一个字的开始。关于气泡音的训练方法下文有详细的论述。

第二类是软起音。声门闭合与呼气同时进行，声带形状较硬，起音时长而薄，这种起音方式称为软起音。软起音特点是声音能弱能强，柔和自然，有较好的旋律性。良好的软起音是以最少的消耗取得最大的发音效果，不仅能使声音有弹性，还可以使声音有持久性，节约声带和体力的消耗。

关于软起音的训练可以融合到"重读法"练习中。

第三类是气息起音。声门闭合在呼气之后，声带薄而细长，紧张强直，这种起音方式称为气息起音。习惯发音时声带过度内收的患者，如功能增强性嗓音障碍的患者往往对于气息起音的训练反映较好。虽然这种发音方式与假声有关，但是这种训练能够帮助患者减少发音时的声门抵抗和声带撞击，协调气流、声门下压与声带闭合间的配合。

日常生活中这3种发音方式均存在，谈话时往往应用第一种起音方式，演唱时则需要第二种起音方式，发假声时常常应用第三种起音方式。其中气息起音的发音方式可以使声音有持久性，节约声带和体力的消耗，推荐人们使用。如果患者学会应用和控制不同的发音方式，就证明患者具有控制不同喉部肌肉群以影响发声的能力。在纠正"假声"等异常音质、音调的嗓音治疗中，协调呼吸与发音的训练就十分重要。在治疗中，应当依据患者不同发音方式，选择不同的训练重点。

一、气息起音训练方法

（一）摩擦起音练习

指导患者发轻柔无声的摩擦音 /f/ 和有声的摩擦音 /v/，两个音相互交替，如 /f/、/f/、/f/，/v/、/v/、/v/，/f/、/f/、/f/。经上述训练后，患者能够减少发音时的声门抵抗时，可要求患者去除无声摩擦音 /f/，仅发 /v/ 音，如 /v/、/v/、/v/。

（二）气息音练习

发轻柔的气息音 /h/，逐渐过渡到有声的 /ha/ 音。发音起始时感觉声门的轻柔靠拢及气流与发音的先后关系。一旦患者习惯了这种起音方式，可以要求患者在保持声门闭合良好的状态下适当延长此发音。然后可以用相同的方法训练患者发以元音为主的字或词，随后可以训练发短语或是句子。每个字的起始发音都要求声门完全闭合，并在收缩腹肌提供稳定气流前提下，将这种趋势从前一个字的结尾延续到下一个字的开始。

二、密语疗法

密语疗法是一项带有气息音的、轻柔的发声技术，能够避免声门的剧烈撞击，用声带振动的最小音量讲话。这种发音方法的适用范围广且易于掌握。发音具有整体上的协调性，即不要刻意将音调、响度的变化以及嗓音其他方面的问题分开分析，应运用嗓音的整体训练达到目标，患者更容易接受。

密语疗法适用于存在嗓音误用、滥用的患者，以及需要周期性调整嗓音活动的专业用嗓人士，并可作为嗓音保健的措施之一。适用于声带手术后需要休声的患者，以及严重功能增强性发音障碍应用其他疗法效果不佳的患者。但是这项技术一般在训练早期应用，随后可以用其他训练方式取代并长期进行维持训练。

训练方法：密语疗法是用声带振动的最小音量讲话。这种密语疗法与耳语不同，更像是在一个房间中患者与治疗师利用密语进行交谈，不希望其他人听到，所能发出声音类似于悄悄话。在应用这项训练时，一定要十分小心，避免使密语变成损伤声带的耳语。

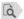

因此，对于治疗师来讲有必要让患者明白怎样发出这种嗓音，同时注意激发嗓音的灵活性，如发叹息音或哈欠—叹息音，来降低发音时的紧张。

注意事项：在进行训练时，要注意与损伤声带的耳语相区别。

三、打哈欠叹息发音

打哈欠叹息发音是治疗嗓音障碍、言语障碍和听觉言语障碍的一种实用方法，主要适用于发音时声道过于紧张和高音调等症状。吸气时哈欠动作能将声道扩张得最大，咽部肌肉放松；呼气时叹息动作也能将声道扩张，咽腔扩得最大。该方法能让患者体会到怎样才是"舒适"的发音。患者可以依赖发音过程中喉肌的自然收缩使喉位置下降、环甲间隙开放，颈前带状肌的收缩使喉向前、向下移位，同时咽缩肌松弛、舌后退、口咽开放、软腭上提、下颌骨向前移位。

训练方法：全身放松，嘴张大吸气，打开咽腔，软腭上提，打一个真哈欠，哈欠的后半部分伴随叹息音。打哈欠叹息后发"h"打头的音，轻起音、伴随气息发"好""喝""哈"音等。训练过程中放松喉头减轻喉内肌和喉外肌的紧张度，减少声带的撞击，缓解口底、口周和颈部的肌紧张，降低声道共鸣腔的紧张度。

四、哼鸣诱导发音

该训练方法可以促进功能增强性发音障碍患者呼吸和发音的有效配合。

训练方法：放松双肩（可以用一个镜子作为反馈），腹肌降起，张嘴吸气，然后呼气时腹肌向内收缩，放松喉部，呼气时只有气息，没有声音。用以上方法进行呼吸（腹式呼吸），并在呼气过程中加一个 /a/ 音，同时延长此音，并将 /a/ 音转变为哼鸣（闭嘴发 /a/ 音）。随后将闭嘴的哼鸣改变为张口的 /a/ 音，并且重复发音 /m-a-m-a/ 或者还可发 /w-a-w-a/、/n-a-n-a/。在以上发音的基础上转换成其他音或其他字的练习。

注意事项：练习之前，治疗师应该向患者解释其声音问题的本质，尤其强调正常喉的位置。在练习时，任务的完成没有时间的限制，建立和维持自信是成功的关键。有时，治疗师以及患者同时进行训练是有必要的，但治疗师应该逐渐停止参与，并让患者自己练习。

五、/mini/ 诱导发音

该方法可以改善发音的位置或语调，使发音气流更顺畅，减少喉部紧张，减轻声门用力。训练方法如下。

（1）用舒服的音调发 /mini/ 音，将手放在鼻梁上感觉鼻梁的振动。

（2）发 /mini/ 音与吸气交替进行。

（3）当以上练习熟练发出后，练习 /mini/ "1"，呼吸；/mini/ "2"，呼吸；/mini/ "3"，呼吸；/mini/ "4"，呼吸。确保 /mini/ 与它后面数字间的连续。

（4）将发音 /mini/ 改为发 /mi/（伴随着1、2、3、4），然后减少到 /i/ 进行练习。

（5）发 /mini/ "1、2、3、4"，与呼吸交替进行，即 /mini/ "1、2、3、4" 呼吸，/mini/ "5、6、7、8" 呼吸……

（6）朗读文章并在每句前利用 /mi/ 开始发音。

六、降喉发音训练

发音时使喉处于低的位置避免舌的压迫，可以延长发音通道，减少声带的功能亢进。

训练方法：在腹式呼吸的基础上像啜面条样下巴放松，嘴唇拱起，舌背轻微的收缩和提升，似发 /u/ 音状吸气，同时用手指检查喉是否降低。重复做 5 次，确定喉处于降低的位置。用以上方法发 /hou/-/hou/-/hou/ 音，发音时避免用力，用平静舒适的音调发音，并确认喉仍旧在低位，重复多次。然后说 "/hou/-后海河里好多荷花" 的时候音调上下起伏，再次检查确认喉在低位，重复多次。

七、哼哼声训练

这项训练技术常应用于嗓音治疗与歌唱训练。它的主要特点之一是整个发声通道除闭合双唇之外，基本不需要收缩其他结构。发哼哼声时，舌位于中立位置，软腭放低，气体经过鼻腔呼出。在电子喉镜下观察声带，可见声带处于类似于平静呼吸中的自然伸展状态，杓会厌襞、杓状软骨尖成弓状以保持发音，除了声门闭合外，几乎见不到肌肉的活动，声门的闭合很轻柔，但足以产生良好的黏膜波。由于声带的闭合类似于平静呼吸的位置，所以喉处于中立位置。开始时声带肌并不出现强直收缩，但是随着发音的延续，声带出现强直的趋势。

在发哼哼声时，弯曲成弓形的杓会厌襞、杓状软骨尖降低了环杓侧肌、环杓后肌的张力，从而使杓间区闭合。经过这样的训练，大部分患者能够降低声门上压力，闭合杓间区。但是仍有一些患者训练效果不甚明显，尚需结合其他训练技巧。

练习哼哼声的方法有很多，以下是简单的训练步骤。

1. 训练方法一

（1）经鼻轻松呼吸，听到呼吸的声音。

（2）在呼气时发音，好像患者对某种事物相当鄙视一样，发出一种鼻腔的哼哼声。

（3）将哼哼声逐渐延长至类似的 "哼哼声"。

（4）在发音时，治疗师一定要提醒患者注意唇部振动感觉和鼻腔内轻微的气压感，同时保持舒适的发音，使患者的发音很低并伴有共鸣的效果。

（5）将哼哼声逐渐延长为 /m/+ 元音音节的发音方式，如 /me/、/ma/、/mo/ 等。

（6）进行 /m/+ 元音 + 鼻音的辅音音节的训练，如 /man/（"慢"）、/men/（"闷"）、/meng/（"梦"）等。

（7）使用鼻音辅音的双音节的训练，如 nan ning（南宁）、ni ning（泥泞）、mi mang（迷茫）等。如果要求进行短语或句子简单训练，还可以参考重读法中的一些技巧。

2. 训练方法二

（1）用低而放松的方式发一个类似回答问题时的声音"嗯"并延长此音。

（2）接着以上的"嗯"音发出元音。如：嗯/a/、/嗯/u/，嗯音与元音之间的连接要连续而平滑，中间气流不要中断。

（3）在以上"嗯"音的基础上发出单音节词、混合音节词、日常短语。

（4）用鼻腔共鸣发出"嗯"音后练习日常短语，大声重复，如嗯、你好；嗯、你好吗？

（5）在维持口鼻音共振时，逐渐减少使用哼哼声。

（6）在阅读一段文章中使用哼哼声。

（7）不使用哼哼声重复阅读文章，但是应维持着口鼻音的共振的感觉，并调整音高。

八、呜咽音

发呜咽音时，声门能够柔和的闭合，虽然随着发音音调的改变，声带长度及厚度也会出现相应变化，但是双侧声带边缘仍能保持轻柔的闭合状态，伴有双侧杓状软骨尖端的靠拢和轻微向后拉紧。杓状软骨这种轻微向后拉紧的趋势，是由环杓后肌对抗声带肌及杓间肌对杓状软骨的牵拉产生。

训练方法：训练早期，患者最容易在中到高音域中发出呜咽音，此时声带自动伸展变薄，甲状软骨倾斜，利用薄声带起音。这时要求患者发出柔和的抽泣样音，就像小狗发出的哀鸣音。这样能使声带为"呜咽音"做准备。随后要求患者降低音调，在喉下降时保持声带原有的形态，并且开放环甲间隙，降低声带的张力。发低调呜咽音时，声门完全闭合并且有效地缓解了声道的代偿狭窄。

但由于声带肌体积变小，限制了发音强度；此外，喉的位置下降，会造成胸骨甲状肌与胸骨舌骨肌的疲劳。因此要提醒患者在训练后逐渐恢复到自然言语状态，保持喉的自然位置和较大的声带肌体积，同时保持呜咽音训练中建立的轻柔的声门闭合方式。

九、舌颤音

舌颤音是由舌尖接触齿龈缘快速震动产生的。从原理上讲舌尖的震动像一个弹簧杆门，外部空气和内部空气在舌尖之间产生不同的压力，压力的差别使震动达到预想的效果。在产生颤音的过程中，声门下也产生比在正常发声时大的气压，这也产生了一种迫使声带振动的力量。因此，颤音是一种震颤平衡状态的共鸣，可以产生正常的喉部张力。依靠空气动力和肌肉的张力，促使其呼吸及清晰发声的方法可减轻声带手术后由于纤维化和瘢痕导致的声带瘢痕，改善振动特性，对于功能减退和老年性嗓音患者也有一定作用。

训练方法：发音时用舌尖接触齿龈缘，在呼气的时候充分放松，仅用气流带动舌尖振动，发/r/音，保持下颌与舌的松弛。一旦患者熟练掌握舌颤音训练之后，可以训练患者用同样的方法进行开放性元音音节、短语、句子的训练。当患者的发音障碍消除之后，可以不用进行这样的训练。

十、吸气／呼气发声训练

这项技术对于缓解声道内过度压迫和室带发音十分有效，尤其在伴随声带前后压迫的情况下，尤为有价值。内镜观察显示吸气／呼气训练时，声带始终保持轻度的分开状态。杓会厌襞呈弓形，声门上发音通道松弛。

（一）训练方法

（1）首先要求患者在柔和的吸气过程中发音，例如，吸气时发 /a/ 音。

（2）如果难以做到柔和的吸气发音，可以要求他们发出剧烈的、有声的吸气动作，如表示震惊或出乎意料的反应。这种方式的吸气性发音较日常发音更为费力，因此一旦建立了这种感觉，需要降低发音的力量。

（3）当患者能够熟练地掌握吸气中轻柔发音的技能后，在保持吸气中发音的感觉下，逆转通过声门的气流，将吸气转为呼气，发出低调面带有气息音的声音。在这个过程中要保持声门处于轻柔闭合状态，声带肌的体积减小。

（4）经过这样的训练，如果患者建立了良好的声带感觉控制反馈，可以增加训练的难度，让患者用同样的方法发元音。随后可以在这些元音之前加入辅音 /h/，由元音训练向音节训练过渡，并逐渐减少气息音的成分。

（二）注意事项

训练早期重点是保持声带轻柔闭合，告知患者以带有气息音的发音方式避免双侧声带间的摩擦与撞击，同时还要提醒患者在吸气练习的早期阶段多饮水，避免声带的干燥。在训练后期，患者能够逐渐增加声门的闭合程度与声带体积，并形成流利的自然言语后，训练重点转化为密切监控患者的发音习惯以避免声带狭窄。

十一、重读法训练

重读法的最初目的是协调患者的呼吸与发音间的关系，训练患者清晰发音。重读疗法是由呼吸训练、放松训练、嗓音重读训练、口腔训练和构音重读训练 5 个部分组成。应用领域包括嗓音疾病的治疗、言语疾病的治疗、听觉言语障碍的治疗。在治疗过程中，患者发音时会根据治疗师、医师的要求改变重读音节以及节拍，并且伴随一定的躯体运动。理论上，同步的节拍和躯体运动的变化能够使喉部的肌肉放松。这项训练能够帮助患者协调呼吸节律，增加发音的清晰性。

（一）训练方法

首先，训练患者仰卧位下建立腹式呼吸，在呼气过程中发无声的摩擦音。例如，/s/、/f/ 发音时，患者的注意力要集中于声音的强度与产生声音所需的阻力。一般由治疗师提供标准声音，要求患者尽量重复这个声音，并用手感觉发音时腹壁向内塌陷的运动。

在熟练掌握摩擦音的发声之后，可以训练患者逐渐用有声的摩擦音代替无声的摩擦音，如 /s/ 变为 /z/，/f/ 变为 /v/。卧位时由于呼气气流较强，而声门抵抗较弱，以致发音会带有过多呼吸音。治疗师应该鼓励患者感觉发音早期气流通过唇与舌等口腔狭窄时产生的推挤压力，以及推挤压力快速下降的同时呼吸肌的复位。通过这种途径，患者意识到肋骨、膈肌和腹部内容物在吸气时如何移位，以及如何在呼气后复位。

在呼气过程中，当呼气量超过了潮气量，为了使发音继续下去，必须要动员功能残气量，这就要求呼气肌协助呼气以及缩窄声道增加气流压力，患者就会感到费力，这是一种错误的发音方式。但是让患者体会发音方式在训练过程中十分重要，与较正常的发音相比，错误的发音方式相当的不适和费力。通过这样的对比，患者才能体会如何正确呼气，以及在发音时用适当的气流支持发音，因而避免使用残气量的习惯。

一旦患者建立起舒适、松弛的发音形式，就可以开始运用腹肌来控制呼气的速度。先要求患者发出带有过多呼吸音的元音，刚开始时运用肺的弹性回缩力呼气，然后利用冲击或挤压腹肌来加速气流。此时会发现随着腹肌的收缩，声音的响度增加、音调略有上升。当患者意识到腹肌的作用后，可以进行慢三节拍的重读练习，即由微小腹肌收缩产生重读音节。最初，非重读的弱拍之后是 1 个重读节拍，然后重读的节拍增加到 2 个和 3 个。虽然腹部肌肉在每次收缩之间会有一定程度的松弛，但是大体上在发音过程中腹壁处于持续内收的状态。此过程中，治疗师对所需的发音和重读节奏做出示范，患者进行模仿，患者与治疗师交替发摩擦音与带有呼吸音的闭合性元音 /i/ 和 /u/ 等。患者和治疗师将手放在对方的腹壁上示范和监测腹部的上升或冲击。为了避免肢体直接接触的尴尬，建议治疗师使用手背进行触诊。

当患者能够良好的适应慢三节拍的重读方式，就可以进展到慢四节拍的练习。训练方法还是一样的，治疗师示范，患者重复。在训练过程中，重读节拍的难度逐渐增加，直到腹肌能产生 4 次或更多次的收缩，带有呼吸音的闭合元音 /i/、/u/ 逐渐被开放性元音 /a/ 或"辅音 + 元音"的组合所代替。这样治疗师就能依据需要，结合其他训练方法调整患者的声音效果，例如，改善口腔和鼻腔共鸣平衡或改变舌的位置等治疗。当患者掌握了慢四节拍训练后，可加快进度将重读的节拍增加到五节拍甚至更快。对于有经验的用嗓人士，如歌手，可以增加重读的复杂性以进一步加强腹肌控制。

（二）注意事项

（1）重读法中治疗师的示范尽量要有韵律、有强弱变化，尽量夸张一些，这样便于患者对重读节拍和语调的模仿。

（2）重读法是一项十分灵活的发音训练方式，对患者的体位无特殊要求。训练早期患者取卧位，可以逐渐改为坐位，最终直立位。当然体位的变换具有灵活性，取决于患者的技能和以往呼吸的经验。

（3）当患者站立进行练习时，可以加入自然谈话中常用的手臂动作，有节奏的摇摆整个身体，尽量避免膝盖固定和躯体紧张，使语调更加生活化。一旦患者熟悉这种训练，就会与治疗师间形成有节奏的"谈话"交流，即仅依靠韵律、语调、重读节拍等来表达意思。

有点像隔壁传话，虽然不能清晰地听到具体内容，但是听者能清晰地感受到谈话者的情绪。

（4）传统意义上的重读法是由击鼓来伴奏节拍的，这对于有节奏感的患者是有用的，但不是必需的。对于那些没有节奏感的患者来说，则可能是破坏性的，由于存在跟不上节奏的焦虑，这些患者可能失去训练的积极性。

（5）重读法的练习目的是使患者良好的控制气流，重读法中"带有呼吸音的"发音有最低限度的气体从声门逸出，与因发声通道狭窄引起的气体湍流无关。

（三）治疗效果

在重读法治疗前后，对患者嗓音进行客观声学分析发现有下列改善。

（1）基频的变化（感觉语调较高的患者基频降低了，感觉语调较低的患者基频升高了）。

（2）降低基频微扰。

（3）音调范围改善。

（4）强度增加，伴有振幅微扰减低。

（5）重读言语或歌词重点单词的提高。

（6）嗓音语谱图改善，特别是第二共振峰和第三共振峰。

（7）音色改善。

从嗓音生理角度看，重读法最终的训练结果是训练患者使用软起音，呼气时声带轻柔闭合以避免剧烈撞击和声门狭窄。临床经验表明重读法帮助患者放松环甲肌，缓解整个发音通道的狭窄。

如果使用纤维鼻咽镜观察训练早期的患者可见发摩擦音时，随着声门下压的上升，喉的位置有上提的趋势，需要由喉外肌来对抗这种倾向以稳定喉，并且增加声带闭合在每个重读节拍中舌骨与舌根向前向上移动，增加了咽腔的前后距离，并且可见喉向前倾斜的现象。重读训练中要求患者发摩擦音或是闭合性元音，这些发音是在口腔前部产生的，减少了舌后退的可能性，固定了喉外肌，这样有助于促进咽缩肌和舌骨上肌群的松弛。

重读法的操作性很强，每次练习时间至少持续 20 分钟，可以有效避免患者使用习惯性的发音方式，加之重读法是循序渐进的，较其他技术更易于协助患者达到连贯自如交谈的目的。

十二、摆臂发音训练

该方法可以缓解肌肉骨骼系统的紧张度，通过节律性的身体运动产生的能量来实现语音改进，实现良好的言语呼吸支持激发协调性的气流带来的持续发声，实现并维持得当的言语状态。训练方法如下列步骤。

1. 伸展呼吸

（1）以一些简单的伸展运动来热身和放松，热身运动可选择以下方法的任意一种：

①肩部向前旋转，然后向后旋转。②晃动胳膊做圆圈运动，左右交替进行。③举起胳膊超出头部，然后向右倾斜，再向左倾斜。最后，从后向前摆臂，转圈。

（2）站立位或卧位做腹式呼吸并放松，将注意力集中在吸气时腹肌的隆起和呼气时腹肌的收缩上。

2. 摆臂发音

（1）摆动身体，使身体重心从一只脚到另一只脚，交替摆动。同时摆动双臂，从身体的一边向另一边摆动，使摆臂与身体摆动相一致。

（2）摆动的同时从1数到10，每摆动一次数一个数，摆动发音"1"、摆动发音"2"、摆动发音"3"、摆动发音"4"、摆动发音"5"，声音以一种唱歌般慢慢提升的音调产生，使身体运动与发音相协调。然后停止摆动，保持刚才摆动的节律继续数数。

（3）如上摆动的同时说短语，然后停止摆动保持摆动的节律，继续数数。

3. 跟上节奏

（1）用稳固的节拍摆臂并踏步，腹式呼吸。用响亮的声音数数，保持好的言语呼吸支持。

（2）快速地在房间周围走，运用相同的声音数数并延长数到10。将呼吸、运动和发音的结合建立起来，前进着数数1-2-3-4，站立数数5-6-7-8，前进着数数1-2-3-4，站立数数5-6-7-8。接着站立着数数，同时数数的时候保持着良好的呼吸，与运动相协调。

（3）缓慢进行短语、句子的练习，此时身体上的动作可以慢慢减弱下来。运用腹式呼吸时的腹肌力量驱动能发出清楚流畅的声音。

十三、运动发音训练

增加言语呼吸支持，增加喉腔共鸣。节律性的摆臂与呼吸和发音相协调，可以做嗓音的热身练习。训练方法如下。

（1）身体直立，双脚分开与肩同宽，向上摆动胳膊至超出头部，保持胳膊伸直，手自然伸开向上，手指张开。达到最高时将胳膊放下至身后，与身体后侧呈30°角。

（2）如上建立节律性的摆臂运动，当手摆动到最低点时，弯曲膝盖轻轻弹跳。当胳膊准备由下摆向头部时，加入另一个轻跳，这些轻跳可以使膝关节、髋关节放松，如果患者不能以舒适的方式完成第2个弹跳，可以不弹跳并使膝盖保持直立状态。

（3）当胳膊放下来时轻轻呼气，当胳膊向上摆时，轻轻吸气，使得呼吸和摆臂成为一个协调节律，这个协调性节律共做8次。

（4）在摆臂的同时发一个唇颤音，当摆臂向下时开始发低调的唇颤音，开始摆臂向上时，音调慢慢变高，反复8次。

（5）摆臂的同时做句子练习。

第四节　吞咽治疗技术

球囊扩张术

一、概念

球囊扩张术是 20 世纪 80 年代中期发展起来的介入技术。国内广泛应用的是导管球囊扩张术，其原理是采用注水方式使球囊充盈，球囊大小可以根据患者的具体情况调整，借助球囊模拟正常的进食模式，改善环咽肌舒张功能。球囊扩张术因其创伤小、并发症少、效果明显等特点，成为改善环咽肌功能障碍的治疗方法之一。

二、适应证

（1）神经系统疾病导致的环咽肌功能障碍、吞咽动作不协调，咽部感觉功能减退而导致吞咽反射延迟。

（2）头颈部放射治疗导致环咽肌纤维化形成的狭窄，头颈部癌症术后瘢痕增生导致食管狭窄。

三、禁忌证

（1）鼻腔、口腔或咽部黏膜不完整或充血严重、出血者。

（2）呕吐反射敏感或亢进者。

（3）头颈部癌症复发者。

（4）未得到有效控制的高血压或心肺功能严重不全。

四、注意事项和并发症

（一）注意事项

患者是否进行球囊扩张术应由医生和治疗师共同评估，在确认患者舌、软腭、咽及喉没有器质性病变，了解患者的血压和心脏功能等身体情况后再确定。

（二）并发症

球囊扩张术一般并发症较少，最常见的并发症是在插管过程及上下提拉模拟进食过程中，可能由于部分患者鼻黏膜脆性较大，引起打喷嚏、鼻腔疼痛甚至鼻黏膜出血等症状。一般调整进管方式可以减少并发症。

吞咽器官运动训练

一、适应证

脑卒中患者、帕金森患者、鼻咽癌患者，以及老年人和长期卧床等吞咽不利者。

二、吞咽器官运动训练目的

严重的吞咽障碍往往与患者的吞咽器官运动和感觉功能受损有很大关系，而对吞咽器官如唇、舌、软腭等进行基础训练，可有效预防失用性功能减退，改善患者的运动和感觉功能。此外，基础训练可以改善患者的运动协调性，控制肌张力。

三、吞咽器官运动训练的应用原则

尽早开始，通常先于摄食训练，也可与摄食训练并用，安全原则应贯穿始终。

四、各吞咽器官的训练方法

1. 头颈部放松／控制训练

头颈部的放松和良好的控制是吞咽器官训练的前置条件，需提前确保。放松方法包括牵伸、按摩、热敷、电疗等。控制训练有助于增强头颈部肌群的力量，学习正确控制头部位置的方法，指导患者进行各方向头部运动和提肩沉肩运动，根据患者的不同情况设置训练量。

2. 口腔器官运动训练

（1）口唇运动练习：口唇可以包纳食物在口中不致流出，保持吞咽时口腔的压力。若口唇力量下降，将会影响食物在口腔的保持，不能很好地将食团控制在口中，直接影响口腔期吞咽；口唇力量下降也是导致流涎的常见问题。口唇运动练习的目的是加强口唇的运动控制、力量及协调，从而提高进食吞咽的功能。

增强口唇力量的训练方法：①抿起口唇，说"嗯"，维持5秒，重复做5次。②拢起口唇，说"乌"，维持5秒，重复做5次。③说"衣"，随即说"乌"，然后放松，快速地轮流重复5～10次。④闭紧口唇，维持5秒，放松，重复5～10次。⑤口唇含着压舌板并用力闭紧及拉出压舌板，拉出与口唇对抗。换右边再做，重复5～10次。

（2）下颌、面部及颊部运动训练：能加强上下颌的运动控制、稳定性、协调性和力量，从而提高进食咀嚼的功能。①把口张到最大，维持5秒，然后放松。②把下颌向左右两边移动，维持5秒，然后放松，重复做10次。③把下颌移至左边或右边，维持5秒，然后放松，或做夸张咀嚼动作，重复做10次。④紧闭口唇、鼓腮，维持5秒，放松，再将空气快速地在左右面颊内转移，犹如漱口动作，重复5～10次。⑤将不同软硬度的食物用纱布包裹，进行单侧、双侧、横咬合的运动，增加下颌骨的稳定性及张口的能力。

（3）舌、软腭的力量及运动训练：目的是加强舌及软腭的运动控制、力量及协调性，从而提高进食及吞咽功能。①舌尽量伸出口外，维持5秒，然后缩回，放松，重复5～10次。②舌尽量贴近硬腭向后缩回口腔内，维持5秒，然后放松，重复5～10次。③快速做伸缩舌运动，重复5～10次。④张开口，舌尖抬到门牙背面，维持5秒，然后放松，重复5～10次。⑤张开口，舌尖抬到门牙背面，贴硬腭向后卷，即做卷舌运动，重复5～10次。⑥舌尖伸向左唇角，再转向右唇角，各维持5秒，然后放松，重复5～10次。⑦运用压力和温度刺激促进感觉，即将一冰冻勺放置于舌尖、舌体、舌根上，轻轻下压，嘱患者将勺抬起；给患者冷或者酸的食物做味觉刺激；用不同形状、大小和质地而又容易被舌运送的食物训练进食动作。

（4）声带闭合、喉上抬练习：①练习腹式呼吸，做咳嗽训练。腹式呼吸维持5～10秒，做1次咳嗽。按循序渐进的原则，根据患者的体力及动作领悟能力制订练习总次数。②通过声门开始发声，逐渐增加音量，发元音 /a/、/u/、/i/，逐渐延长发音时间。

五、呼吸训练

（一）目的

通过各种呼吸运动和治疗技术来重建正常的呼吸模式，增强呼吸肌功能，改善肺通气，减轻呼吸困难，提高肺功能。

（二）禁忌证及注意事项

1. 呼吸训练的禁忌证

（1）临床病情不稳定、感染未控制。

（2）合并肺动脉高压或充血性心力衰竭、呼吸衰竭。

（3）训练时可导致病情恶化的其他临床情况，如不稳定型心绞痛及近期心肌梗死，明显肝功能异常、肿瘤转移、近期脊柱损伤、肋骨骨折、咯血等。

（4）严重认知功能障碍。

（5）影响记忆和依从性差的精神疾病。

2. 呼吸训练的注意事项

（1）选择适宜环境训练，避免过多干扰。

（2）教会患者放松的技巧非常重要（包括姿势放松和辅助呼吸肌放松）。

（3）训练要适度，量力而行，避免屏气和过分减慢呼吸频率。

（4）训练时或训练后若出现疲劳、乏力、头晕等症状，应及时调整训练方案。

（5）训练后可进行适量体力训练。

（6）营养、心理状态和生活习惯等方面要做出适当的调整。

（三）训练方法

（1）仰卧位（闭目静心）：平躺于床上后，闭目，全身放松。双手臂伸直自然地平放于身体两侧。

（2）仰卧位（腹部感觉）：患者将左手放在腹部，感觉左手是如何随着呼吸而上下起伏的，吸气时腹部鼓起，呼气时腹部凹下。

（3）仰卧位（胸腹同感）：让患者左手放在腹部，右手放在胸部，感受呼吸时只有放在腹部的左手随呼吸上下运动，而放在胸部的左手是不动的。

（4）仰卧位（口腹同感）：让患者将左手放在腹部，右手放在口前；吸气时左手随腹部鼓起，然后缩拢双唇缓慢呼气，此时放在口前的右手能感觉气流喷出，同时左手随腹部凹下去。

（5）坐位（坐位训练）：头颈部保持放松，坐姿端正。让患者挺直腰坐在小凳上，将左手放于腹部，感觉呼吸时腹部的起伏动作。

（四）咳嗽训练

（1）咳嗽前应先缓慢深吸气，吸气后稍屏气片刻。

（2）躯干略向前倾，两侧手臂屈曲，平放在两侧胸壁下部，内收并稍加压。

（3）咳嗽时腹肌用力收缩，腹壁内陷，一次吸气，可连续咳嗽三声。

（4）停止咳嗽并缩唇，将剩余气体尽量呼尽。

（5）再缓慢吸气或平静呼吸片刻，准备再次咳嗽的动作。

如果深吸气诱发咳嗽，可试着断续分次吸气，争取肺泡内充分充气，增加咳嗽的效率。在此过程中，还应注意动作的连贯性，一气呵成。同时，在咳嗽时也可叩击前胸，或由家属协助叩击后背，振动支气管内的分泌物，增加咳嗽排痰的力度。

（五）吞咽模式训练

1. 训练步骤

（1）从鼻腔深吸一口气，然后完全屏住呼吸。

（2）空吞咽2～3次为极限，也可在确认口腔内卫生后用少量水来吞咽。

（3）吞咽后立即咳嗽。

2. 训练原理

屏住呼吸使声门闭锁，声门气压加大，食块难以进入气道，然后通过呼气把食块从气道排出。其中值得注意的是在空吞咽时不要吸气，否则会吸入残留在喉前室的食物，产生逆反效果。

吞咽辅助手法训练

一、声门上吞咽法

（一）概念

声门上吞咽法是在吞咽前及吞咽时关闭呼吸道，防止食物及液体误吸，吞咽后立即咳嗽，清除残留在声带处食物的一项呼吸道保护技术。

（二）适应证

要求患者在清醒、配合、放松状态、遵从简单指令、能领悟动作的每一个环节的情况下施行，由治疗师指导患者逐步完成整个过程。必要时，可在 X 线下行吞咽造影检查，观察其可行性。

（三）禁忌证

声门上吞咽方法可产生咽鼓管充气效应，可能导致心脏猝死、心律失常，冠心病患者禁用。

（四）操作方法

（1）深吸一口气后屏住气。

（2）将食团放在口腔内可以吞咽的位置。

（3）保持屏气状态，同时做吞咽动作（1～2次）。

（4）吞咽后咳嗽，然后吸气。

（5）再次吞咽。

如果患者未能掌握此方法，可先让患者做咽水练习，患者在没有食物的情形下，能正确遵从上述步骤成功练习数次后，再给予食物练习。声门上吞咽法的效果是能在吞咽前就闭合声带（屏气），然后将滞留在咽部并可能在吞咽完毕后进入喉前庭的食物清除（咳嗽），适合于存在声带闭合差、声带麻痹或喉部感觉减退的患者。尽管有的患者能够屏气，但未真正关闭声带，对于这类患者，建议使用超声门上吞咽法。

二、超声门上吞咽法

该法是患者在吞咽前或吞咽时，将杓状软骨向前倾至会厌软骨底部，紧密闭合假声带，使呼吸道入口主动关闭的气道保护方法。与声门上吞咽法相似，在屏气的基础上增加用力屏气动作，即瓦氏动作。用力屏气的目的是增加假声带的闭合，并协助杓会厌襞关闭声门的喉部，最终达到关闭全喉的效果。超声门上吞咽法较声门上吞咽法更能缩短吞咽的时间。

（一）操作方法

吸气后屏气，并用力将气向下压。当吞咽时持续保持屏气，并且向下压，当吞咽结束时立即咳嗽。此项训练方法主要适用于以下情形。

（二）适应证

（1）超声门上吞咽法适用于呼吸道入口闭合不全的患者，特别是做过喉声门上切除术的患者。喉声门上切除术必须移除患者的会厌软骨，手术后的呼吸道入口或前庭在构造上与手术前不同（喉部入口只能由舌根部与杓状软骨组成）。因此，喉声门上切除术后的患者，可借助超声门上吞咽法改善舌根后缩的能力、杓状软骨前倾的程度以及声带闭合的程度。

（2）超声门上吞咽法可在开始时增加喉部上抬的速度，对于颈部做过放疗的患者特别有帮助。在吞咽过程中，呼吸道保护主要是依赖于声门的完全闭合。声门上吞咽法与超声门上吞咽法都是关闭声门，保护气管免于发生误吸现象。这两种方法之间的差异是吞咽前用力屏气的程度不同。声门上吞咽法只需要用力屏气，而超声门上吞咽法需要用尽全力屏气，确保声门闭合。

三、用力吞咽法

用力吞咽法是简单的挤压动作。患者需要用自己所有的吞咽肌肉帮助吞咽，将食物挤下去。用力吞咽法也称为强力吞咽法，主要是为了在咽期吞咽时增加舌根向后的运动。用力吞咽法有助于将少量剩余在咽喉的食物清除干净，并改善会厌软骨清除食团的能力。

操作方法如下。

治疗师提供指导。患者吞咽时，用所有的吞咽肌肉一起用力挤压，可以使舌在口中沿着硬腭向后的位置以及舌根部都产生压力而达到安全进食的目的。除此之外，我们还可以在每次食物吞咽后，采用空吞咽即反复多次吞咽唾液的方法，将口中的食物吞咽下去。此方法的应用是因为当咽部已有食物残留时，若继续进食，则残留积聚增多，容易引起误吸。因此，一般采用此方法使食团全部咽下，然后再继续进食。患者也可每次进食吞咽后饮少量的水（1～2mL），然后吞咽，既有利于刺激诱发吞咽反射，又能达到除去咽残留食物的目的，称为"交互吞咽"。

四、门德尔松吞咽法

门德尔松吞咽法是为了增加喉部上抬的幅度与时间而设计的，并借此增加环咽肌开放的时间与宽度的一种呼吸道保护治疗方法。此手法可以改善整体吞咽的协调性。

（一）操作方法

（1）对于喉部可以上抬的患者，当吞咽唾液时，让患者感觉喉向上提，同时保持喉上抬位置数秒；或吞咽时让患者以舌尖顶住硬腭，屏住呼吸，以此位置保持数秒。让患者食指置于甲状软骨上方，中指置于环状软骨上，感受喉结上抬。

（2）对于喉部上抬无力的患者，治疗师用手上推其喉部来促进吞咽。即只要喉部开始抬高，治疗师即可用置于环状软骨下方的食指与拇指上推喉部并固定。注意要先让患者感到喉部上抬，上抬逐渐诱发出来后，再让患者借助外力有意识地保持上抬位置。此法可增加吞咽时喉部提升的幅度，延长喉部提升后保持不降的时间，因而也能增加环咽肌段开放的宽度和时间，起到治疗的作用。

（二）禁忌证

对于有呼吸系统疾病和吞咽呼吸运动严重不协调的患者，这一方法应禁用。

综上所述，吞咽辅助手法旨在帮助自主控制某方面的吞咽机制，但侧重点各有不同。

（1）声门上吞咽法，在吞咽前或吞咽时，用来关闭真声带处的呼吸道。

（2）超声门上吞咽法，在吞咽前或吞咽时，用来关闭呼吸道入口。

（3）用力吞咽法，在吞咽时用来增加舌根部后缩力量，可以把咽残留食物清除干净。

（4）门德尔松吞咽法，用来增强喉部上抬的幅度与时间，借此增加环咽肌开放的程度与时间。

五、摄食直接训练

（一）步骤

经过基础训练后，逐步开始进食训练。选择适合患者进食的体位、食物性状及进食一口量，同时应注意进食训练前后认真清洁口腔。

（二）进食训练的启用指征及应用原则

（1）启用指征：患者意识清醒，可配合完成指令且依从性好。此外，患者的全身状态稳定，可产生吞咽反射，即使有少量误咽也可以通过随意咳嗽排出。未达到该标准的患者禁止进行进食训练，以免发生危险。

（2）应用原则：首先，进食训练应该在一个安静适宜的进食气氛与环境中进行，避免打闹、玩笑以及电视等因素的干扰。其次，患者需要主动并积极参与其中，患者及其家属都应充分理解进食训练的原则以及注意事项。最后，安全原则必须贯穿始终，所有的训练都必须在安全的前提下进行。

（3）食物的选择：根据吞咽障碍的程度，本着先易后难的原则准备食物，一般选择密度均匀、胶冻样、不易松散、易于通过咽和食管且不易发生误吸的食物，兼顾色、香、味及温度等。开始应选择半流质食物或菜泥、蛋羹等易于在口内控制的食物，建议根据患者的喜好增加味道，准备富有营养的食物。

（4）患者体位摆放及喂食者的位置：可根据患者情况选择坐位、半坐卧位等体位，躯干至少抬高30°角，头稍前屈，双侧肩部及大腿下方垫软枕，喂食者位于患者身体健侧，这种体位可以防止食物从口中漏出，还可以减少误吸的危险。坐位进餐时，双脚平稳接触地面，双膝关节屈曲90°角，躯干挺直，前方放一适宜餐桌，双上肢自然放于桌面。适合患者的体位并非完全一致，实际生活中应因人而异，予以调整。

（5）进食辅助技巧（进食提醒、食物入口位置、一口量/进食速度、吞咽辅助手法、清洁口腔/排痰）：喂食前需清洁口腔以增进食欲。对于咳嗽、痰多患者，进食前要鼓励患者充分咳嗽、咳痰，清理口腔中的分泌物，避免进食中咳嗽。选用大小适宜的餐具，喂食时将食物放在舌中部或颊部。要控制好一口量。过多可引起误吸、漏吸；过少则刺激强度不够，难以诱发吞咽反射。正常人最适合的一口量约为20mL，一般先以约5mL开始，逐步增加一口量。调整合适的进食速度，观察患者是否出现吞咽动作，喂食速度不易过快，避免两次食物重叠入口。少食多餐，进食后不宜翻身或立即平卧，应保持坐位或半坐卧位30分钟以上，以免胃内容物反流。

（6）针对认知障碍患者的吞咽训练：在人们吃东西之前，大脑需要先对所摄取食物的硬度、一口量、温度、味道、气味进行认识和判断，决定进食速度与食量，同时预测在口腔内的处理方法，这是对食物进行咀嚼和吞咽前的必要前提。然而，颅脑损伤患者随着认知功能的减退，对食物进行认知的能力也下降，进而导致一系列的吞咽障碍。

对于有认知障碍的患者，第一步我们要为其提供一个适宜的进食环境，因为患者的注意力很容易被其他无关物品所吸引，因此我们要去除进食环境中不必要的干扰，同时在患者前面放置一面镜子，给患者提供一个视觉信息的反馈。第二步是让患者去认识食物，我们可以准备一些患者喜欢吃的食物，然后引导患者一起去看、闻、触摸、舔、咬该食物，让患者对食物的种类、气味、口感等有一个清晰的认识。第三步是让患者模仿不同的进食动作。在进食的同时，可以让患者观看相应的进食图片，让患者模仿图片里面的进食动作。如吃面包时，可以给一个人在吃面包的图片让患者进行模仿；而在喝水的时候，则给出一个人在喝水的图片。

电刺激疗法

一、概念

通过输出特定的低频脉冲电流对吞咽相关肌群进行电刺激，以兴奋神经及吞咽肌群，促使吞咽肌群（依次）运动的治疗方法称电刺激疗法。该疗法可缓解神经元麻痹，促进吞咽反射弧功能重建与恢复，进而提高吞咽及语言能力。电刺激作为吞咽障碍治疗的重要手段，已被广泛应用于临床多年。

二、电刺激方法

电刺激一般均可应用于吞咽障碍患者，但如果是对电流过敏的患者或极度烦躁不能耐受电刺激的患者，则可能会出现不适症状。

（一）神经肌肉低频电刺激

神经肌肉低频电刺激是使用一种专门治疗吞咽障碍的电刺激仪，经皮肤对颈部吞咽肌群进行电刺激，帮助维持或增强吞咽相关肌肉的肌力，加快吞咽速度，改善吞咽功能的一种方法。该方法是治疗吞咽障碍的常用方法，疗效较好。

（二）肌电生物反馈疗法

肌电生物反馈疗法是通过测量身体表面肌肉的肌电信号，以视、听等方式进行反馈，被试者根据这种反馈信号控制肌肉活动，从而使肌肉舒张或收缩的一种反馈方式。简单地说，就是仪器检测到患者的吞咽肌群信号后，在患者进行训练时，电脑通过语音或图像反馈给患者是否正确，以便患者及时了解正确运动的感觉。在提高吞咽技巧的同时，该方法可以增加训练的趣味性，有利于加快康复进程，帮助患者改善吞咽功能。这种方法适用于相对配合的患者。

第五节　淋巴回流治疗技术

徒手淋巴引流技术

一、概述

(一) 定义

徒手淋巴引流技术可有效改变淋巴回流，高效率地减少滞留在组织间的组织液，减轻组织纤维化，帮助恢复肿胀肢体的正常外形和功能的一项技术。

(二) 原理

通过轻柔的手法按压使组织液进入浅层淋巴管，再根据淋巴回流路线使用手法促进淋巴液回流汇入静脉，减轻上肢淋巴水肿。

(三) 淋巴水肿的分期

0 期：无肿胀、活动负重时感觉沉重、不适感。

1 期：肢体出现肿胀，水肿出现为凹陷性，休息或抬高肢体水肿会有所缓解。

2 期：肢体肿胀，非凹陷性水肿，休息或抬高水肿不会有所变化，并且皮肤质地发生改变。

3 期：皮肤肿胀、硬化，出现象皮肿。

(四) 手法分类

（1）定圈法：手指平放在治疗部位，向引流方向柔和施加压力，压力画圈递进，在力量画半圆后手指保持接触皮肤，松开压力使皮肤回弹至原位。

（2）旋转法：拇指与示指接触治疗部位，朝向引流方向，手指加压使皮肤向引流方向旋转直至手掌接触皮肤。

（3）泵送法：屈曲手腕，展开拇指和示指，虎口贴于皮肤，随着手腕伸展向皮肤施加压力，泵送方向为淋巴引流方向。在减压阶段，按摩的手离开组织表面，如此进行下一个循环。

（4）铲送法：起始时手腕屈曲，拇指与示指展开形成弓形，除拇指外其余四指覆盖在皮肤表面并朝向肢体远端，手腕接着伸展，直到手指与淋巴管的方向平行，不断加大按压的力度，直到施加的力度不便于手滑行为。

（5）组合手法：如定圈法加上泵送或其他手法。

二、治疗作用

（一）促进淋巴液生成

拉伸毛细淋巴管的锚定纤维，刺激淋巴系统吸收更多淋巴液。

（二）增加静脉回流

手法的定向压力增加了浅静脉系统的静脉回流。

（三）舒缓

轻微压力能抑制交感神经，兴奋副交感神经。

（四）增加淋巴管的运动性能

轻度垂直刺激集合淋巴管壁平滑肌，有助于提高淋巴管收缩频率。

三、临床应用

（一）适应证

局部淋巴流动失调，如乳腺癌根治术后上肢水肿，上肢创伤、术后局部水肿，先天性淋巴水肿。

（二）禁忌证

慢性心衰、慢性肾衰、未进行治疗的癌症、活动性感染、不明原因的肿胀、颈动脉粥样硬化。

压力绷带

一、概述

（一）定义

压力绷带治疗是通过绷带缠绕水肿肢体，加压，形成的压力符合梯度压力要求，从而起到引导和加强淋巴液回流，减轻淋巴液积聚，缓解、治疗和预防淋巴水肿的技术。

（二）原理

加压可以增加组织液静水压，增加和加速了静脉与淋巴管引流，从而维持手法治疗效果，控制肢体肿胀。

（三）操作方法

（1）剪取一条长度为手背到肩距离2倍的管状绷带。将管状绷带套在患肢上，从手部开始一直绕至肩部，确保不出现折叠，并在末端处剪一个洞，以便拇指穿过。

（2）使用固位绷带包扎手指。先在手腕处缠绕一圈来固定绷带，然后将绷带轻度拉伸后分别绕过各个手指，每个手指至少绕两圈，手掌心应保持空留。每个手指完成包扎后，都要在腕部再绕一圈来固定。

（3）前臂和上臂的包扎方法与临床常用绷带包扎手法相同。使用宽度为6cm的软棉衬垫，围绕着患肢进行缠绕，最末端撕开一个小洞，使拇指穿过洞口。手部及前臂的缠绕方式与之前相同。

（4）利用提前折叠好的软棉衬垫来保护肘部。使用宽度为10cm的软棉衬垫，从肘下向近心端缠绕直至患肢肩部，每次缠绕时需达到50%的重叠率。

（5）使用宽度为6cm的低弹力压力绷带进行加压包扎。首先在手腕处绕两圈以固定，始端不施加压力，然后从手背开始绕到手心，再返回手背，最后从拇指外侧绕过（确保无间隙，需将上一层绷带边缘压低）。重复此手部绷带包扎步骤。

（6）使用宽度为8cm的低弹力压力绷带进行八字形加压包扎，从腕部延伸至肘下方。

（7）使用宽度为10cm的压力绷带进行反向八字形加压包扎，从肘下方延伸至肩部。

注意，压力绷带包扎的范围不应超出管状绷带和软棉衬垫的范围。在固定完成后，将管状绷带末端翻折在压力绷带的外面，以保护患肢的皮肤。

二、治疗作用

（一）减少了有效率滤过压

加压可以增加组织液静水压。这一点在斯塔林平衡被打破时起到了积极作用，组织液静水压增加的同时减少了有效滤过压，因此通过血管的滤过液减少。

（二）加速了静脉与淋巴管引流

加压绷带靠自身作用可以使血液加速到原来的1.5倍，防止静脉血栓的形成。

（三）改善肌肉泵的功能

为肌肉泵功能提供了充足的抵抗力，改善肌肉工作的效率来帮助血液回流。

（四）维持手法引流后的治疗结果

加压治疗可以阻止手法淋巴引流或姿势定位带来的反流现象，保留效果。

三、临床应用

（一）适应证

局部淋巴流动失调：如乳腺癌根治术后上肢水肿，上肢创伤、术后局部水肿，先天性淋巴水肿。

（二）禁忌证

慢性心衰、慢性肾衰、未进行治疗的癌症、活动性感染、不明原因的肿胀、动脉功能不全、急性静脉栓塞。

运动疗法

一、概述

（一）定义

通过训练加强肌肉力量，促进患肢的静脉血及淋巴液回流。

（二）原理

呼吸和关节运动、有氧运动被认为能激活淋巴系统，肌肉的泵作用可以通过骨骼肌的收缩和松弛增加淋巴回流，腹式呼吸能提高腹腔内压，促进腹部淋巴的回流。

（三）训练原则

（1）先锻炼近端肌群，然后锻炼远端肌群。

（2）运动锻炼应包含水肿肢体的所有肌肉群。

（3）运动强度由小到大，根据个人情况而定。

（4）少量多次，持之以恒。

（5）锻炼时应穿上压力衣或者绑上绷带。

（6）锻炼时速度放慢，肌肉疲劳及时休息。

（四）训练方法

每天进行四肢的基本运动（肌肉运动），最好是在肢体受到外部压力的情况下（步行、瑜伽、骑自行车、爬楼梯），以保持肢体关节活动度、增强肌力、增强呼吸能力的运动为主。

二、治疗作用

（1）肌肉的泵作用。

（2）增加淋巴管的运动性能。

三、临床应用

（一）适应证

局部淋巴流动失调：如乳腺癌根治术后上肢水肿，上肢创伤、术后局部水肿，先天性淋巴水肿。

（二）禁忌证

慢性心衰、慢性肾衰、未进行治疗的癌症、活动性感染、不明原因的肿胀、颈动脉粥样硬化。

皮肤护理

一、概述

（一）定义

检查患肢皮肤，清洁皮肤及防止皮肤干燥。

（二）原理

随着淋巴水肿导致的肿胀逐渐进展，皮肤的屏障功能、抑菌功能下降，从而使平常不易进入的细菌和过敏原等刺激物更容易进入。此外，由于滞留的淋巴液营养丰富，使感染更容易发生，这使得蜂窝组织炎和淋巴管炎更容易发生。一旦感染，会加剧淋巴水肿恶化。

（三）护理要点

（1）检查：每日检查皮肤是否有干燥、裂口、红肿、滴漏、溃烂。

（2）清洁：使用和皮肤性质相近的中性或弱酸性沐浴露，打出丰富的泡沫后用手清洗。

（3）保湿：沐浴后（或接触水后）15分钟内涂抹保湿霜，在表面涂上薄薄的一层，然后轻轻地将其延展，涂抹时避免对皮肤造成物理性刺激。

（四）注意事项

避免过度护肤及使用刺激性强的护肤品导致皮肤发红并引起炎症。

二、临床应用

（一）适应证

局部淋巴流动失调导致的皮肤改变。

（二）禁忌证

活动性感染、皮肤创面、严重丹毒。

间歇充气加压治疗

一、概述

（一）定义

利用装置进行间歇式气动压迫的过程中，充气压力带充气时，通过压迫肢体而增强静脉血液的流动。

（二）原理

在执行间歇性气动压迫的过程中，通过对肢体的充气压力，可以增强静脉血液的流动，并促进组织液的回流。

二、治疗作用

通过有规律的充气和放气，气压从远端到近端依次均匀地施加在患肢上，使静脉血和淋巴液向近端流动，起到类似"肌肉泵"的作用。此外，依次挤压患肢，可加快肢体血流速度，促进静脉和淋巴回流，有利于局部代谢物和炎症物质的清除，减轻患肢组织的压力；当气囊放气时，受累肢体动脉血液迅速增加，可有效改善血流循环，以减轻受影响肢体组织的缺血和缺氧状态。

三、临床应用

（一）适应证

局部淋巴流动失调：如乳腺癌根治术后上肢水肿，上肢创伤、术后局部水肿，先天性淋巴水肿。

（二）禁忌证

间歇充气加压治疗的禁忌证包括：严重心、肺、肝、肾功能不全，严重心律失常，严重高血压或低血压，深静脉血栓形成，皮肤感染或溃疡。

第三章 护理技术

第一节 中医护理技术

穴位贴敷技术

一、定义

穴位贴敷技术是将药物制成的一定剂型，贴敷到人体穴位，通过刺激穴位，激发经气，达到通经活络、清热解毒、活血化瘀、消肿止痛、行气消痞、扶正强身作用的一种操作方法。

二、治疗作用

通经活络、清热解毒、活血化瘀、消肿止痛、行气消痞、扶正强身。

三、适用范围

适用于哮喘、慢性支气管炎、过敏性鼻炎、虚寒性胃病、风寒湿痹、体质虚弱而易患感冒者，尤其合适于老年及少年、儿童患者。

四、禁忌证

（1）孕妇的脐部、腹部、腰骶部及某些敏感穴位。

（2）治疗期间，禁食寒凉生冷和辛辣之品，禁食虾、蟹、鹅肉、牛肉等发物，宜用温水洗澡。

五、注意事项

（1）穴位贴药后要防止挤压，少活动，以免流汗致药物脱落。

（2）贴药可以多组穴位交替使用，避免单个部位连续贴药。

（3）残留在皮肤上的药物不宜用肥皂水或刺激性物品擦洗。

（4）贴药时间根据患者的耐受程度而定，一般为 1～2 个小时，患者感觉贴药部位局部有轻微烧灼感为宜。贴药后，若出现瘙痒难忍等过敏情况，应暂停使用。若贴药后烧灼难耐，应提前去除药物。若反应不重可适当延长贴药时间。贴药后局部皮肤出现发红灼热，甚至起水疱。此为"天灸"的正常反应，可外涂烧伤膏、林可霉素利多卡因凝胶。

六、不良反应及处理方法

（一）皮肤过敏

（1）症状：局部皮肤出现发红、灼热、瘙痒、红疹，甚至面积扩大。

（2）处理方法：停止贴药，局部涂林可霉素利多卡因凝胶或者抗过敏药物，嘱患者禁食辛辣、生冷之品，禁食发物，如虾蟹、狗肉、鹅肉、韭菜等。

（二）皮肤起泡、破溃

（1）症状：局部皮肤出现水疱，甚至破溃、渗液。

（2）处理方法：水疱细小的外涂林可霉素利多卡因凝胶或者抗过敏药膏，水疱大的用无菌注射器抽出渗液再外涂药膏，禁食辛辣、生冷之品，禁食发物，如虾蟹、鹅肉、韭菜等。

雷火灸技术

一、定义

雷火灸是由多种中药粉末加上艾绒制成艾条，施灸于病患部位及其周围（前后）和相关穴位上的一种灸法。其利用药物燃烧时产生的热力、药力，通过悬灸的方法刺激穴位，其热效应激发经气，药物透达病患部位及相关穴位内，具有通经活络、活血化瘀、消肿止痛、祛风除湿、温经散寒、消瘰散结、扶正祛邪等功效。有药力峻、火力猛、渗透力强、灸疗面广的特点。

二、治疗作用

通经活络、活血化瘀、消肿止痛、祛风除湿、温经散寒、消瘰散结、扶正祛邪。

三、适用范围

治疗消化系统、神经系统、呼吸系统、骨伤科、五官科、皮肤科、妇科、儿科等疾病及止痛。

四、禁忌证

（1）禁灸部位：太阳穴。

（2）高血压病急症（发作期）、高热、青光眼眼底出血期、外伤眼部出血期、心力衰竭患者及晕灸者。孕妇及崩漏者慎用。

（3）哮喘患者应避免吸入烟雾，应在通风良好处使用。儿童勿自行使用。

（4）过敏者禁用。

五、注意事项

（1）施灸过程中随时观察病情变化及皮温仪显示温度，询问患者局部受热情况，随时调整施灸距离，或必要时停止施灸。尤其是年老体弱及肢体麻木、偏瘫等肢体感觉异常的患者，应增加巡视频率。

（2）将毛巾严实压盖于患者身下，既防止灸盒滑脱，也能让雷火灸匀速燃烧，降低温度，有效预防烫伤。

（3）禁止将艾灰倒入非指定容器或袋子中，处理艾灰时远离易燃物品，禁止火星飞溅，保证艾灰彻底熄灭，所有艾灰达到常温时才能丢弃，禁止丢弃高温艾灰。

（4）工作区域备灭火设备，工作人员熟练灭火设备操作。

（5）用雷火灸灸盒施灸时，任何时候局部皮肤感觉应该是温和的，告知患者如果感觉烫一定要报告护士及时处理。

六、不良反应及处理方法

（一）烫伤

（1）症状：局部皮肤出现发红灼痛、水疱或破溃现象。

（2）处理方法：施灸后皮肤出现潮红温热属正常现象。如出现小水疱时，需涂烫伤膏，待水疱自行吸收。局部皮肤出现发红灼痛、水疱或破溃现象应停止操作，评估烫伤程度，遵医嘱外涂烫伤膏，注意观察局部皮肤变化，并做好记录。发生烫伤应启动不良反应报告程序，严重的烫伤立即请烧伤小组会诊。

（二）皮肤过敏

（1）症状：局部出现红斑（操作停止30分钟后未退）、皮疹、瘙痒等。

（2）处理方法：停止操作，报告医生，必要时遵医嘱外涂抗过敏药物，观察局部皮肤变化，并做好记录。

（三）皮肤破溃、感染

（1）症状：局部皮肤出现破溃、感染。

（2）处理方法：观察局部皮肤变化，保护创口，必要时遵医嘱用药，并做好记录。

（四）咳嗽、胸闷

（1）症状：患者出现咳嗽明显，有时伴有胸闷、心慌。

（2）处理方法：立即停止操作，必要时吸氧，使病室空气对流，保持空气新鲜。

中药热奄包技术

一、定义

中药热奄包技术是将加热好的特定中药包置于身体的患病部位或身体的某一特定位

置或穴位上，通过中药包的热蒸气使局部的毛细血管扩张，血液循环加速，又可通过热蒸气促使中药包内中药成分渗透到患者病痛所在，利用其温热达到温经通络、调和血气、祛湿驱寒作用的一种外治方法。

二、治疗作用

温经通络、调和血气、祛湿驱寒、活血通络止痛。

三、适应证

（1）各种原因引起的腹胀、腹痛；关节冷痛、酸胀、麻木、沉重；脾胃虚弱所致的胃痛、寒性呕吐等。

（2）治湿阻中焦，脘腹胀满。

（3）治食积气滞，腹胀便秘。

（4）治痰饮咳喘。

（5）风湿痹证引起的关节冷痛、酸胀、沉重、麻木。

（6）跌打损伤等引起的局部瘀血、肿痛。

（7）扭伤引起的腰背不适、行动不便。

（8）脾胃虚寒所致的胃脘疼痛、腹冷泄泻、呕吐等症状。

四、禁忌证

（1）孕妇的腰部及腰骶部禁用。

（2）严重的糖尿病、截瘫、脊髓空洞等感觉神经功能障碍的患者禁用。

（3）对药物过敏者禁用。

（4）皮肤溃疡、不明肿块或有出血倾向者禁用。

五、注意事项

（1）询问患者有无不适，如有应及时处理。

（2）治疗时间 15～30 分钟，勿剧烈活动。治疗时间结束，祛除药包擦干净局部。

（3）温度适宜，不宜过烫，以患者感觉舒适为度；冬季注意患者的保暖。温度不宜超过 70℃，年老、幼儿不宜超过 50℃。

（4）严重的糖尿病、截瘫、脊髓空洞等感觉神经功能障碍的患者，孕妇的腰部及腰骶部，对药物过敏者，皮肤溃疡、不明肿块或有出血倾向者禁用。

（5）急性期 24 小时内应予以冷敷，禁止热敷。

（6）用药时间每次应间隔 5 小时。

（7）治疗过程中应随时观察患者情况，询问患者对温度的感受，观察皮肤颜色变化，一旦出现水疱或烫伤，应立即停止；如有头晕、心慌，应停止治疗，并给予适当处理。

六、不良反应及处理方法

（一）皮肤过敏反应

（1）症状：局部部位会出现片状红斑、皮疹，并伴有瘙痒等症状。

（2）处理方法：停止操作，报告医生，评估患者过敏程度，协助医生及时处理，动态继续观察、记录。

（二）头晕、胸闷、心慌

（1）症状：患者自觉心悸、头晕目眩等不适症状。

（2）处理方法：立即停止操作，协助患者抬高双下肢，去枕平卧，打开窗户至空气流通，给予热水或糖水温服，动态继续观察、记录。

（三）烫伤

（1）症状：局部热敷皮肤部位出现片状红斑，患者感觉操作部位疼痛，有些会根据严重程度不同产生程度不一的水疱。

（2）处理方法：停止敷药，评估烫伤程度，使用凉水冲洗降低温度，报告医生，根据烫伤程度及时处理，继续动态观察、记录。

中药熏蒸技术

一、定义

中药熏蒸技术是借用中药热力及药理作用熏蒸患处，达到疏通腠理、祛风除湿、温经通络、活血化瘀的一种操作方法。

二、治疗作用

祛风除湿、温经通络、活血化瘀。

三、适用范围

（1）适用于风湿免疫科、骨科、妇科、外科、肛肠科及皮肤科等各科疾病引起的疼痛、炎症、水肿、瘙痒等症状。

（2）适用于颈腰椎骨性增生、腰椎间盘突出症、腰肌劳损、风湿性关节炎。

（3）适用于肺部感染、慢性支气管炎、支气管哮喘、慢性阻塞性肺疾病等。

四、禁忌证

（1）心脏病、严重高血压病、女性妊娠和月经期间慎用。

（2）肢体动脉闭塞性疾病、糖尿病足、肢体干性坏疽者。

五、注意事项

（1）熏蒸时药液温度不可超过 45℃。

（2）熏蒸过程中密切观察患者有无胸闷、心慌等症状，注意避风，冬季注意保暖，洗毕应及时擦干药液和汗液，暴露部位尽量加盖衣被。

（3）包扎部位熏蒸时，应去除敷料。

（4）所用物品需清洁消毒，用具一人一份一消毒，避免交叉感染。

（5）施行熏蒸时，应注意防止烫伤。

六、不良反应及处理方法

（一）皮肤过敏反应

（1）症状：局部部位会出现片状红斑、皮疹，并伴有瘙痒等症状。

（2）处理方法：停止操作，报告医生，评估患者过敏程度，协助医生及时处理，动态观察、记录。

（二）头晕、胸闷、心慌

（1）症状：患者自觉心悸、头晕目眩等不适症状。

（2）处理方法：立即停止操作，协助患者抬高双下肢，去枕平卧，打开窗户至空气流通，给予热水或糖水温服，动态观察、记录。

（三）烫伤

（1）症状：局部热敷皮肤部位出现片状红斑，患者感觉操作部位疼痛，有些会根据严重程度不同产生程度不一的水疱。

（2）处理方法：停止泡洗，评估烫伤程度，使用凉水冲洗降低温度，报告医生，根据烫伤程度及时处理，动态观察、记录。

火龙罐技术

一、定义

火龙罐技术是以集艾灸、刮痧、推拿、烫熨、走罐于一体，结合点、按、揉、推、震、闪、摇、碾等推拿手法的综合疗法，不仅同艾灸一样具有祛风散寒、温阳化湿的功效，还同刮痧一样具有行气散瘀、疏经通络的作用。

二、作用

祛风散寒、温阳化湿、行气散瘀、疏经通络。

三、适应范围

适用于脊柱软组织损伤、腰背部肌肉损伤、胃肠类疾病、妇科疾病，如月经不调、痛经、子宫肌瘤、乳腺增生、不孕症等；以及风寒湿痹证、外伤骨折后水肿、脑卒中后遗症、糖尿病微循环障碍所致的酸麻胀痛等。

四、禁忌证

在急性疾病期、有接触性过敏及对艾烟过敏者、不明原因内出血者、孕妇腰骶部及腹部、糖尿病末梢神经损伤者、开放性伤口、传染病患者、情绪激动者、精神病患者、醉酒者、吸毒者禁用。

五、注意事项

（1）确认罐口及罐体完好无损方可操作。

（2）确认艾条均匀并充分燃烧后方可操作（切忌猛火点燃艾炷）。

（3）选择操作姿势，坐位或站立位，并调整床面高度至施术者髂嵴。

（4）操作强度由轻到重，以患者可接受范围内为准。

（5）罐体温度适当，不可过高也不可过低（罐温过高时可以放入罐座中冷却几秒再用）。

（6）施术前与患者多进行交流，确认重点治疗部位。

（7）注意治疗时间的把控，以微微汗出，皮松毛空为宜。

（8）施术过程中不可用暴力。

（9）艾条要烧得均匀才能用，否则容易掉灰，有烫伤风险。

（10）用罐前先抚摸罐口看是否平滑，有无裂纹，这一步很容易遗漏。

（11）涂油后初步按摩松弛皮肤后再用罐。

（12）不能直接把火龙罐扣在皮肤上，应该顺着手掌抚触缓慢放下去。

（13）走罐过程中不要停在一个部位，容易烫伤。

（14）大罐的齿纹可以透空气，可以直接扣在皮肤上走罐，中罐的齿纹更平滑不能全扣在皮肤上，会导致艾条熄灭。

六、不良反应及处理

（一）烫伤

（1）症状：局部皮肤部位出现片状红斑，患者感觉操作部位疼痛，有些会根据严重程度产生程度不一的水疱。

（2）处理方法：治疗中，如有皮肤烫灼伤，先用10%生理盐水清洁局部皮肤，外敷超薄透明敷料；也可用湿润烧伤膏涂抹烫伤处。

（二）皮肤过敏反应

（1）症状：局部部位会出现片状红斑、皮疹，并伴有瘙痒等症状。

（2）处理方法：停止操作，报告医生，评估患者过敏程度，协助医生及时处理。动态观察、记录。

（三）头晕、胸闷、心慌

（1）症状：患者自觉心悸、头晕目眩等不适症状。

（2）处理方法：停止操作，协助患者抬高双下肢，去枕平卧，打开窗户至空气流通，动态观察、记录。

第二节 现代康复护理技术

膀胱容量压力测定（水柱法）及残余尿量测定

一、定义

膀胱容量和压力测定是根据压力量表的原理，将与大气压相通的压力管与膀胱相通，膀胱内压力随储量的改变通过水柱波动来显示，它是判断患者膀胱容量大小和压力变化情况的技术。膀胱残余尿量测定指排尿后立即检查测定膀胱内残余尿量。

二、适应证

神经源性膀胱功能障碍的患者：评估膀胱储尿期与排尿期逼尿肌和括约肌的运动功能及膀胱感觉功能，获得逼尿肌活动性和顺应性、膀胱内压力变化、安全容量等信息。

三、禁忌证

（1）膀胱内感染伴全身症状。

（2）有出血倾向诱发。

（3）自主神经过反射。

（4）尿道狭窄。

助行器训练技术

一、定义

助行器是指为行动不便者（如老年人、残障人士）设计的，起到支撑体重、保持平衡、锻炼行走等作用的辅助器具。

二、适应证

偏瘫、截瘫、下肢肌力减退、下肢骨关节病变、下肢关节疼痛、平衡障碍、单侧下肢截瘫、偏盲或全盲、老年人等。

三、禁忌证

（1）严重的认知功能障碍。

（2）严重的平衡功能障碍。

肠道功能障碍康复护理技术

一、定义

肠道康复训练是针对神经系统损伤或疾病导致神经系统功能异常而引起直肠排便机制发生障碍的恢复性康复治疗措施。通过训练指导患者选择适合自身排便的时间、体位和方式，各种康复训练和不随意使用缓泻剂及灌肠等方法、形成规律的大便习惯。

二、适应证

神经源性直肠所致的大便失禁及便秘。

三、禁忌证

（1）严重损伤或感染。

（2）意识不清或不能配合的患者。

（3）伴有全身感染或免疫力极度低下者。

（4）有显著出血倾向的患者。

床椅转移护理技术

一、定义

体位转移是指人体从一种姿势转移到另一种姿势的过程，包括卧→坐→站→行走，是提高患者自身或在他人的辅助下完成体位转移能力的锻炼方法。

二、适应证

（1）患者发病后，病情稳定初期。

（2）患者具有一定的理解力，能够配合。

（3）因各种原因长期卧床的患者。

（4）坐立平衡可以达到一级及以上。

（5）立位平衡不能达到三级。

（6）脊髓损伤、脑血管意外、脑外伤、偏瘫患者。

呼吸功能训练护理技术

一、定义

呼吸功能训练是指保证呼吸道通畅、提高呼吸肌功能、促进排痰和痰液引流、改善肺和支气管组织血液代谢、加强气体交换效率的训练方法。常用技术是缩唇呼吸和胸—腹肌呼吸动作的配合，以减慢呼吸频率和改善呼吸肌的协调。呼吸功能训练技术包括：缩唇呼吸、前倾体位和控制性腹式呼吸。

二、适应证

（1）慢性阻塞性肺疾病，主要为慢性支气管炎和肺气肿。

（2）慢性限制性肺疾病，包括胸膜炎后，胸部手术后。

（3）慢性肺实质疾病，如肺结核、尘肺等。

（4）哮喘及其他慢性呼吸系统疾病伴呼吸功能障碍者。

三、禁忌证

（1）临床病情不稳定，感染尚未被控制的患者。

（2）呼吸衰竭的患者。

（3）如患者训练时可导致病情恶化等不良情况，也不宜进行呼吸功能训练。

间歇性经口管饲护理技术

一、定义

在患者需要进食时将营养管经口插入食管，把流质营养物质通过该导管注入食管内，进食结束后营养管即可拔除，通过自身胃肠消化吸收，为机体提供营养支持。

二、适应证

（1）脑卒中吞咽障碍 3 级及以上患者。

（2）头颈部肿瘤放疗或手术前后吞咽困难者。

（3）老年人由于吞咽器官衰老、牙齿脱落所致吞咽困难者。

（4）气管切开、气管插管或机械通气辅助呼吸需长时间营养支持者。

（5）烧伤、厌食症；婴幼儿喂养困难者。

（6）各种因素导致的认知障碍或意识障碍相关的吞咽困难者。

三、禁忌证

（1）出血倾向食管病变者。

（2）既往有穿孔史。

（3）长期使用类固醇激素。

（3）咽部或颈部畸形。

（4）胸主动脉瘤。

（5）呼吸窘迫综合征。

（6）颈部变硬。

（7）血行障碍。

抗痉挛体位摆放护理技术

一、定义

是基本康复手段的一种。顾名思义，它是为了保持肢体的良好功能而将其摆放在一种体位或姿势，是从治疗的角度出发而设计的一种临时性体位。

二、适应证

（1）高位脊髓损伤患者。

（2）偏瘫患者软瘫期。

（3）长期卧床患者。

（4）因疾病或创伤导致躯体残疾患者。

三、禁忌证

（1）严重痴呆患者。

（2）疾病处于危重期患者。

轮椅使用技术

一、定义

轮椅是一种装有轮子的椅子，是帮助替代行走的人进行居家康复、周转运输、就诊、外出活动的重要移动工具。它不仅满足肢体伤残者和行动不便人士的代步需求，更重要的是方便家属移动和照顾患者，使患者借助于轮椅进行身体锻炼和参与社会活动。

二、适应证

（1）各种原因引起的步行功能减退或丧失者。

（2）禁止或限制步行者。

（3）中枢神经疾患使独立步行有危险者。

（4）高龄老人及长期卧床者。

三、禁忌证

（1）严重的臀部压疮或骨盆骨折未愈合者。

（2）缺乏足够视力、判断力和运动控制能力者，不宜选用电动轮椅。

日常生活活动指导训练护理技术

一、定义

日常生活活动指导训练是将每一项日常生活能力活动，分解成若干个动作进行有针对性的指导，然后再组合成一个完整的动作，并在生活实践中加以运用，提高患者生活自理能力。

二、适应证

因发育障碍、疾病或创伤而导致躯体残疾者。

三、禁忌证

（1）严重痴呆患者。

（2）疾病处于急性期患者。

神经源性膀胱功能训练护理技术

一、定义

该训练是针对神经系统损伤或疾病导致神经功能异常而引起膀胱的储存和排空机制发生障碍的恢复性康复治疗措施。治疗效果取决于对患者处理策略是否正确，患者参与程度和持之以恒是成功的关键。主要包括排尿习惯训练，反射性排尿训练，代偿性排尿训练，肛门牵张排尿及盆底肌训练。

二、适应证

上运动神经元损伤综合征（如脊髓损伤、脑卒中等），存在膀胱控制障碍患者。

三、禁忌证

（1）膀胱或尿路有严重感染。

（2）严重前列腺肥大。

（3）肿瘤患者或意识不清、无法配合治疗的患者。

体位排痰训练护理技术

一、定义

由医疗人员确诊患者病灶位置，选取患者能够耐受的方向和方法，调整患者体位，将病灶位于最高位，利用重力作用使处于支气管和肺内的痰液或者分泌物，进入大气道，然后通过患者咳嗽或由看护叩背，使患者痰液或分泌物能够尽快顺利排出。通过这个方法，能够使患者症状尽快得到控制。

二、适应证

（1）肺内感染。

（2）支气管扩张。

（3）阻塞性肺炎或肺不张的患者。

三、禁忌证

（1）支气管痉挛。

（2）哮喘。

（3）肺气肿。

（4）肺大疱。

（5）近期大咯血和严重骨质疏松、急性心肌梗死。

（6）颅内高压、严重高血压病、生命体征不稳定。

中篇　常见疾病康复治疗

第四章　神经康复

第一节　脑卒中康复

脑卒中，包括缺血性脑卒中和出血性脑卒中，是指由于多种原因导致急性的脑血管破裂或闭塞，从而出现脑组织损害，导致局部或全脑神经功能障碍，持续时间一般超过 24 小时，甚至会导致死亡。脑卒中属中医中风病范畴。从古至今，中风病即是历代医家最为关注的疾病。《读医随笔》云："中风者，人间第一大病也。"中风是在气血内虚基础上，遇有劳倦内伤，忧思恼怒，嗜食肥甘厚味、辛辣食物等诱因，进而引起脏腑功能阴阳失调，气机逆乱，上扰神窍，"窍闭神溺、神不导气"，形成脑脉痹阻或血溢脑脉之外一种疾病。中风一证，动关生死安危，病之大而且重，莫有过于此者，是临床上十分常见的高致死率、高致残率的疾病。近年来随着医学水平的不断提高，中风的死亡率较前明显下降，但其致残率仍较高，存活的绝大多数患者仍存在有不同程度的神经功能缺损情况。

偏　瘫

一、偏瘫康复评定

运动障碍是脑卒中后较常见的临床表现，属于上运动神经元损伤的中枢性瘫痪。运动障碍可以归纳为四肢肌力、肌张力异常，步态异常和共济失调，具体表现形式可以分为肌肉瘫痪（单瘫、四肢瘫、截瘫和偏瘫），肌张力增高或减低，躯体控制不良失去平衡，协调运动障碍，肢体随意运动紊乱等。

（一）异常肌张力的评定

肌张力是指在被动牵伸时出现的与速度相关的阻力。脑卒中后以肌张力增高较为常见，以典型的痉挛模式为主。痉挛是指一块肌肉或一组肌肉发生急剧而不自主的收缩，其机制主要是牵张反射过度增高。

改良的 Ashworth 量表是目前最常用的评定痉挛的量表，适用于各种疾病（脑卒中、脑损伤后、多发性硬化症等）导致的痉挛（表 4-1）。

表 4-1 改良 Ashworth 量表

级别	评定标准
0 级	无肌张力增加
1 级	肌张力略微增加,受累部分被动屈伸时,有轻微阻力
1+ 级	肌张力轻度增加,表现为被动屈伸时,在关节活动度(ROM)后 50% 范围内出现突然卡住,有轻微阻力
2 级	肌张力较明显增加,通过关节活动范围的大部分时,肌张力均较明显增加,但受累部分仍可活动
3 级	肌张力严重增高,被动活动困难
4 级	僵直,受累部分被动屈伸时呈现僵直状态,不能活动

(二)评定方法

脑卒中后偏瘫评定与脑卒中相似,患者先出现共同运动模式而后出现分离运动,其评定方法较多,主要以 Brunnstrom 运动功能评定法较为常用(表 4-2)。

表 4-2 Brunnstrom 运动功能评定法

阶段	上肢	手	下肢
I	弛缓,无任何运动	弛缓,无任何运动	弛缓,无任何运动
II	开始出现痉挛以及联合反应	仅有细微的手指屈曲	开始出现痉挛以及联合反应
III	屈肌、伸肌共同运动模式达到高峰	可做钩状抓握,但不可伸指	屈肌、伸肌共同运动模式达到高峰
IV	出现部分分离运动,异常运动开始减弱,可做以下动作之一:①肩 0°、肘屈曲 90° 时,前臂旋前、旋后。②肘伸直时,肩前屈 90°。③手背可触及腰后部	能侧方抓握及松开拇指,手指可随意做小范围伸展	异常运动开始减弱,下肢出现以下动作之一:①坐位,足跟触地,踝能背屈。②坐位,足不离地向后滑动,使屈膝 > 90°
V	出现分离运动,可做以下动作之一:①肘伸直,肩外展 90°。②肘伸直,肩屈曲 30°~90°,前臂旋前、旋后。③肘伸直,前臂中立位,臂可上举过头	上肢出现以下动作之一:①用手掌抓握,能握圆柱状及球形物,但不熟练。②能随意全指伸开,但范围大小不等	出现分离运动,下肢出现以下动作之一:①立位,髋伸展位能屈膝。②立位,膝伸直,足稍向前踏出,踝能背屈
VI	运动协调正常或接近正常	①能进行各种抓握。②可全范围伸指。③可进行单指活动,但可能比健侧稍差	下肢出现以下动作之一:①立位伸膝位,髋能外展。②坐位,髋关节可交替进行内旋、外旋,并伴有踝内、外翻

（三）共济失调评定

共济失调是指由于神经系统的损伤引起平衡与协调功能障碍。平衡是指当人体重心偏离稳定位置时，为维持这种状态所作出反应的过程。协调则是指产生准确控制运动的能力，可以由简单到复杂。

1. 平衡功能评定

Fugl-Meyer 平衡量表主要适用于偏瘫患者的平衡功能评定，对偏瘫患者进行 7 个项目的检查，每个检查项目评分为 0～2 分，该量表最高 14 分，最低 0 分，低于 14 分，表明患者有平衡功能障碍，有跌倒风险（表 4-3）。

表 4-3　Fugl-Meyer 平衡功能评定

测试项目	评分标准
Ⅰ 无支撑坐位	0 分：不能保持坐位
	1 分：能坐，但少于 5min
	2 分：能坚持坐 5min 以上
Ⅱ 健侧展翅反应	0 分：肩部无外展或肘关节无伸展
	1 分：反应减弱
	2 分：反应正常
Ⅲ 患侧展翅反应	评分同第Ⅱ项
Ⅳ 支撑下站立	0 分：不能站立
	1 分：在他人的最大支撑下可站立
	2 分：由他人稍给支撑即能站立 1min
Ⅴ 无支撑站立	0 分：不能站立
	1 分：不能站立 1min 以上
	2 分：能平衡站立 1min 以上
Ⅵ 健侧站立	0 分：不能维持 1～2s
	1 分：平衡站稳 4～9s
	2 分：平衡站立超过 10s
Ⅶ 患侧站立	评分同第Ⅵ项

2. 协调功能评定

对于协调功能的评定也有较多标准，如平衡性协调试验、依据运动缺陷选择评价方法及上下肢协调性测试等（表 4-4）。

表 4-4 上下肢协调性测试

测试部位	评定标准
上肢	按动计数器 30s 所按动的次数或按动 20 次所需时间 1min 内能抓取盒中玻璃球数目或抓取 10 个所需时间 1min 内在穿孔板上能竖起 10 根小棒或立起 10 个所需的时间
下肢	闭眼，脚尖靠拢能站立的时间 睁眼，单脚能站立的时间 睁眼，步行 10m 的时间（前进、后退、横行） 闭眼，步行 5m 的时间（前进、后退、横行）

注 一定时间内，连续完成某一单纯动作的次数或完成一定次数所需时间。

测试部位	评定标准
上肢	在复杂的图形上用铅笔在其空隙中画线 反复做对患者来说复杂的动作，观察其正确度 高高叠起积木
下肢	50～100cm 距离立起瓶子，绕瓶子步行，计算被碰倒的瓶数 在宽为 20cm 的步行线内，睁眼步行，计算出线的次数

注 观察进行复杂动作时的失误次数或完成次数的方法。

（四）日常活动参与水平的评定

脑损伤后患者日常生活能力下降，可以通过日常生活能力（ADL）来评定，目前关于 ADL 的评定量表很多，应用比较广泛的为 Barthel 指数。改良 Barthel 指数评定较为简单，可信度也较高，包括 10 项内容，总分为 100 分，评分越高表示自主生活能力越好，评定方法见表 4-5。

表 4-5 改良 Barthel 指数评定量表

ADL 项目	完全独立	较小依赖	中等依赖	较大依赖	完全依赖
大便控制	10	8	5	2	0
膀胱控制	10	8	5	2	0
进食	10	8	5	2	0
穿衣	10	8	5	2	0
如厕	10	8	5	2	0
个人卫生	5	4	3	1	0
自己洗澡	5	4	3	1	0
床椅转移	15	12	8	3	0
行走	15	12	8	3	0
※坐轮椅	5	4	3	1	0
上楼梯	10	8	5	2	0

注 ※ 表示仅在不能行走时才评定此项。

评定结果：正常 100 分；≥ 60 分，生活基本自理；41 ～ 59 分，中度功能障碍，生活需要帮助；21 ～ 40 分，重度功能障碍，生活依赖明显；≤ 20 分，生活完全依赖。

二、偏瘫的康复

偏瘫的康复治疗原则是在病情稳定的情况下，及早介入康复治疗；尽可能地抑制异常的运动模式，促进正常运动模式的建立。康复治疗的时间越早，患者肢体出现随意性运动的时间越早，身体功能恢复的预后越好。运动功能训练强调综合性治疗，依据患者的运动功能障碍程度制订符合患者个人的康复处方。运动功能训练方式主要包含以下 5 种。

（一）物理治疗

运动功能障碍的物理疗法包括神经肌肉促进技术（如本体促进技术、Bobath 技术及 Brunnstrom 技术等）、肌肉牵张技术、改善肌力的训练、平衡训练等。在急性期主要以防止关节挛缩、增强肌力训练、预防并发症和继发性损害、加强肢体的控制能力、诱发正常的运动模式等为主；稳定期主要以抑制异常运动模式和痉挛、促进关节分离运动、提高日常生活活动能力等为主；恢复期则锻炼患者的精细活动，训练独立完成日常生活的能力。每项训练需循序渐进，由易到难，需进行多次练习，起到强化的效果。

1. 偏瘫患者良姿位的摆放

偏瘫患者运动功能减退，卧床比较常见。为了减少痉挛的发生，抑制异常姿势，患者卧床时需注重体位的摆放，使瘫痪侧受到最大的刺激。床上体位摆放见表 4-6，建议 3 种体位轮替使用。

表 4-6　偏瘫患者床上良姿位的摆放

体位	姿势摆放
健侧卧位	患侧在上，健侧在下，患侧上肢下垫一块枕头，上肢前屈 80° ～ 90° 肘关节伸展，前臂旋前，腕关节背伸，髋关节半屈曲位置于枕上
患侧卧位	患侧在下，健侧在上，患侧上臂前伸，肘关节伸展，手指张开，手心向上。健侧处于自然位，避免前伸引起患侧代偿
仰卧位	患侧肩胛下放一枕头使其前伸，上肢放在体侧枕头上，远端比近端略高，掌心向上，手指伸展，患侧下肢放一枕头，防止患腿外旋，足底避免接触支撑物，防止足下垂

2. 肌力训练

肌力的训练分为被动训练、主动训练、抗阻力训练。当肌力为 0 ～ 1 级时采用电刺激或者被动训练，2 ～ 3 级以主动训练为主，4 级以上抗阻力训练为主。

急性期患者被动训练时范围不宜过大，在无痛范围内进行，按由大关节到小关节的顺序活动。避免用力过大造成再次损伤，训练出现疼痛时可热敷止痛。治疗师可鼓励患者自我训练，告知患者如何活动，体会肌肉收缩的感觉。

在病情稳定的情况下鼓励患者积极主动运动，尽早在床上开始训练。如用 Bobath 握手的方法，用健手带动患手运动。具体方法为：双手十指交叉相握，患侧拇指放在健手拇指上方，并稍外展。无论是翻身、床椅转移还是由坐位到站位，Bobath握手都能很好地保护患手，并能改善感觉。在床上还可以进行桥式运动，让患者仰卧，双下肢屈膝屈髋，双足平放于床上，将臀部抬高，髋关节尽量伸展，保持5～10秒，勿憋气。桥式运动可以是双桥式和单桥式，结合Bobath握手训练。

抗阻力训练是治疗师徒手或通过器械如滑车、重锤施加阻力进行。治疗师徒手抗阻力训练，如患者做肘关节前屈运动时，治疗师需在肘关节的远端施加力量进行抗阻训练。治疗师施加阻力时宜缓慢，2～3秒完成动作，根据需要适当调整阻力的方向、部位及姿势。运用外部器械进行抗阻时，根据训练部位选择器械，如滑车、重锤只适用于肩、髋、膝等大关节。

3. 平衡训练

平衡训练能提高患者的运动能力，防止摔倒。平衡分为静态平衡和动态平衡，动态平衡又分为自动态和他动态平衡。颅脑损伤患者平衡主要有坐位平衡训练、站位平衡训练、坐位—站立平衡训练及步行平衡训练等。

（1）坐位平衡训练。坐位平衡训练包括静态平衡训练、自动态平衡训练和他动态平衡训练。具体方法如下：①静态平衡训练，在治疗师的帮助下，患者坐于瑞士球上，张开双臂，尽量保持身体重心的稳定。②自动态平衡训练，在治疗师协助下，患者在瑞士球上自发地身体前后左右轻微运动。③他动态平衡训练，先由治疗师引导患者在瑞士球上前后左右稍大幅度运动，让患者体会重心打破的感觉，然后治疗师可轻微推动患者打破静态平衡，由患者自主恢复原来的平衡。在运动过程中，需循序渐进，尽量控制保持身体的稳定。每次练习为30秒，依据患者的耐受能力进行多组，每次间隔休息1分钟。

（2）站立平衡训练。站立平衡训练分为静态平衡训练、自动态平衡训练和他动态平衡训练。具体方法如下：①静态平衡训练，可先在床边或者治疗师帮助下体会站立感觉，然后体会无帮助下的双脚站立和并脚站立。②自动态平衡训练，患者在可控制范围内自发地单手前伸或拿放物品。③他动态平衡训练，治疗师发出指令，患者进行操作如拿放水杯，或轻推患者破坏平衡后患者自主恢复。设计康复处方时可以让他动态平衡完成任务较自动态平衡难度大些。

（3）坐起—站立平衡训练。在坐位平衡控制较好的情况下进行，患者坐在床上，双脚分开使支撑面增大，利用Bobath握手的方法，缓慢站起。站位保持平衡后，双脚渐渐并拢，此过程可由治疗师协助完成。

（4）步行平衡训练。训练前需有坐位和站位平衡的基础，具体分解动作为：左脚（或右脚）前移，躯干前伸，重心也随之前移，随后右脚（或左脚）跟上重心。在步行中可以短暂练习单脚站立，步行训练可以在平行杠内、平地及活动平板上进行。

（二）作业治疗

主要是针对患者日常生活能力的训练，如有意识地针对一项活动进行精细和协调性能力的锻炼，以最大限度地促进患者身体、心理和参与社会活动等各方面障碍的功能恢复。

（三）感觉功能训练

偏瘫患者常伴有感觉障碍，如感觉缺失、感觉减退、感觉过敏、疼痛和感觉异常。

1. 单侧忽略训练

（1）让患者了解自己目前存在的功能障碍，双侧的作业活动。将活动物品放在患者的患侧，促进患者关注视觉忽略的部分。

（2）用文字删减法反复训练患者，使其认识自己因视野缺损而漏掉的部分文字。

2. 深感觉训练

（1）使用镜像疗法，用视觉反馈感知关节的位置。

（2）使用良肢位摆放，手法挤压和 PNF 训练，通过皮肤及周围软组织的感受器得到身体位置信号。

3. 实体觉训练

（1）触觉辨认训练：先让患者用健侧手感知物品的质地、大小、形状、温度后，再用患侧手重新感知学习一遍。

（2）先让患者看一些图片，再让患者在暗箱里找出与图片相似的物体。

（四）辅助器具的使用训练

1. 轮椅训练

指导患者坐在轮椅上如何前进、后退、左转、右转、上坡、下坡、上台阶等基本操作技术。指导患者如何从轮椅转移到椅子、床、马桶等转移技术。

2. 其他辅助器具

如分指板、大手柄勺子、捏合筷子、拐杖、鞋拔子、足下垂矫形器等，能够帮助患者完成日常功能活动的辅助器具。

（五）传统中医康复治疗

目前中医康复治疗在临床上运用广泛，效果也较为明显。中医康复的理论基础主要包括整体康复观、辨证康复观及功能康复观。其方法包括针刺、推拿、气功及中药疗法等。

针刺疗法具有通经活络、调节阴阳、扶正祛邪的作用，对于颅脑损伤后出现的瘫痪、麻木、疼痛等具有很好的辅助治疗效果。研究发现，在痉挛患者的拮抗肌中取穴能达到较为满意的效果。临床观察发现，针刺督脉能改善脑损伤后运动功能障碍。具体方法为：在督脉选取 2～3 对穴位，针刺得气后接通电针仪，以断续波刺激，强度为中度，以肌肉轻微收缩为宜，治疗 20 分钟。

推拿疗法原则为通经活络、疏通关节，常用方法有点揉、拿法、滚法等，具有消瘀、止痛、通经络、减轻疲劳、固本复元等作用。滚法能舒活筋骨，缓解肌肉、韧带痉挛，增强肌肉活动能力，能消除疲劳、促进血液循环。滚法分为小鱼际滚法、掌指关节滚法和拳滚法。当运用滚法治疗瘫痪侧时，需紧贴瘫痪部位，不可拖动、摆动及跳动；手法的压力、频率和摆动幅度要均匀；按摩时需轻柔，避免强度过大、时间过长，加重病情。

除此之外，电疗法、光疗法、磁疗法、冷疗法等旨在减轻患者的疼痛，促进肌肉运动功能，预防和控制感染。

三、家庭、社会康复治疗

脑卒中患者多涉及长期康复的问题，因此家庭康复护理尤为重要。家庭护理人员除对患者进行一般的基础护理外，要学会一些基本的康复手段，以达到预防继发性残疾、减轻残疾程度的目的，从而使患者得到最大限度的康复，尽可能提高生活自理能力。

四、预后

康复训练是需要长期坚持的过程，脑卒中患者预后是一个漫长的过程。对于昏迷的患者，预后较差，依据格拉斯哥昏迷评分（GCS），评分越低者死亡率越高；对于偏瘫患者，可健侧代偿，长期康复训练可获得自主行走或在辅助器械的帮助下恢复步行能力；对于共济失调患者，平衡及协调功能的长期训练基本能够获得活动能力。

吞咽障碍的治疗

吞咽障碍的治疗包括多个方面，以团队合作模式完成，医生、护士、治疗师各司其职，同时应密切配合。

一、改良导管球囊扩张术

指用适当号数球囊导管经鼻孔或口腔插入食道，确定进入食道并完全穿过环咽肌后，用分级注水的方式向球囊内注水，持续扩张环咽肌，恢复其功能。主要应用于环咽肌功能障碍患者，如环咽肌或贲门失弛缓症、肿瘤放疗后单纯瘢痕性狭窄、消化性狭窄等引起的吞咽障碍。

（一）改良导管球囊扩张术治疗目的

诱发吞咽动作、训练吞咽动作的协调性、强化吞咽肌群的力量、刺激咽喉部及环咽肌的感觉、扩大环咽肌直径。

（二）改良导管球囊扩张术的分类

根据人群可分为成人导管球囊扩张术、儿童导管球囊扩张术；根据扩张管插入的途径可分为经鼻导管球囊扩张术、经口导管球囊扩张术；根据手法可分为主动扩张、被动扩张。

（三）改良导管球囊扩张术操作步骤

（1）经吞咽造影检查确诊患者患有环咽肌失弛缓症。

（2）了解病情及辅助检查，包括了解致病的性质、部位，有无高血压、心脏病等，了解患者的配合能力，必要时进行喉内窥镜检查，确定舌、软腭、咽、喉无进行性器质性病变及水肿。

（3）工作人员准备：一般由2人合作完成此治疗操作（经鼻），经口扩张可以一人操作。

（4）扩张前物品准备：所需物品有球囊导管，注射器，记号笔，碗，纱布。

（5）经鼻扩张时，鼻腔敏感者需要在扩张前进行表面麻醉鼻腔，可用棉签蘸1%丁卡因插入鼻孔以行局部黏膜麻醉7～10分钟以降低鼻黏膜的敏感性。

（6）检查球囊导管的完整性。

（7）插管：经口腔或经鼻腔插管，使导管球囊置于环咽肌下缘，确认导管球囊在环咽肌下方的方法是将导丝端的头部置于装有水的碗里，无随呼吸气流冒气泡，嘱患者发"一"音，声音与插管前相比保持一致清晰。

（8）标记和扩张基数测定，向球囊内注水3～6mL，轻轻上提球囊导管至食道上口，有卡住感，在导管上用记号笔做标记，逐级回抽球囊内的水，缓慢向上牵拉导管至球囊能轻松地滑出患者的环咽肌处。

（9）扩张。

二、吞咽器官运动训练

（一）吞咽相关器官运动训练

徒手或借助简单工具做唇舌的练习，加强唇、舌、下颌的运动控制、稳定性及协调性，提高进食咀嚼的功能。

（二）舌压抗阻反馈训练

该训练技术是采用舌压测定器，通过压力值直观地显示患者舌肌的抗阻上抬能力，予患者以视觉反馈，使患者更容易体会吞咽动作的要领，强化舌肌上抬肌力，增加吞咽时舌骨上抬前移的幅度；同时，还能增加舌部感觉刺激，改善舌肌控制协调能力，以及运送食物的能力。

（三）舌肌的康复训练

使用舌肌康复训练器（吸舌器）被动牵拉或在舌活动时施加助力和阻力，提高舌肌力量。不仅用于牵拉舌，也可在唇、舌、面颊部等肌肉运动感觉训练中使用。

（四）Masako 训练法

吞咽时，通过对舌的制动，使咽后壁向前运动与舌根部相贴近，增加咽的压力，加快食团推进。可增加舌根的力量，延长舌根与咽后壁的接触时间，促进咽后壁肌群代偿性向前运动。

（五）Shaker 锻炼

又称抬头训练，目的是提高食道上段括约肌开放的时间和宽度，促进清除吞咽后因食道上段括约肌开放不全而引起的咽部残留食物。

三、门德尔松手法

为了增加喉部上抬的幅度与时间而设计，并借此增加环咽肌开放的时间与宽度的一种气道保护治疗方法。此手法可以改善整体吞咽的协调性。门德尔松手法练习方法如下：①对于喉部可以上抬的患者，当吞咽唾液时，让患者感觉有喉向上提时，同时保持喉上抬位置数秒；或吞咽时让患者以舌尖顶住硬腭、屏住呼吸，以此位置保持数秒，同时让患者示指置于甲状软骨上方，中指置于环状软骨上，感受喉结上抬。②对于上抬无力的患者，治疗师用手上推其喉部来促进吞咽。即只要喉部开始抬高，治疗师即可用置于环状软骨下方的示指与拇指上推喉部并固定。注意要先让患者感到喉部上抬，上抬逐渐诱发出来后，再让患者借助外力帮助．有意识地保持上抬位置，此法可增加吞咽时喉提升的幅度并延长提升后保持不降的时间，因而也能增加环咽段开放的宽度和时间，起到治疗的作用。

四、声门上吞咽法

在吞咽前及吞咽时通过气道关闭，防止食物及液体误吸，吞咽后立即咳嗽，清除残留在声带处的食物。患者需在清醒且放松状态下施行，还必须能遵从简单指令。

五、吞咽辅助手法

（一）超声门上吞咽法

让患者在吞咽前或吞咽时，将构状软骨向前倾至会厌软骨底部，并让假声带紧密闭合，使呼吸道入口主动关闭。适用于呼吸道入口闭合不足的患者，特别适合于声门上部分喉切除术的患者。

（二）用力吞咽法

在吞咽时，为了增加舌根向后的运动而制订。多次用力吞咽，可使少量残留在咽喉的食物被清除掉。

六、直接摄食训练

（一）进食体位

研究证明，进食体位的调整可改善或消除吞咽时的误吸症状，能在餐桌旁坐着不要躺床上进食。身体控制良好的患者建议坐位进食，半坐姿适用于体力差的患者、下颌张开困难的患者，一般至少取躯干30°仰卧位，注意半坐位时颈部采取前屈位，可减少误咽的发生。

（二）食物质地的选择

食物应柔软、密度及性状均一；有适当的黏性、顺滑，不易松散；易于咀嚼，通过咽及食道时容易变形。可使用增稠剂调配成不同黏稠度的食物。调配食物可参考如下：水最易呛咳，可选用增稠剂改变水的性状把它调制成糊状来安全进食。酸奶、香蕉是早期功能训练很推荐的食物，流动性慢，易于聚集。黏稠的小米粥、豆腐脑、蒸鸡蛋柔软顺滑，方便吞咽障碍患者食用。若患者咀嚼功能尚可，可进食米饭、水饺、包子等食物，但需要根据患者实际情况，将包子、馒头撕成小块或泡软后再小口进食，米饭则需要进食烂饭样，肉则需要去骨剁碎。注意容易引起窒息的食物。主食类如蛋糕、黏度大的年糕、硬的米饭、一口量的笼包等；水果类如光滑且圆的如枣、圣女果、樱桃、葡萄等；易分散的食物如饼干、杏仁、花生、核桃等。

（三）一口量及进食速度

从少量（3～4mL）开始，逐步摸索合适的量；指导患者一口一口咀嚼，完全咽下后再接着吃下一口；指导家属调整进食速度，使患者以合适的速度进行咀嚼和吞咽，避免2次食物重叠入口的现象，以防误咽。

（四）去除食物残留方法

吞咽运动无力时，食物易残留在口腔和咽部。吞咽后声音有湿性嘶哑、发音困难时，可怀疑有食物残渣残留在咽部，我们可以让患者数次吞咽（吞入食物后多次空吞咽）；交替吞咽（交替吞咽固体和流食）；转头吞咽（咽部两侧的梨状隐窝是最容易残留食物的地方，让患者分别左、右转动颈部，同时做吞咽可清除梨状隐窝残留物）。

（五）吞咽的意识化

如果吞咽障碍患者不集中精神进行直接摄食训练动作，随意吞咽、注意力分散，会加大误咽风险。要指导患者注意咀嚼节奏，有意识的用力使吞咽动作顺利进行，防止误咽，这种方法为吞咽的意识化。

七、神经肌肉低频电刺激

吞咽神经肌肉电刺激仪作为一种重要的康复治疗手段，是用于肌肉的重新训练和对喉部肌肉进行功能性刺激从而实现咽部肌肉正常收缩。主要用于非机械原因损伤需要进行手术以及咽部的吞咽困难。

八、吞咽生物反馈治疗

吞咽动作是口腔、咽部和喉部许多小肌肉复杂的协调运动过程，直接观察这些复杂的肌肉运动比较困难。通过电子仪器记录口咽喉部表面肌肉的肌电信号，以视觉、听觉信号等方式显示并反馈给患者，根据这种反馈信号及治疗师的语言提示，患者学会控制这些肌肉的活动，训练患者提高吞咽肌群的力量和协调性。

九、呼吸训练

当呼吸方式异常或呼吸与吞咽不协调时，如在吞咽过程中呼吸急速，咀嚼时用口呼吸或吞咽期时呼吸，均有可能使食物或液体进入呼吸道而引起误吸；当呼吸肌肌力低下、咳嗽力量减弱时，则无法清除误吸物及分泌物，引起吸入性肺炎。

（一）腹式呼吸训练方法

①患者处于舒适放松姿势，平躺或坐位。②治疗师将手放置于前肋骨下方的腹直肌上。③让患者用鼻缓慢地深吸气，患者的肩部及胸廓保持平静，只有腹部鼓起。④然后让患者

有控制地呼气，将空气缓慢地排出体外。⑤重复上述动作 3～4 次后休息。开始时让患者将手放置于腹直肌上，体会腹部的运动，吸气时手上升，呼气时手下降。当患者学会膈肌呼吸后，让患者用鼻吸气，以口呼气。最后让患者在各种体位下（坐、站）及活动下（行走、上楼梯）练习膈肌呼吸。

（二）抗阻呼气训练

（1）缩唇呼吸法：①让患者处于舒适放松体位。②闭嘴经鼻深吸气，呼气时将口收拢为吹口哨状，使气体缓慢地经口排出。③吸气与呼气的比为 1∶2。④每分钟 8～10 次，每次 3～5 分钟，每天 3～5 次。

（2）吹蜡烛呼吸法：将点燃的蜡烛放在口前 15～20cm 处，吸气后将口收拢为吹口哨状吹蜡烛，使蜡烛火焰飘动，但不吹灭为准。

（3）吸气阻力训练：让患者利用各种吸气阻力呼吸训练器进行吸气训练；当患者的吸气肌力／耐力有改善时，逐渐将训练器的管子直径减小。开始训练时每次 3～5 分钟，每天 3～5 次，以后训练时间可增加至每次 20～30 分钟，以增加吸气肌的耐力。

（4）咳嗽训练：①患者处于放松舒适姿势，坐位或者身体前倾。②缓慢深吸气，屏气几秒钟，继而咳嗽 2～3 次，咳嗽时收缩腹肌，腹壁回缩；或用自己的手按压上腹部，帮助咳嗽。③停止咳嗽，缩唇将余气尽量呼出。④再缓慢深吸气，重复以上动作。连做 2～3 次，休息几分钟后可再重新开始。

认知障碍

一、认知障碍的评估

本节根据耗时长短对不同认知评估量表的优势和局限性进行阐述，临床医务人员可以根据实际情况选用适合的筛查、单项或全认知域评估测验。

1.3～5 分钟评估

记忆障碍自评量表（AD8）是识别早期痴呆的一项简单敏感的筛查工具，常发给知情者自评。以≥2 分为认知损害的界限分值。

简易认知评估量表是极简短的认知筛查工具，满分 5 分，≤3 分认为有认知功能受损。

2.5～20 分钟评估

简易智力状态量表（MMSE）是国内外应用最广的认知筛查量表，总分 30 分，识别痴呆的划界分为文盲组≤17 分、小学组≤20 分、中学或以上组≤24 分。该表标准化，简单易行，便于大型筛查。对记忆和语言（左侧半球卒中）敏感，对痴呆诊断的敏感度和特异度较高，但缺少执行功能的评估，可能对皮质下型痴呆（脑小血管病导致）敏感性差，对中等教育程度以上的对象来说较简单，对轻度认知障碍敏感度相对差。

蒙特利尔认知评估量表（MoCA）对识别轻度认知障碍及痴呆的敏感性和特异性较

高，耗时约 15 分钟，总分 30 分，在不同地区、不同版本的 MoCA 的划界分有差异，在 22 ～ 26 分之间。该表缺点是文盲与低教育老人的适用性较差。

3. 20 ～ 60 分钟评估

国际上最常用的是 NINDS-CSN 关于 VCI 标准化神经心理测验的建议（1 小时版），包括动物流畅性测验、受控口语词语联想测验（音韵流畅性）、数字符号转化测验、简单与复杂反应时测验、连线测验、Hopkins 听觉词语学习测验修订版（HVLT-R）、Rey-Oster-rieth 复杂图形测验、波士顿命名测验（BNT）、神经精神问卷（NPI-Q）、流调中心抑郁量表（CES-D）、MMSE。由于文化差异，国内并无音韵流畅性测验对应版本，反应时测验也罕有使用，删除这两个分测验，该套测验组约 40 分钟可以完成。

4. 其他相关评估

日常生活能力量表（ADL）共有 14 项，包括两部分内容：一是躯体生活自理量表，共 6 项（上厕所、进食、穿衣、梳洗、行走和洗澡）；二是工具性日常生活能力量表，共 8 项（打电话、购物、备餐、做家务、洗衣、使用交通工具、服药和自理经济）。每项 4 分，满 56 分，低于 16 分为完全正常，高于 16 分为有不同程度的功能下降。

神经精神症状问卷（NPI）是用来评估患者行为障碍的知情者问卷，对痴呆患者常见的 10 种异常行为的严重程度和频率进行评估。10 个项目，每个项目的得分为发生频率 × 严重度。

汉密顿抑郁量表（HAMD）是临床上评定抑郁状态时应用最为普遍的量表。HAMD 的 17 项划界分，分别为重度 24 分、中度 17 分和轻度 7 分。针对脑卒中后语言障碍常用的检查方法包括波士顿命名测验（BNT）、词语流畅性测验（VFT）、Token 测验，更详细全面的测验包括各种版本的失语症检查法等，如北京大学第一医院汉语失语成套测验（ABC）和北京医院汉语失语症检查法等，涵盖语言表达、理解、复述、命名、阅读和书写等 6 项功能，可对失语进行系统评价，根据表现可以确定失语类型，有助于医师进行定位和定性诊断，在国内失语症的临床和研究中广泛应用。同时，反映失语症治疗效果的量表通常增加功能沟通能力评估。

二、认知障碍的治疗

训练组根据每一位患者认知功能评定的不同结果采取相应的、一对一的认知功能训练。

1. 记忆力训练

背数、倒背数字、短文复述、词语配对等，并指导患者利用联想法、分段法、编故事法等技巧提高记忆效果，指导患者使用适合自己的辅助设备，如记事本、卡片、电子记事本等辅助日常事务的完成。

2. 注意力训练

视觉跟踪、猜游戏、电脑游戏等。

3. 计算力训练

设计一些与日常生活有关的内容让患者进行计算，如模拟在超市买东西、买菜等。

4. 执行及解决问题的训练

安排与日常生活有关的问题让患者解决，如分蛋糕、穿衣等。

5. 失用症、失认症训练

（1）结构性失用训练方法：指导患者观察几何图形，描述区别，进一步让患者练习几何版拼图；教患者临摹简单的树木等线条；用积木做模型，让患者如法复制，逐渐增加数量及难度；练习日常生活活动的有关内容。

（2）意念运动性失用训练方法：用简单的指令指导患者模仿各种躯体姿势和肢体运动；将活动分成若干小动作，每个动作反复练习，掌握后再将各个动作组合起来，完成某一项活动；重复练习某项活动时，每一次都要按照同样的顺序去做。

（3）练习一些功能活动：如刷牙、洗脸、穿衣、洗手等。

（4）身体构象失用训练方法：指导患者触摸自己身体的各个部位，令其说出所触及部位名称；指导患者画人像；让患者将分散的人体结构版拼图重新拼起来。

（5）进行与物品相关的各种匹配强化训练，如图形—汉字匹配，图形相似匹配，声—图匹配、图形指认。

肩手综合征

一、肩—手综合征分期

根据其临床症状表现可分为以下 3 期。

（一）Ⅰ期（急性期）

手部突然发生肿痛，以手背明显，皮纹消失；颜色呈粉红色或淡紫色，皮温升高，有时呈潮湿状，指甲变白、无光泽；关节活动受限（被动旋后、背伸），掌指、指间关节伸展位，屈曲受限。

（二）Ⅱ期（进行性营养不良期）

肩部、手部疼痛性运动障碍减轻，肿胀和皮肤色泽改变减轻或消失，手及上肢皮肤变薄，皮温降低；手部小肌肉开始萎缩，手掌筋膜增厚，手指活动范围逐渐明显受限。

（三）Ⅲ期（萎缩期）

在上一期的基础上，肌肉萎缩更加明显，关节活动度永久丧失，变成固定典型畸形；腕关节屈曲伴尺侧偏，背屈受限，前臂旋后严重受限；掌指关节不能屈曲并几乎外展，大鱼际、小鱼际肌群明显萎缩。

二、治疗方法

（一）早期宣教

研究表明，防治肩手综合征最有效的手段是早期预防，早期患者的体位摆放尤为重要，此外在患者穿衣及体位转移过程中要注意患肢保护，防止意外损伤或过度牵拉，同时应尽量避免在患手上吊针。

（二）运动疗法

被动运动：可从近端到远端依次对患者的肩胛骨、肩、肘、腕及手指的关节在无痛范围内进行被动活动，进而诱发上肢肌肉的活动，维持肌肉长度，缓解水肿。主动运动：鼓励患者主动活动患侧上肢，即使患手完全瘫痪，也应使用健侧肢体协助患肢进行上肢的作业活动。具体方法如下。

（1）肩胛骨的运动控制。可将双手放在充气球或毛巾上，进行前后、左右的运动，来进行肩胛骨及肩关节的控制训练。

（2）Bobath 握手。双手交叉相握，掌心相对，患侧手拇指置于健手拇指掌指关节之上，手臂尽量前伸，用健手带动患侧上举。

（3）手指抓握动作。使用体操棒、网球或是充气球进行掌指关节及指间关节的抓握训练。

（4）向心性加压缠绕。用细绳从手指远端向手腕快速、有力地缠绕每一个手指至指根部，最后缠手掌，缠到腕关节为止，再从远端一一解开绳子，每天反复进行。

（5）肌内效贴。通过提拉皮肤，增加皮下间隙及皮肤本体感觉输入，促进血液循环和淋巴回流，从而消肿、止痛。优点是在支撑及稳定肌肉与关节的同时不妨碍身体正常活动。根据手臂及手的长度剪下合适的长度，采用爪型贴布（自然拉力），患者仰卧位，手臂旋前放于床边，手腕下垂于床缘，腕关节自然屈曲；锚在肱骨外上踝。沿腕伸肌群延展，尾端贴于 4 个手指上至甲床上缘。

（6）冷热水交替疗法。准备一盆 5℃左右的冷水，另一盆 40 ～ 45℃的热水，将患者的手先浸入冷水中 2 ～ 3 分钟，随后浸入热水中 2 ～ 3 分钟，反复交替上述过程，共15 ～ 20 分钟。

（7）辅助器具。可制作夹板，让腕关节处于适度的背伸位。让夹板顶端放在掌远横纹的近侧，不要妨碍掌指关节屈曲，并从第 1 掌指关节向第 5 掌指关节适当倾斜，大拇指活动不受影响。夹板应持续用到水肿和疼痛消失，手的颜色恢复正常。

（8）镜像视觉反馈疗法。将患者的患侧上肢置于正前方桌上的镜像盒里，然后嘱患者取端坐位，将注意力集中于镜子中出现的健侧上肢动作上，告知患者将注意力完全集中于镜子中出现的动作上，尽量想象其是自己对侧的患侧上肢在完成相同的动作。

失语症

一、国内外的标准化测查方法

（一）Head 失语检查法

侧重于检查言语听理解和文字理解，包括名物试验，颜色试验，人、猫、狗试验，钟表试验，钱碗试验和定位试验。

（二）明尼苏达失语鉴别诊断试验

包括理解、言语、阅读、书写等方面，根据检查结果可将患者分类。

（三）标记试验

是检查听觉理解能力的敏感试验，适合于检查轻微的失语症患者。试验包含20个大小、形状、颜色互不相同的标记，主要检查患者的理解和抽象能力，但此测验对听记忆和纯言语听理解缺陷者假阳性较高。

（四）Porch 交流能力指数

该检查用10种物体以引起患者的反应，来测定患者的手势、言语、画图方式的交流行为。但此法仅评定口语功能，对轻型和重型语言缺陷不够敏感。

（五）功能性交流概貌测定

此法能够较客观和完整地评估脑卒中后失语症患者的日常生活语言沟通能力，包含45项日常交流行为，可有运动、手势、说话、理解、阅读等分类。检查是通过非正式面谈，观察患者交流行为，以量化其实际交流行为。

（六）日常生活交流能力测定

该测定主要以日常生活用品为主，利用非言语的各种表现形式，强调重现生活场景及日常交流。

（七）波士顿失语诊断检查

此检查为英语国家普遍采用的失语症检查标准，由27个分测验组成，分为对话和自发性言语、听觉理解、言语表达等大项。另外，还附加一组评价顶叶功能的非言语分测验，包括计算、手指辨认、左右辨认、时间辨认等。

（八）西方失语成套测验

测试耗时约2小时，包括言语和非言语性功能测查。测试时可单独检查口语部分，根据口语部分的自发言语包括言语流畅和信息内容、听理解、复述及命名的检查结果。还可根据阅读、书写、计算、运用等非言语性大脑功能测试，评出失语症的分类和严重程度。

（九）失语症的标准语言试验

检查包括听、说、读、写、计算5大项目，其包括26个分项目。

（十）临床汉语语言测评方法

测验内容包括基本性测验、延伸性测验和与言语相关的神经心理学功能测查。基本性测验包括听、说、读、写功能测验，可用于临床诊断和分类。

（十一）北京医科大学汉语失语成套测验

测验内容包括谈话、理解、复述、命名、阅读、书写等9类检查，共有32个分测验，可用于失语症的临床诊断、治疗和研究。

（十二）中国康复研究中心失语症检查

此检查由30个分测验组成，分为9个大项目，包括听、复述、说、出声读、阅读理解等。它更适合于成人失语症患者。

二、治疗方法

治疗方法有刺激促进法、功能性交流治疗法、阻断去除法、程序操作法、机能重组法、认知疗法，等等。

刺激促进法训练原则是采用丰富多样且有意义的素材作为刺激物，给予适当的、多途径的语言刺激和强的听觉刺激；每次刺激均应引出相应的反应。目的是促进、刺激言语以改善言语机能。

功能性交流治疗法侧重于生活场景的交流和沟通，其中也包含非语言的交流。利用患者残存的能力使用多种的沟通方法，把各种信息传达手段灵活结合，提高其接受和表达能力，进而满足生活和心理的需要。

痉挛

一、痉挛康复评定

（一）改良 Ashworth 痉挛评定量表

是临床上常用的评定量表，有良好的信度和效度，见前文。

（二）临床痉挛指数

临床痉挛量表（CSS）是下肢痉挛的评定工具，可信度较高（表4-7）。

表4-7　临床痉挛量表

项目得分	腱反射	阵挛	肌张力
0	无反射	—	无阻力
1	反射减弱	无阵挛	—
2	反射正常	阵挛1～2次	阻力降低
3	反射活跃	阵挛2次以上	—

续表

项目得分	腱反射	阵挛	肌张力
4	反射亢进	阵挛持续超过30s	正常阻力
6	—	—	阻力轻—中度增加
8	—	—	阻力中度增加

正常人总分16分，0～6分无痉挛；7～9分轻度痉挛；10～12分中度痉挛；13～16分重度痉挛。

（三）Oswestry等级量表

用于评价肌张力的级别，了解患者功能情况（表4-8）。

表4-8　Oswestry等级量表

级别		标准
0	仅有肌痉挛	不能活动，存在肌紧张性反射或脊反射
1	非常严重痉挛	活动非常困难，肢体仅呈一种痉挛协同模式，例如被动屈曲时肢体呈总体伸展或者从伸展体位转变时成总体屈曲
2	严重痉挛	活动困难，呈明显的痉挛协同模式，可存在屈曲和伸展两种模式。患者可屈曲处于伸展位置的肢体及伸展处于屈曲位置的肢体，可伴有或不伴有近端关节的分离运动
3	中度痉挛	可活动，呈痉挛模式，在远端关节（踝关节或腕关节）存在小范围的分离运动
4	轻度痉挛	虽然肢体在抗阻运动或身体其他部位用力时，仍出现痉挛模式，但远端关节存在较好分离运动，并可在较大范围内活动
5	无痉挛	活动正常，没有痉挛

（四）痉挛频率量表

对于评定多发性硬化和痉挛患者鞘内注射巴氯芬后痉挛状态的变化，Penn痉挛频率量表具有较好的敏感性（表4-9）。若治疗前患者Penn痉挛频率量表得分已≥3分，则建议采用每日痉挛评定量表进行评估，该量表是在Ashworth痉挛评定量表和Penn痉挛频率量表基础上制订的（表4-10）。

表4-9　Penn痉挛频率量表

分数	标准	分数	标准
0分	没有痉挛	3分	每小时痉挛出现＞1次
1分	轻度痉挛，可由刺激引起	4分	每小时痉挛出现＞10次
2分	每小时痉挛出现1次		

表 4-10　每日痉挛评定量表

级别	标准	级别	标准
0	无痉挛	3	每天有 5～9 次痉挛
1	每天有 1 次痉挛	4	每天有 10 次以上痉挛
2	每天有 1～5 次痉挛		

（五）神经电生理学方法

表面肌电图（sEMG）可用于评估患者受损神经肌肉功能的变化状况及与健侧的差异，而且可用于观察治疗前后患侧神经肌肉功能的进步情况并据此制订和调整下一步的治疗方案。sEMG 可以反映肌肉的肌电活动，无论是静态还是动态的，用于痉挛评定主要是在主动运动中观察拮抗肌的协同收缩率或协同收缩指数，协同收缩率反映的是拮抗肌在主动肌收缩中所占比例的多少，协同收缩率或协同收缩指数越大，拮抗肌收缩的表面肌电信号越大，痉挛越重。

二、痉挛的康复

在进行痉挛治疗前，应全面评估患者整体情况，确定治疗方案。主要包括：肌痉挛是否明显地影响了功能（步态、日常生活活动能力、舒适、照顾）或是否导致肌肉骨骼畸形，最重要的是患者和照顾者希望达到的目标，这些目标包括以下 2 类（表 4-11）。①功能性目标：包括主动和被动功能如改善步态、个人卫生、日常生活活动能力、易于照顾、减少痉挛发生的频率、减轻疼痛等。②技术性目标：促进去神经支配法、降低肌张力、改善关节位置及其活动范围。

表 4-11　期望目标

改善功能	容易照料
活动（行走，正常的步态模式）	进食
转移	穿衣
坐起及体位	个人卫生及洗澡
平衡	床或椅上体位摆放
轮椅使用及灵活性	减轻疼痛，增加舒适度
性功能	疼痛减少
减少并发症的危险	睡眠改善
预防或治疗肌肉骨骼并发症	矫形支具舒适性的改善
延迟或预防挛缩	改善形象
防止半脱位	修饰
减少压疮	改善生存质量
防止痉挛	避免手术

（一）痉挛治疗的七阶梯方案

对于颅脑损伤后痉挛处理，建议启动综合性的肌痉挛处理方案，治疗痉挛的七阶梯方案如下。

1. 第一阶梯

①预防伤害性刺激。②健康教育。

2. 第二阶梯

指导患者掌握良肢位摆放，学会正确的坐姿、站姿和腹式呼吸放松技术。

3. 第三阶梯

①进行主动训练。②可使用相应的热疗法、水疗等理疗方法。③使用矫形器保持正常的肌肉长度。

4. 第四阶梯

①口服抗痉挛药物。②神经化学阻滞疗法。

5. 第五阶梯

①鞘内药物注射。②选择性背根切断术等手术治疗。

6 第六阶梯

①肌腱延长、肌腱切开等矫形外科手术。②周围神经切断术。

7. 第七阶梯

脊髓切开、脊髓前侧柱切断等破坏性更大的手术。

（二）针对痉挛的基本治疗

一般的治疗措施包括去除膀胱肠道、姿势、快速运动等不良刺激，缓解患者的抑郁、焦虑及疲劳状态，预防伤害性刺激，对患者和家属进行安全教育，避免使用可加重肌肉痉挛的药物；重点还包括体位摆放指导，如训练前后正确的体位与姿势、增大支撑面、日常关节活动度训练指导。

（三）痉挛的针对性治疗

A 型肉毒毒素已在临床广泛使用，是一种局部治疗药物，可造成神经肌肉的化学去神经支配，达到降低肌张力的目的。

使用肉毒毒素治疗痉挛状态的主要步骤：①临床评估：对患者进行详尽的评估，并指定相应的康复治疗计划。②注射 A 型肉毒毒素：大块肌肉可以多点注射，小块肌肉可以用肌电图来确定位置。从功能活动考虑，肉毒毒素注射拟选择的靶肌，见表 4-12。作用时间 3～4 个月，每年需治疗 3～4 次。治疗 7～14 天后复查，确定是否需要使用夹板或者矫形器辅助治疗；4～6 周评估疗效；3～4 个月评估功能是否恢复，并制订进一步治疗计划。

表 4-12   肉毒毒素注射拟选择的靶肌

部位	异常模式	靶肌肉
肩部	内收 / 内旋畸形	胸大肌、大圆肌、背阔肌、肩胛下肌
肘部	屈曲畸形	肱桡肌、肱二头肌、肱肌
前臂	旋前畸形	旋前圆肌、旋前方肌
腕部	屈曲畸形	桡侧腕屈肌、尺侧腕屈肌、指深屈肌、掌长肌
手部	握拳畸形	指深屈肌、指浅屈肌
	拇指内收畸形	拇收肌
髋部	内收畸形	大收肌、长收肌、短收肌
膝部	伸展畸形	股中间肌、股直肌、股内侧肌、股外侧肌
足部	内翻畸形	比目鱼肌、腓肠肌、胫骨前肌、胫骨后肌
	蹬趾上翘畸形	蹬长伸肌

（四）物理治疗

物理治疗可通过功能训练、手法治疗并借助自然界的物理因子（声、光、水、冷、电、热、力等），运用人体生理学原理法则，针对人体局部或全身性的功能障碍或病变，施予适当的非侵入性、非药物性治疗来对症处理患者身体不适和病痛的治疗方式。它包括运动疗法和物理因子治疗两大类。

1. 牵张疗法

牵张是一种使肌肉和肌腱产生伸长作用的治疗方法，是治疗师缓解痉挛的主要方法。在应用牵张时，需要考虑一些治疗参数，包括治疗强度、持续时间、剂量、频率和重复次数。牵张对痉挛的作用有限，有证据显示牵张不会对痉挛有长期的影响或潜在的病理性改变。

2. 神经发育疗法

它以中枢神经系统障碍患者为主要治疗对象，使用的技术有 Bobath 技术、Brunnstrom 技术、Rood 技术、PNF、运动再学习等。

3. 电刺激及生物反馈技术

功能性电刺激对颅脑损伤等上运动神经元疾病引起的瘫痪治疗已获得广泛认可。功能性电刺激主要用于在功能性任务中增加瘫痪或无力肌肉的力量。功能性电刺激不但能短期降低痉挛，也有长期疗效，是促进功能运动和辅助药物治疗的工具。

4. 温度疗法

冷疗能减慢神经传导速度、降低肌梭活性、降低皮肤感受器的敏感性，以及改变中枢神经系统兴奋性。热疗也应用于痉挛的治疗，其有效机制可能与其能减轻疼痛有关。

（五）中药、针灸治疗

中药以活血化瘀、化痰开窍、疏通经络为原则，对颅脑损伤痉挛状态的研究主要是根据辨证论治进行疗效观察。针灸是中医学重要的组成部分，以针刺穴位的方式刺激人体内经络和神经系统，再利用捻转、艾灸等不同的辅助方式，增加临床治疗效果。对于上肢痉挛患者所选的穴位包括患侧神聪、肩髃、臂臑、合谷、太冲，按不同的症状加入尺泽、大陵、曲池、天井等。在治疗时须注意避免过强刺激，以免引发痉挛加重。

三、挛缩的治疗

（一）挛缩的预防

颅脑损伤后早期，无论坐位还是站立位，应尽可能每 30 分钟辅助患者患侧肩部做最大限度的外旋，以有效预防肩关节的挛缩。很多临床指南推荐患侧的每日牵伸来避免挛缩，患者及家属应该被教会牵伸技术，使患者得到每日最长程的牵伸。静息下手的夹板固定常用于预防腕关节和手指关节的挛缩，但是它们的有效性尚未确定。

（二）静态夹板

休息时佩戴夹板的有效性存在争议，例如，英国临床指南反对休息时使用夹板，美国心脏协会／美国卒中协会以 II b 类推荐，B 级证据推荐这一做法。脑卒中患者踝关节跖屈挛缩会影响患者步态和安全，踝足矫形器在患者步态训练中能够改善患者步态，也能预防患侧肢体踝关节的挛缩。临床研究显示，使用踝足矫形器或者辅助站立时使用踝足矫形器站立 30 分钟可能对踝关节挛缩有效。踝足矫形器分指板、短下肢支具，可用塑料做成，应用简便，在治疗中广泛使用。

（三）连续塑形

也称为抑制性塑形，目前主要应用于肘、腕、手指和踝关节。连续塑形能够降低痉挛和张力亢进，但其潜在机制尚未明了。当患者使用塑形时，塑件能提供牵张的负荷，并能长时间得以保持，它能预防和纠正关节的挛缩。但其并发症也较多，如使用石膏时产生的烧伤、间隔综合征、皮肤破损和深静脉血栓等。长期制动也可因骨质疏松增加病理性骨折的风险。

第二节　脊髓损伤康复治疗

脊髓损伤（SCI）是一种危害性很大的中枢神经系统损伤，其发病率及病死率都很高，全世界每年新发的脊髓损伤患者大约有 70 万例，在我国脊髓损伤的年发病率约为 50 人 /100 万人，其中以截瘫及膀胱功能障碍多见。SCI 的主要病因有交通意外、工伤事故、运动动作失误、颈部手术并发症等。脊髓损伤的患者会在脊髓损伤节段平面以下出现自主神经功能、运动功能、感觉功能的短暂或永久性丧失，这些功能的丧失严重影响了患者的生活能力，给社会及患者家庭带来沉重的经济负担。

脊髓损伤后截瘫

一、中医病名

截瘫是脊髓损伤后最常见的并发症，其主要表现为脊髓损伤的节段平面以下肢体感觉、运动、自主神经功能的丧失等。截瘫属于中医中"体惰""痿证"范畴。"痿证"指的是手足软弱无力，筋肉弛缓，不能进行随意的活动，日久后可出现肌肉萎缩的一种病证。在内经《素问·痿论》中论述到，痿证可分为皮、脉、骨、筋、肉等五痿，并提出此五痿的病因与心、肝、脾、肺、肾五脏功能失调有关。《儒门事亲·风痹痿厥近世差玄说》中记载痿证的表现为"四末之疾……弱而不用为痿……"而根据《灵枢经·寒热病》篇云："身有所伤，血出多，及中风寒，若有所堕坠，四支懈惰不收，名曰体惰……"即外伤、高处坠落引起的肢体功能障碍均可归类为"体惰"范畴。故而后世医家大多将脊髓损伤后截瘫归于"体惰""痿证"治疗。

二、病因病机

脊髓损伤的病因可分为内伤与外伤。外伤者，包括外力打击、高处跌落、火器或尖锐器具直接损伤，从而导致筋经、血脉离断而发病。如《圣济总录·伤折恶血不散》言："脉者血之府，血行脉中，贯于肉理，环周一身。因其肌体外固，径隧内通，乃能流注，不失其常。若因伤折，内动经络，血行之道，不得宣通……"而内伤者，多继发于脊髓的损伤，由外力而致脊髓血脉破损，破损则血溢脉外、血不循经，离经之血化为瘀，最终导致经脉受阻，气血津液输布失司，四肢百骸不得濡养，日久则肢体废用，皮肉萎缩。主要涉及心肝脾肾、胃膀胱大肠小肠等脏腑，冲脉、任脉、督脉、足太阳膀胱经等经络；病理因素方面，以瘀血、寒、痰、湿等为主。

三、临床表现

在脊髓损伤的休克期，其症状主要表现为受伤的平面节段以下出现肢体的弛缓性瘫痪，包括运动、感觉、各种脊髓反射及二便功能的丧失。脊髓休克在伤后立即发生，可持续数小时至数周。儿童一般持续 3～4 天，成人多为 3～6 周。在之后逐渐发展为痉挛性瘫痪，其临床表现为肌张力增高、腱反射亢进，同时出现了病理征。在上颈部的损伤，四肢瘫多为痉挛性瘫痪，而下颈部的损伤上肢表现为弛缓性瘫痪，下肢仍以痉挛性瘫痪，这主要是因为脊髓颈膨大部位以及神经根的损伤，胸段脊髓损伤表现为截瘫，颈段脊髓损伤则表现为四肢瘫。

脊髓半切征：即脊髓的一半受损，其临床表现为损伤平面以下同侧肢体的上运动神经元瘫，运动功能障碍及深感觉消失，而对侧肢体则出现痛温觉消失，双侧触觉保留。

脊髓前综合征：颈脊髓的前方受到严重压迫，甚至可引起脊髓前中央动脉严重受压导致闭塞，从而出现了下肢瘫痪重于上肢瘫痪的四肢瘫，但下肢以及会阴部仍保留有深感觉及位置觉，有时还可保留浅感觉。

脊髓中央管周围综合征常常发生在颈椎的过伸性损伤。脊髓局部的椎间盘、韧带或椎内增生组织的前后挤压，导致脊髓中央管周围的传导束受损而出现临床症状，主要表现为损伤平面以下上肢重于下肢的四肢瘫、膀胱直肠功能障碍，但没有出现感觉分离，预后较差。

截瘫的康复

一、康复评定

体位选择：患者检查应取仰卧位，肛诊可取侧卧位。损伤早期若存在脊柱不稳，且无支具固定，可取仰卧位进行检查。

通常采用国际上通用的脊髓损伤神经学分类国际标准，又称 ASIA 脊髓损伤神经学分类，见图 4-1。

(一) 脊髓损伤的康复评定

脊髓损伤的康复评定包括完全、不完全损伤和部分保留带的评定，目前常采用 ASIA 残损分级。

具体 ASIA 残损分级如下：

A 为完全损伤（鞍区 $S_{4～5}$ 无任何感觉或运动功能保留）。

B 为不完全感觉损伤（神经平面以下包括鞍区 $S_{4～5}$ 无运动但有感觉功能保留，且身体任何一侧运动平面以下无 3 个节段以上的运动功能保留）。

C 为不完全运动损伤 [神经平面以下有运动功能保留，且单个神经损伤平面以下超过一半的关键肌肌力小于 3 级（0～2 级）]。

D 为不完全运动损伤（神经平面以下有运动功能保留，且 NLI 以下有一半以上的关键肌肌力大于或等于 3 级）。

E 为正常。

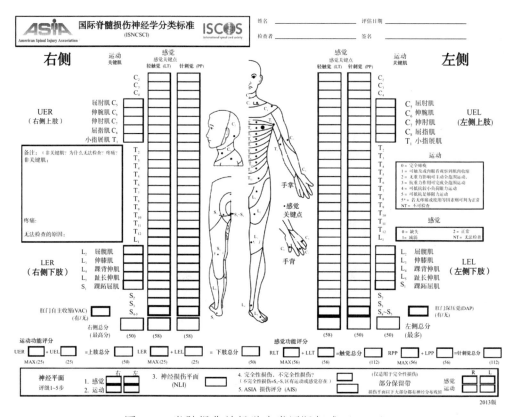

图 4-1　脊髓损伤神经学分类国际标准（ASIA）

使用脊髓损伤神经学分类国际标准检查所有节段的感觉和运动功能均正常，且患者既往有神经功能障碍，则分级为 E。

（二）神经电生理检查

近年来，大量的研究表明，临床神经电生理检查对脊髓的功能评定比较客观，能合适地测量脊髓损伤程度及功能再生的情况。

（1）肌电图检查。

（2）经颅磁刺激运动诱发电位检查。

（3）表面肌电图检查。

（4）体感诱发电位检查。

二、康复治疗

（一）心理康复

合适的心理康复对缓解住院患者或家属的焦虑、抑郁等情绪效果较好，使患者能够更积极地参与到康复训练中，提高临床疗效。

（二）运动功能训练和代偿

运动功能康复方法主要有以下几种：肢体功能训练；物理治疗；中医针灸、按摩等治疗；支具、拐杖、助行器、轮椅等辅助用具的使用。

颈髓及高位胸髓损伤的患者都不同程度地存在着呼吸功能障碍。进行呼吸功能训练是防止呼吸道感染，避免呼吸衰竭危及生命的重要措施。

C_4 完全性损伤会造成四肢瘫，除头部外四肢和躯干均不能活动。应进行呼吸训练、全身关节被动训练、被动站立训练、被动翻身和坐位训练；根据上肢功能障碍情况的不同，对肩、肘、腕及手功能进行功能训练。

对 $C_5 \sim C_6$ 损伤的患者，可以进行床上自己翻身、移动、坐起训练，自理生活训练，轮椅驱动训练。

$C_8 \sim T_2$ 损伤的患者上肢功能正常，但躯干控制和呼吸功能差，双下肢瘫痪。主要进行上肢的力量训练和上肢能完成的日常功能训练，独立操作标准轮椅；可进行能在坐位用双手操作的职业训练；完成独立进食、穿衣、洗澡、上下轮椅等日常功能。

$T_3 \sim T_{12}$ 损伤的患者呼吸功能基本正常，能部分控制躯干，双下肢瘫痪。可进行站立和步行训练，使用辅助器具和下肢支具等在双杠内行走训练。

$L_1 \sim L_2$ 损伤的患者下肢大部分肌肉瘫痪，可使用支具进行步行训练，可进行上下楼梯训练、从仰卧到坐位训练、坐位到立位训练。

L_3 及 L_3 以下损伤的患者下肢小部分肌肉瘫痪，可独立步行，可进行针对性的肌力训练。

（三）排尿功能训练和尿路感染防治

脊髓损伤后，80% 的患者会发生尿潴留，逼尿肌反射消失。此时必须进行间歇性导尿或留置导尿管。如果不及时处理，膀胱过度膨胀会引起逼尿肌的损伤和损害肾脏。管理策略包括每隔几个小时通过间歇性导尿排空膀胱、手术重建排尿通道、注射肉毒毒素和药物治疗（如抗毒蕈碱药物等）。

（四）防压训练和压疮防治

卧床者要定时翻身，每 $2 \sim 4$ 小时翻身一次（根据床垫防压程度决定翻身时间）。

患者可按仰着睡、侧身睡、趴着睡、转向另一侧睡顺序进行翻身。腰椎截瘫患者通过训练要做到自己翻身，部分胸椎截瘫患者要训练借助床上辅助器（吊环、拉手等）自行翻身。腰椎截瘫患者坐位时要每隔半小时用手撑椅子靠手，使臀部悬空 $3 \sim 5$ 次。要学会在一种体位时活动身体，因为身体做小范围活动也可以减少皮肤的压力。不全瘫可行走患者，不可连续站立，不可连续走长路，还要通过使用轮椅、拐杖来减少走路时间，减少足底的压力。

脊髓损伤给患者的日常生活带来很大的困难和不便，需要根据不同的脊髓损伤水平可确定相应的康复目标，从而来指导患者进行日常康复训练。根据脊髓损伤水平，其康复目标见表4-13。

表 4-13　脊髓损伤康复目标

脊髓平面	康复目标
C_4	用口棍、颏控或气控开关控制电动轮椅
C_5	用辅助工具自己进食；利用手摇杆控制电动轮椅；在他人帮助下完成从床到椅等的转移
C_6	自己穿衣；利用加大摩擦力的手轮圈，用手驱动轮椅；独立进行某些转移动作
$C_7 \sim T_2$	独立自由地使用轮椅；独立进行各种转移；独立进行大小便的处理
$T_3 \sim T_{12}$	除 C_7-T_2 功能外，借助支具和拐杖进行站立和治疗性步行
$L_1 \sim L_2$	除 T_3-T_{12} 功能外，借助支具和拐杖进行家庭功能性步行
$L_3 \sim L_5$	除 L_1-L_2 功能外，借助支具和手杖进行社区性功能性步行

二便功能障碍的康复

一、中医病名

目前中医还没有关于脊髓损伤后二便功能障碍的专门论述，但是对比其相关临床症状，应当属于中医学中"便秘""腹泻""癃闭"的范围。

二、病因病机

"癃闭"的病位在肾，膀胱气化功能失常为该病基本病理变化。此外，正常的排尿功能依赖于三焦气化功能的正常，而肺、脾、肾、肝、膀胱等脏腑的相互协调维持着三焦的正常气化功能。中医对于本病的治疗，主要在于调节相关脏腑功能而通调水道。针灸在癃闭的治疗中有很好的临床疗效，选取得穴位主要有：关元、中极、水道、脾俞、肾俞、膀胱俞、肺俞、三阴交、阴陵泉等穴位。"便秘"与"腹泻"病位均在肠道，其主要病机为肠道传导功能的失常，"便秘"表现为排便困难及次数减少，"腹泻"则表现为排便次数明显增多，粪便溏烂甚至水样便。古代文献中有专门的相关论述，但是《素问·咳论》中的"遗矢"与大便失禁症状相似，其病因可归结于脏腑虚寒，因此治疗上多采用温补之法，包括温针灸疗法以及以药物温补脾肾的治疗方法，针刺治疗常用穴位包括隐白、足三里、大肠俞等穴。小便失禁在中医学中也没有专文的论述，其病因也是三焦气化功能失调所致。方药以温补脾肾、通调水道为原则，针灸则以温肾纳气、收敛固涩为主，所选穴位主要为：关元、中极、大赫、阴陵泉、三阴交、足三里等穴。

三、排尿障碍的评定

1. 排尿功能评定包括尿液测定和超声波评定

（1）尿液测定：主要测定每日排尿量、每次排尿量、残余尿量，了解排尿功能基本状况。

（2）超声波评定：主要测定膀胱残余尿量，同时观察肾及输尿管的结构、膀胱形态、膀胱壁的厚度，了解前列腺增生情况、观察有无肾积水、膀胱颈口形态及排尿状态下膀胱颈口的形态变化。

2. 尿流动力学评定

（1）尿流率测定：指单位时间内自尿道外口排出的尿量。反映排尿过程中逼尿肌与尿道括约肌之间的协调功能。最大尿流率男性为 20～25mL/s，女性为 25～30mL/s，当膀胱容量在 200～400mL 时最大尿流率应大于 15mL/s。

（2）膀胱压力容积测定：通过测膀胱内压力和膀胱容积间的关系来反映膀胱的功能。

（3）尿道功能测试：尿道压力分布测定、尿道括约肌肌电图。

（4）功能性尿道长度。

3. 膀胱功能评定

膀胱尿压测评系统主要功能是测定膀胱功能和压力，并且可以对膀胱功能进行训练。这一系统检测膀胱功能主要方法是对患者膀胱的残余尿量、膀胱灌注量、排尿感进行系统的观察和研究，可以准确地估测出膀胱的功能情况，分别观察患者膀胱在充盈状态下和排空状态下括约肌功能的变化，根据漏尿点的多少以及强烈排尿感的情况进行系统的估测。

4. 神经电生理评定

可用 Glazer 盆底表面肌电（sEMG）评估。

四、排尿障碍的康复治疗

（一）物理治疗

1. 运动疗法

（1）尿失禁的治疗：增强盆底肌肉力量，提高控尿能力。

盆底肌肉训练：以训练耻尾肌、提肛肌为主，以增强盆底肌肉对膀胱、尿道、阴道、直肠的支持作用。方法：收紧、提起肛门、会阴及尿道，保持 5 秒，然后放松；休息 10 秒，再收紧提起；反复多次，至少 10 次以上；然后做 5～10 次短而快速的收紧和提起。每次 15～30 分钟，每日 1～3 次，坚持 4～6 周，使每次收缩达 10 秒以上。在训练时，可采取任何体位进行锻炼。

膀胱训练：通过训练让患者学会憋尿，延迟排出，通过延长排尿时间来提高膀胱的容量。为患者选择适当的间隔时间，最初以 30～60 分钟为间隔，最后达 2.5～3 小时排尿一次。

（2）尿潴留的治疗：目的在于增强肌肉力量，局部感觉刺激，促使排尿反射形成，完成排尿过程。可使用屏气法，反复间断数次，直至没有尿液排出为止。痔疮、疝气、膀胱输尿管反流患者禁用此法。也可使用扳机点法，反复挤压阴茎，牵拉阴毛，在耻骨联合上进行持续有节奏的拍打，肛门指检形成的刺激或牵拉肛门括约肌的刺激诱导反射排尿。

2. 物理因子治疗

盆底肌电生物反馈刺激、超短波疗法、中频电疗法、蜡疗、磁疗等，可根据病情选择。

（二）作业治疗

尿潴留的治疗包括间歇导尿和膀胱训练，膀胱训练是用留置导尿管每 4 ～ 6 小时排尿一次，控制饮水量，通过刺激膀胱收缩形成排尿反射。

尿失禁的治疗包括间歇导尿和膀胱训练，膀胱训练是利用导尿管定时开放训练膀胱。

（三）康复辅具

例如集尿器、尿垫等。

五、排便障碍的评定

神经源性排便功能障碍症状：便秘、大便失禁。

1. 疼痛

采用视觉模拟评分法。

2. 肛门直肠指检

（1）肛门张力：检查者的手指插入患者肛管，手指感觉直肠内压力，肛门外括约肌、耻骨直肠肌的张力和控制能力；球海绵体反射及肛门皮肤反射情况。肛门局部刺激有无大便排出。

（2）肛门反射：划动肛周皮肤后出现肛门收缩。

（3）自主收输：自主性的肛提肌收缩可以增加肛门括约肌的压力。

3. 高分辨率肛门测压方法

通过压力感受器对肛管直肠的压力变化进行探测和记录。

4. 神经电生理评定

可使用 Glazer 盆底表面肌电（sEMG）评估。

六、排便障碍的康复

（1）运动疗法根据病情选择主动运动项目，如步行、太极，以改善肠胃蠕动功能。

（2）按摩：全掌按摩腹部。

（3）物理因子治疗：盆底肌电生物反馈刺激、超短波疗法、中频电疗法、蜡疗、磁疗等，可根据病情选择。

（4）中医中药等传统治疗方案。

第三节 小脑萎缩康复

一、概要

小脑萎缩（CA）是由各种不同病因引起的非特异性神经影像学表现，其定义为后颅窝正常大小的具有最初正常结构的小脑由于组织丧失显示脑裂相对于小叶增宽（小叶下间隙）。首发症状多为下肢乏力、发软、易跌倒，动作摇摇晃晃，犹如企鹅，逐渐发展累及双上肢的精细动作，意向震颤，构音障碍，部分患者还可出现呛咳、进食困难等。目前《神经病学》上并未将其作为独立章节进行阐述，而是散见于脊髓小脑性共济失调等篇章之中。脊髓小脑性共济失调患病率约 2.7/10 万，多于青少年期和中年期发病。在中医的治疗范畴里没有"小脑萎缩"的病名，小脑萎缩多归属于"痿病""骨繇""风痱""喑痱"等范畴。中医外治法有针刺疗法、耳针耳穴疗法、刺血疗法、灸法等。《针灸甲乙经》列有专篇《热在五脏发痿》，提出了根据痿证临床表现针灸治疗取穴，"足缓不收，痿不能行，不能言语，手足痿躄不能行，地仓主之。痿不相知，太白主之……"临床中以整体观念为指导，用中药、针灸等手段进行辨证论治，有一定效果。

二、病因病机

对于小脑萎缩病机的认识，本病多因先天禀赋不足或后天失养，而至五脏内伤，精血受损，脑窍失充，筋脉失养所致。医学家唐容川认为："盖肾主骨，肾系贯脊，通于脊髓，肾精足，则入脊化髓上循入脑而为脑髓，是髓者精气之所会也。髓足则精气能供五脏六腑驱使，故知觉运动，无不爽健。"张运克教授认为小脑萎缩多由正气亏虚，气虚血滞，脉络瘀阻所致。王志新教授认为小脑萎缩的病机是肾精亏乏，髓海空虚，奇恒失养，提出了从"奇恒"论治的观点。

三、临床表现

结合病史及临床症状分类，临床上以共济失调，醉酒步态，暴发性语言，协调运动障碍，眼球震颤，肌张力减弱，辨距不良，书写障碍等为主要表现。

四、康复评估

（一）平衡功能的评估

1. 观察法

（1）静态平衡：睁眼坐、闭眼坐；睁眼站、闭眼站；双足并行站立，足跟碰足尖双足站立；单脚交替支撑站立。

（2）动态平衡：保持坐位立位时，推动患者让其头颈上肢躯干在移动的情况下保持平衡、直线走、走标记物、侧方走、倒退走、走圆圈。

2. 测试法

（1）静态平衡：单腿站立，另腿悬于一侧，双手叉腰保持10秒，另侧下肢再重复相同动作；患者用健腿站立，将另腿放置于健腿的内侧膝关节部位，双手叉腰，让患者闭眼，然后将负重腿的足跟抬起离开地面并尽可能长时间保持此体位不动。

（2）动态平衡：走平衡木。

（3）量表法。例如Fugl-Meyer平衡功能测试。

（二）协调性的评估

指鼻试验、跟膝胫试验、闭目难立征、上肢旋前旋后试验。

（三）心理评估

汉密尔顿抑郁量表、汉密尔顿焦虑量表、焦虑自评量表法。

五、小脑萎缩的康复

（一）平衡功能训练

1. 坐位训练：坐位平衡训练

（1）静态平衡训练：患者取坐位，在前方放一姿势镜，治疗师在患者的后方，首先辅助患者保持静态平衡，逐渐减少辅助力量。

（2）动态平衡训练：指示患者向各个方向倾斜或做一些动作，让患者保持平衡；治疗师向各个方向推动患者，让患者保持平衡；治疗师在患者前方，与患者进行抛球、传球训练。

2. 站立平衡训练：静态平衡训练

（1）辅助站立训练：由治疗师辅助患者站立。

（2）独立站立训练。

3. 站立平衡训练：动态平衡训练

（1）他动态平衡训练：让患者站在不同的支撑面上，双足分开站立、并足站、单脚站。治疗师向各个方向推动患者，使其失衡后再保持平衡。

（2）自动态平衡训练：向各个方向活动、伸手拿物品、抛接球训练等。

4. 练习从有辅助到无辅助下起立

站立时双下肢要同时受力，可以先用高凳子练习起立坐下，再过渡到用矮凳子练习。

5. 步行平衡训练

可以先在平衡杠内练习前进后退，然后练习走直线，试着在走的过程中突然停步、转身。等平衡能力更好后，可以加快走路的速度。

（二）步态训练

纠正异常步态，平衡杠内训练、室内行走训练等。

（三）协调训练

双上肢交替上举活动、双上肢交替屈肘、双上肢交替摸肩上举、前臂旋前旋后、指鼻练习、对指练习、双脚交替拍打地面、双下肢交替屈髋屈膝、原地踏步、跳绳等。

（四）语言康复

鼓励患者多说话、结合手势与口语、使用多种方式解释，便于患者理解，允许患者有充足的时间来回应等。

（五）作业治疗

加强手的精细、协调、控制能力的练习，如捏橡皮泥、做实物模型、编织等。

六、预后及社会回归

小脑萎缩是一种原因不明的神经系统多部位慢性进行性萎缩的变性疾病，小脑萎缩既有原发，也可继发于其他疾病。目前还没有根治的方法，中医治疗小脑萎缩有一定的优势，治疗本病时要做到早发现、早诊断，配合中药早期干预及康复训练介入，可以延缓疾病的进程，提高患者的协调、平衡能力，提高生活质量。本病预后差，疾病发展到后期患者基本丧失独立生活能力，且长期卧床极其容易并发褥疮、肺部感染等，是导致死亡的主要原因。

第四节　帕金森病康复

一、概要

帕金森病（PD）是一种常见的中老年神经系统变性疾病，病理上以黑质多巴胺能神经元变性、纹状体神经递质多巴胺含量明显降低以及神经元内出现嗜酸性包涵体（即路易体）为主，临床上主要表现为静止性震颤、肌肉强直、运动迟缓和姿势步态异常等运动症状，以及伴有睡眠障碍、嗅觉减退、神经功能失调、认知减退、抑郁等非运动症状，且使用左旋多巴治疗有效。流行病学研究显示，我国 65 岁以上人群中的 PD 患病率为 1.7%，随年龄增长其患病率上升，给社会和家庭带来沉重的经济和精神负担。中医古籍中并未记载帕金森病的病名，但古籍中存在许多对其类似症状的描述与记载。属于中医学的"内风""振掉""颤振""震颤""震抖"等范畴。中医外治方法有针刺、头针结合体针、舌针、温针、腹针、穴位埋线、放血疗法、耳针、推拿、中药熏蒸、灸法等。临床上配合针灸、推拿及康复训练等多种疗法，可根据患者个人的体质、病情、经济条件选择恰当的治疗方法，从而实现个体化治疗。

二、病因病机

颤证的基本病机为肝风内动，筋脉失养。"肝主身之筋膜"，为风木之脏，肝风内动，筋脉不能自主，随风而动，牵动肢体及头颈颤抖摇动。赵献可《医贯·痰论》曰："肾虚不能制水，则水不归源，如水逆行，洪水泛滥而为痰。"何梦瑶《医碥·颤证》曰："颤，摇也；振，战动也，亦风火摇撼之象，由水虚而然，风木盛则脾土虚，脾为四肢之本，四肢乃脾之末，故曰风淫末疾……定痫丸。"王永炎教授则提出"虚气留滞"的病机理论；周德生教授立足荣气虚滞理论；符文彬教授认为帕金森病的主要病机是阳气虚弱、经脉失养。

三、临床表现

临床以静止性震颤、运动迟缓、肌强直和姿势平衡障碍为主要特征，同时伴有嗅觉减退、快速动眼期睡眠行为异常、便秘、抑郁等非运动症状。

四、康复评估

（一）姿势平衡障碍

姿势平衡障碍的评估方法有以下几种：改良的帕金森病活动量表、伯格（Berg）平衡量表、简易平衡评定系统测试、功能性前伸试验、5 次坐立试验、起立—行走试验、动静态平衡测试系统。

（二）疾病严重程度

帕金森病 Hoehn-Yahr（修订）分级量表根据临床症状分 5 级。

Ⅰ级——身体一侧震颤或只表现为姿势异常。

Ⅱ级——身体双侧震颤强直、运动减缓或姿势异常，伴有或无抽搐体征，身体抽搐部位出现肌肉强直或全身僵硬，颈部强直和躯干屈曲为最多见的表现；同时也有慌张步态出现。

Ⅲ级——在Ⅱ级的基础上症状加重。此外，患者开始出现平衡功能的减退，且不同程度地开始影响日常活动，但仍完全独立。

Ⅳ级——患者的日常活动需要帮助。

Ⅴ级——患者需借助轮椅或被限制在床上。

临床上分为，Ⅰ～Ⅱ级为早期 PD，Ⅲ级为中期 PD，Ⅳ～Ⅴ级为晚期 PD。

（三）修订的 Hoehn-Yahr 分级

是最常用的帕金森病严重程度定性分级量表。

0 级：无症状。

1 级：单侧疾病。

1.5 级：单侧＋躯干受累。

2 级：双侧疾病，无平衡障碍。

2.5 级：轻微双侧疾病，后拉试验可恢复。

3 级：轻～中度双侧疾病，某种姿势不稳，独立生活。

4 级：严重残疾，仍可独自行走或站立。

5 级：无帮助时只能坐轮椅或卧床。

五、康复治疗

（一）全身律动治疗

（1）强化肌肉力量、弹跳力。

（2）增加关节稳定及平衡感。

（3）增加骨质密度。

（4）刺激改变体内荷尔蒙分泌。

（5）增加身体免疫力。

（6）刺激分泌一氧化氮，保护心脏血管。

（7）增加生长激素。

（8）增加睾酮，降低皮质醇。

（二）运动功能康复

（1）放松训练：深呼吸法和想象放松法。

（2）关节活动范围训练：屈曲肌群的牵伸和胸廓的扩张运动。

（3）肌力训练：核心肌群和四肢近端肌群，渐进式抗阻训练。

（4）姿势训练：躯干屈曲姿势的矫正，借助姿势镜。

（5）平衡训练：坐位和立位下三级平衡。

（6）步态训练。

（7）转移训练。

（8）手功能活动训练。

（三）双重任务训练

步行的同时进行另一项运动或认知任务训练。

（四）运动策略

（1）心理提示策略训练。

（2）外部提示策略训练。

（3）认知运动策略训练。

（五）言语功能训练

呼吸训练：腹式呼吸和胸式呼吸。

（六）发声训练

励协夫曼语音治疗（LVST）。

（七）调音训练

口颜面肌肉（唇、舌等）调音器官。

（八）吞咽功能康复

（1）口腔期障碍：唇、舌和下颌的运动功能训练。

（2）咽期障碍：发声训练为主。

（3）饮水呛咳：使用增稠剂，吞咽障碍严重时，尽早使用管饲。

（九）认知功能康复

（1）情绪康复：认知行为疗法。

（2）睡眠康复：刺激控制法和睡眠限制疗法。

（3）疼痛康复：物理因子治疗、中医推拿、规律体育锻炼、镇痛药。

（十）泌尿功能康复

（1）尿失禁：盆底肌肉自主收缩、生物反馈训练。

（2）膀胱扩张训练。

（3）尿潴留：定时定量饮水、清洁间歇导尿。

（十一）直肠功能康复

（1）腹肌和盆底部肌肉运动训练。

（2）定时排便习惯。

（3）直肠刺激方法；诱发直肠—肛门反射。

（十二）体位性低血压康复

（1）身体抗压动作训练。

（2）束腰带和穿压力袜。

（3）休息或睡眠时床头抬高 30°～40°。

（十三）疲劳康复

（1）锻炼。

（2）适宜的温度。

（十四）神经调控治疗

（1）脑深部电刺激（DBS）。

（2）重复经颅磁刺激（rTMS）。

（3）经颅直流电刺激（rDCS）。

（4）生物反馈训练。

（十五）健康宣教

（1）倡导积极生活方式。

（2）缓解紧张和压力。

（3）优化日常活动。

（4）家居环境改造及辅助器具使用。

（十六）晚期康复护理

（1）保护重要脏器功能。

（2）预防并发症及废用综合征。

（3）一天状态较好的时期（"开"期）锻炼体能和学习新的运动技能，在功能受限的时间和环境中（"关"期）运用和实践已掌握技能。每次训练 30～60 分钟，每天 1～2 次，每周 5 次以上。训练期间治疗师给予患者反馈并时刻关注患者生命体征。

六、预后及社会回归

帕金森病康复治疗目前应用治疗手段只能改善症状，无法治愈疾病，虽然不能改变疾病本身的进程，但对于预防继发性损伤及由此带来功能障碍有重要作用。它可延缓患者病情进展，提高日常生活能力及生活质量。帕金森患者的预期寿命也与普通人群没有明显差异。

第五节 小儿脑瘫康复

一、概要

脑性瘫痪是一组持续存在的中枢性运动和姿势发育障碍、活动受限症候群，这种症候群是由于发育中的胎儿或婴幼儿脑部非进行性损伤所致。脑性瘫痪的运动障碍常伴有感觉、知觉、认知、交流和行为障碍，以及癫痫和继发性肌肉、骨骼问题。据报道，脑瘫患病率为 1.4‰～3.2‰，我国 1～6 岁脑瘫患病率为 2.46‰。痉挛型脑瘫占脑瘫发患者数的 50%～70%，为临床最常见的脑瘫类型。根据脑性瘫痪的临床表现，结合文献记载小儿脑瘫属于中医"五迟、五软、痿病"等范畴。早在《颅囟经》中即有"行步迟"的记载；《幼幼新书》认为小儿五软为"手软、项软、脚软、腰软、背软"；《小儿药证直诀》中有关症状的描述："长大不行，行则脚细，齿久不生，生则不固"以及"发久不生，生则不黑"。中医治疗该病有丰富的经验，外治方法有针刺，头针结合体针、舌针、温针、腹针、穴位埋线、推拿、中药熏蒸、灸法等。《太平圣惠方》：凡人"饮食不节，酒色过度，忽中此风，言语謇涩，半身不遂，宜七处齐下火灸各三壮。风在左灸右，在右灸左。"本法也适用于小儿脑瘫患者的肢体活动障碍及肌肉萎缩者。临床上配合针灸、推拿及运动训练等多种疗法，辨证施治调整人体气血功能，达到阴阳平衡，可取得一定疗效。

二、病因病机

本病多因患儿先天禀赋不足和后天养护失当，引发气血虚弱以致五迟五软显现。《医宗金鉴·幼科心法要诀》提出："小儿五迟之证多因父母气血虚弱，先天有亏，致儿生下筋骨软弱，行步艰难，齿不速长，坐不能稳。"《保婴撮要·五硬》把手足痉挛归结为先天肝肾不足，书中描述"若手拳挛者，禀受肝气怯弱，致两膝挛缩，两手伸展无力，……足拳挛者，禀受肾气不足，血气未荣，脚趾拳缩，不能伸展"。《张氏医通·婴儿门》分析本病病因病机为"皆胎弱也，良由父母精血不足，肾气虚弱，不能荣养而然"。

三、临床表现

主要表现为运动障碍，伴或不伴有感知觉和智力缺陷。

四、康复评估

（1）儿童发育评定，通用丹佛发育筛查测验（DDST）进行筛查测试，采用格塞尔发育诊断量表（Gesell）进行发育商检测。上述量表是对运动发育、社会性发育以及语言发育的全面评定方法，反映儿童特别是婴幼儿整体发育的大范围评定表。

（2）新生儿 20 项行为神经测定，新生 20 项行为神经测定（NBNA）分为 5 个部分，行为能力（6 项）、被动肌张力（4 项）、主动肌张力（4 项）、原始反射（3 项）和一般评估（3 项），可早期发现异常，早期干预。

（3）GM Trust 全身运动评估：采用 GM Trust 全身运动评估（GMs）进行婴儿神经学评估，通过直接评估法或录像评估法对婴儿自发性运动模式进行观察和评估，从而预测高危新生儿后期发展趋势。

（4）Alberta 婴儿运动量表（AIMS）对正常运动发育、运动发育迟缓及可疑异常运动模式进行监测。

（5）Milani 正常儿童发育量表：通过对自发反应和诱发反应 6 个方面的 27 项检测，对运动发育进行评定，得出运动发育率。

（6）粗大运动功能评定，该量表将不同体位的反射和运动模式分为 88 项评定指标，共分 5 个功能区，最后得出原始分（5 个功能区原始分），功能区百分比（原始分 / 总分 ×100%），总百分比（各能区百分比相加 /5），目标区分值（评定功能区百分比相加 / 所选能区数）。全面评定粗大运动功能状况，被广泛采用。

（7）粗大运动功能分级系统：以自发运动为依据，侧重于坐（躯干控制）和行走功能，按照 0 ～ 2 岁、2 ～ 4 岁、4 ～ 6 岁、6 ～ 12 岁、12 ～ 18 岁 5 个年龄段的标准，功能从高至低分为 Ⅰ 级、Ⅱ 级、Ⅲ 级、Ⅳ 级、Ⅴ 级。

（8）Peabody 运动发育评定量表：适用于 6 ～ 72 个月的儿童，是一种定量和定性功能评定量表，包括 2 个相对独立的部分，6 个分测试，3 个给分等级，最后得出原始分、相当年龄、百分比、标准分（量表分），综合得来的发育商和总运动商。

（9）PDMS 精细运动部分：适用于 6 ～ 72 个月的儿童（包括各种原因导致的运动发育障碍儿童）的运动水平。对运动机能进行定量和定性分析，同正常同龄儿童进行比较，对教育和干预治疗效果的评定很有价值。

五、康复治疗

（一）康复的目的和原则

（1）早期发现，早期康复治疗。

（2）康复训练要长期坚持。

（3）康复训练内容要个体化，综合手段，全面康复。

（4）康复治疗要与有效药物和必要手术相结合。

（5）康复训练患儿与培训家长相结合。

（二）脑瘫儿童康复阶段的划分

（1）婴儿初期：为出生后 6 个月以前，症状还未完全出现时的训练。

（2）婴儿后期至幼儿期：为 6 个月至 3 岁的患儿，症状已明显，但尚无挛缩畸形的训练。

（3）学龄前期：症状已明确，可能有固定的挛缩畸形。

（4）学龄期：年龄在 6 岁以上的患儿，需进行社会适应性训练。

（5）争取生活自理或部分自理。

（三）各型脑瘫的训练要点

（1）痉挛型：主要在于降低痉挛肌群异常增高的肌张力，并训练相应拮抗剂群的收缩能力；维持关节活动度，利用 RIP 抑制异常反射姿势，诱发分离运动，提高平衡能力和自主运动水平。

（2）手足徐动型：利用 RIP 来抑制异常的肌紧张和非对称性姿势；通过挤压、负重、抵抗等方法来提高肌肉的收缩能力；进行姿势控制训练；给予适当刺激，进行感觉的强化进而提高平衡能力。

（3）共济失调型：提高肌肉的张力和肌肉的同时性收缩，进行姿势训练；反复进行感觉训练及距离测定能力的训练；给予更多的本体感觉输入，提高患者的独立平衡水平。

（四）脑瘫的家庭康复护理

（1）根据不同患儿的评定水平给予个体化的治疗，在治疗师的指导下进行个体化的康复活动训练。

（2）支持患儿参与治疗，创造良好的康复环境，能使康复治疗活动的效果更佳。

（3）预防关节挛缩等继发障碍的出现。

（4）纠正患儿的异常姿势，控制肌张力的异常增加。

家长面向患儿，把患儿的双腿先分开再弯起来，然后分开双手，头略下垂或枕在家长肩上，也可让患儿的双手环抱住家长的颈部；若患儿体重过大，可将患儿移向髋骨一侧，这种位置不仅省力而且可以纠正患儿的双腿僵直，并强化患儿对头部的控制能力。

患儿不宜长期仰卧，因长期仰卧会导致患儿运动不对称，加重肌肉痉挛。侧卧位不仅有利于痉挛的肌肉张力得到改善，也有利于动作对称，但双腿之间要夹一小软枕头，以免双下肢过紧引起内收肌张力过高。

应选择穿脱方便的衣服，动作要轻柔，常用俯卧位和仰卧位。患儿仰卧在床上，或趴在家长腿上，将患儿双腿分开，膝关节屈曲，家长用手抓住位于患侧的肘关节附近部位，慢慢把患儿手臂拉直，再慢慢地把衣服袖子套在患儿手臂上，然后穿健侧。穿脱裤子时，患儿双腿应屈曲，脚尖转向外侧，穿完一侧，再穿另一侧。使患儿姿势双侧对称，避免对患儿过度的拉扯。

大小便要有相应的时段，保持一定的规律。家长应给予帮助和监督，选择合适的坐便器和体位。体格比较小的患儿可放在家长膝上，一方面可支持背部并稍向前倾、腿弯曲、分开；体格比较大的患儿，选择合适的马桶，置于木箱中，前面放一横木以便于患儿扶持。

六、预后及社会回归

小儿脑瘫具有高致残性，给家庭和社会带来沉重的经济负担。目前西医治疗方法主要包括康复训练、药物、手术、细胞移植技术及其他治疗方法。中西医结合康复治疗被广泛应用于临床，在脑瘫患儿肌张力、关节活动度、运动功能及吞咽语言功能方面及心理状态方面取得许多突破。本病属于顽疾，一定要早诊断、早治疗，干预越早则预后效果越佳。

第六节　周围神经损伤康复

一、概要

周围神经损伤是指周围神经干及其分支受到创伤，导致神经支配区域的运动、感觉及自主神经功能障碍的一种临床病症。周围神经损伤（PNI）是临床常见疾病，发病率为100万例／年。中医学认为周围神经损伤属于"伤筋""痹证""痿证"等范畴。《外台秘要》载有"四肢骨破碎及筋伤蹉跌"。唐代蔺道人的《仙授理伤续断秘方》中曰"打扑伤损，骨碎筋断，瘀血不散……筋痿力乏，左瘫右痪，手足缓弱"，指出了四肢瘫痪与打扑伤损的关系。虽然中医理论中未明确提及"周围神经损伤"概念，有关治疗方法可见于中医文献中，在《诸病源候论》中指出："为断皮肉骨髓，伤筋脉，皆是卒然致损，故气血隔绝，不能周荣，所以需善系缚、按摩、导引，令其气血复也。"中医治疗周围神经损伤主要以中医理论为基础，在辨证论治的指导思想下，外伤与内损兼顾，多种方式协同治疗。

二、病因病机

周围神经损伤的中医病因病机复杂，常为瘀血痹阻经脉，气血不能通达肢体，进而影响脾、肾等脏腑功能，使精气血化源虚弱，不能濡养筋骨所致。《金匮要略·脏腑经络先后病脉证》指出"千般灾难，不越三条……三者，房室、金刃、虫兽所伤，从凡详之，病由都尽"。《景岳全书》提出"痹者闭也，为气血为邪所闭，不得通行而病也"。《素问·生气通天论》提及"因于湿，首如裹，湿热不攘……大筋软短，小筋弛长，软短为拘，弛长为痿"。

三、临床表现

周围神经损伤临床以该神经所支配部位的运动和感觉功能障碍为表现，肢体出现运动障碍（如肌肉瘫痪、肌肉萎缩、肌张力低下），感觉障碍（如疼痛、麻木等），反射异常（如腱反射减弱或消失）和自主神经功能障碍等。

四、康复评估

（一）运动功能的评定

（1）视诊：皮肤是否完整、肌肉有无肿胀或萎缩、肢体有无畸形、步态和姿势有无异常。

（2）肢体周径测试。

（3）肌力和关节活动范围评定。

（二）运动功能恢复的评定

神经损伤后的运动功能恢复情况可分为6级，尤其针对高位神经损伤、周围神经损伤，电生理学具有重要的诊断和功能评定价值。常用的方法有以下几种。

（1）肌电图检查：通过肌电图检查，可判断神经受损的程度。

（2）神经传导速度的测定：神经传导速度的测定是利用肌电图测定神经在单位时间内传导神经冲动的距离，可判断神经损伤部位，神经再生及恢复的情况。

（3）体感诱发电位检查：体感诱发电位（SEP）是刺激从周围神经上行到脊髓、脑干和大脑皮质，是感觉区时在头皮记录的电位，具有对病变进行定量估计、对传导通路进行定位测定、重复性好等优点。对常规肌电图难以查出的病变，SEP可容易作出诊断，如周围神经靠近中枢部位的损伤、在重度神经病变和吻合神经的初期测定神经的传导速度等。

（4）ADL评定，评定患者回归家庭生活和社会活动的能力。

五、康复治疗

（一）周围神经损伤康复治疗

主要解决以下问题：促进受损处神经再生和神经所支配区域功能的恢复，防治并发症。保持功能位周围神经病损后，将受累部位置于功能位，在预防关节挛缩的同时，最大限度保留其肢体功能。

（二）运动疗法运动疗法

在周围神经损伤的急性期要动作幅度轻柔并且患者不能过度受累，要有相应的运动强度。

（1）主动运动：如神经病损程度较轻，肌力在2～3级以上，在早期也可进行主动运动，要有相应的运动强度，不引起自身的疲劳和疼痛，并且应保证有良好的休息时间。尤其是在神经创伤、神经和肌腱缝合术后。

（2）被动运动：以防止肌肉关节挛缩畸形和保持增加关节活动度为主，其次能保持肌肉的生理长度和肌张力、改善局部循环。

（3）当肌力为1～2级时，使用助力运动。可在去重力的体位进行，或者在抗重力的体位以减轻重力为目的，可以由治疗师助力，也可自己借助滑轮、长棍等器械。

（4）当肌力为3级时，可开始进入抗重力的主动运动阶段，当然也要有相应的运动强度，防止肢体和精神过度疲劳。

（5）当肌力增至4级时，可进行抗阻训练，可通过治疗师辅助或者通过器械辅助，阻力要适当，并由小逐渐增加。在不稳定的平面进行协调平衡训练。

（6）增加肌力的原则是大重量、少重复，可通过持续的等长收缩和渐进抗阻来增加肌力。

(三) 物理因子治疗

（1）高频电疗法：早期应用短波、超声波疗法。无热或微热量，每日 1 次，每次 10 分钟，注意治疗部位机体内有金属固定物时禁用，消炎镇痛，提升组织代谢能力有利于神经再生。

（2）温热疗法：常用有红外线和热敷等，每日 1 次，每次 10 ～ 20 分钟，提升患者局部组织代谢，也可用于缓解运动疗法之后的疲劳。需要患者有正常的温度觉，温度觉和痛觉减退或亢进的患者需要谨慎选择该治疗方式。

（3）激光疗法：常用氦—氖激光（10 ～ 20mW）或半导体激光（200 ～ 300mW）沿神经走向或者神经支配区域对病损处进行照射，或者根据穴位照射，每部位照射 5 ～ 10 分钟，有消炎、促进神经再生的作用。

（4）水疗法：用温水浸浴、漩涡浴，可以缓解肌肉紧张，促进局部循环，松解粘连。水中进行运动疗法可以减小运动损伤发生的概率，并且可以减小运动带来的疲劳感，也可作为助力运动的助力手段。

六、预后及社会回归

周围神经损伤病程长、恢复慢，对患者的生活、工作与心理皆构成极大影响，针对周围神经损伤患者的干预治疗越早效果越好，采用综合康复治疗对周围神经损伤患者进行干预，能够有效控制病情，促进神经修复与再生，从而降低患者致残率，防止肌肉萎缩，减轻疼痛，改善肢体活动，提高患者生活质量，促进居家独立和恢复工作。

第五章　骨科康复

颈椎病康复

一、概要

颈椎病是一种以退行性病理改变为基础的疾病，是指颈椎间盘的退行性改变和相邻结构的继发性病理改变，致使颈椎脊髓、神经根或椎动脉受压，以及出现相对应的临床表现的疾病。颈椎病通常分为颈型颈椎病、神经根型颈椎病、椎动脉型颈椎病、脊髓型颈椎病、交感神经型颈椎病和食管压迫型颈椎病。颈椎病很大程度地影响着人们的健康，更带来了沉重的经济压力和心理负担，严重影响生活质量，成为临床上亟待解决的问题之一。颈型颈椎病属于中医学"痹证""项强""颈筋急"等范畴。《素问·逆调论》中记载"骨痹是人当挛节也"。颈肌肌张力增高即"筋急"的发生。再根据《灵枢·卫气失常》中论述："筋部无阴无阳，无左无右，候病所在。"所以对于本病的治疗应该对颈部"筋"进行干预调节颈肌的状态，"经筋治骨"最后达到"筋柔骨正""筋柔骨自安"的生理状态。

二、病因病机

多因风寒湿邪闭阻经络；或因劳损筋骨，气滞血瘀；或因肝肾亏虚，精血不足，不能濡养筋骨，致局部经络穴虚再感外邪，致使气血不和，经脉闭塞不通，不通则痛。

三、临床表现

临床上颈椎病可分为颈型颈椎病、神经根型颈椎病、椎动脉型颈椎病、脊髓型颈椎病、交感神经型颈椎病和食管压迫型颈椎病，其临床表现与病变部位密切相关，主要有颈背疼痛、上肢麻木疼痛、眩晕、心慌、失眠、情绪烦躁、下肢无力、走路踩棉花感、吞咽困难等。

四、康复评估

（一）疼痛评定

疼痛的部位与病变的类型和部位有关，一般有颈后部和肩部的疼痛。常用的疼痛评定方法有：视觉模拟评分法、数字疼痛评分法、口述分级评分法、麦吉尔疼痛调查表。

（二）颈椎活动范围评定

颈椎的疾病最易引起颈椎活动度受限。神经根水肿或受压时，颈部出现强迫性姿势，影响颈椎的活动范围。

（三）特殊检查

压痛点检查（椎旁或棘突压痛，压痛位置一般与受累节段相一致）、椎间孔挤压试验、椎间孔分离试验、神经根牵拉试验、霍夫曼征、感觉障碍检查（对颈椎病患者做皮肤感觉检查有助于了解病变的节段及程度）。

（四）肌力评定

颈椎病损伤神经根或脊髓者，肌力会出现下降，若失去神经支配则肌力可为零。根据各肌肉支配的神经不同可判断神经损伤的部位和节段。

（1）徒手肌力评定法：对易受累及的肌肉进行肌力评定，并与健侧对照。

（2）握力测定：使用握力计进行测定，测试姿势为上肢在体侧下垂，用力握 2～3 次，取最大值。可反映屈指肌肌力，正常值为体重的 50%。

五、康复治疗

康复治疗目标是减轻或消除刺激压迫神经、血管的因素，解除肌肉痉挛，消除炎性水肿，改善局部血液循环，维持颈椎曲度及其稳定性，以达到减轻症状和体征，尽量恢复颈椎正常生理功能和工作能力的目的。

（一）非手术治疗

（1）颈椎牵引：适用于神经根型患者，其他类型患者也可试用。牵引重量：3～5kg 至 8～10kg 或更多，但以不超过体重的 1/4 为宜，每天 1～2 次，每次 15～30 分钟。通常采用持续牵引法，也可进行间歇牵引。

（2）颈部推拿：推拿对消除肌肉紧张、痉挛，改善血液循环，松解局部硬结作用显著。可采用推摩、揉捏等手法按摩颈背肩臂等部位，并配合穴位按摩，以舒筋活络，减轻疼痛。有小关节紊乱和颈椎椎体细微错位的患者，可进行旋转复位手法。

（3）物理治疗：热疗和冷疗应用较多，包括超短波透热、微波疗法、红外线、白炽灯照射、石蜡疗法、中药电熨疗法，以及局部热敷、局部冰敷或冰按摩。也可应用超声波疗法、干扰电疗法与音乐电疗法。通过理疗，能够改善患者局部血液循环，放松痉挛肌肉，消除炎性水肿和局部硬结，从而缓解疼痛。

（4）运动疗法：是提高和巩固疗效的重要手段，急性症状减轻后即可开始应用。锻炼内容应包括保持和恢复颈部和肩部活动范围的练习、应用抗阻等长收缩，以增强颈部肌肉的练习，以及牵伸颈部肌肉的练习。所有操练均应平稳慢速地进行，并在患者能耐受的情况下逐渐加大动作幅度或所用阻力，以达到锻炼的目的。

（5）神经阻滞疗法：药物阻滞、星状神经节阻滞。

（6）其他康复措施：应用颈部矫形器、养成良好的生活习惯、颈背部保暖、避免疲劳。

（二）微创治疗

射频热凝靶点消融术，其优点是温度可控，可以产生准确定量的热凝能量；可以根据阻抗判断组织类别；可以应用神经刺激判定穿刺是否到位；穿刺针极细，组织损伤小；微创、安全、简单、易于掌握；无手术瘢痕，可重复治疗。

（三）手术治疗

康复治疗通常以非手术治疗为主，但症状明显的脊髓型患者或病情较重经系统康复治疗无效或反复发作者需考虑手术治疗。

六、预后

近年来，人们生活学习压力增高，也是颈椎病发病的重要因素，经治疗后不能得到有效正确的锻炼，很难维持治疗的效果。现在治疗颈椎的方法多种多样，推拿、按摩、中药贴敷、牵引、针灸，各种物理因子治疗，是被普遍认可的康复治疗方法。经康复治疗能很好地保护颈椎小关节及颈椎整体生物力学的平衡，改善了颈部周围组织的微循环，即可以从总体上提高疗效，又降低了再发的概率。综上所述，对于颈椎病患者，在临床上康复治疗可显著改善患者的症状，应该加大推广。

腰椎间盘突出症康复

一、概要

腰椎间盘突出症是因腰椎间盘变性、纤维环破裂、髓核突出，压迫神经根造成以腰腿痛为主要表现的一种综合征。随着人们生活压力的不断增大以及持续的不良作息习惯，腰椎间盘突出症的发病率呈逐年上升趋势。腰椎间盘突出症是临床常见的脊柱退行性疾病，其引起的腰腿痛症状给患者带来了极大的不便和痛苦。调研发现该病的流行与很多致病因素密切相关，特别是年龄因素以及职业因素，尤其是工作负荷大的工作，像重体力劳动者、公司职员及司机等都是该病的多发人群。本病属中医"腰痹"的范畴。《黄帝内经》认为："腰为肾之外府，为肾之精气所灌注之处。""腰者，肾之府，转摇不能，肾将惫矣。"《金匮要略·五脏风寒积聚病脉证并治》载有"肾著"之病。《丹溪心法·腰痛》篇指出："腰痛主湿热、肾虚、瘀血、挫闪，有痰积。"

二、病因病机

腰痛的常见病因：①多由居处潮湿，或劳作汗出当风，衣着单薄，或冒雨着凉，或暑夏贪凉，腰府失护，风、寒、湿、热之邪乘虚侵入，阻滞经脉，气血运行不畅而发腰痛。②体虚年衰或先天禀赋不足，加之劳役负重，或久病体虚，或房事不节，以致肾之精气虚亏，腰府失养，可致腰痛。③跌仆闪挫，举重抬高，暴力扭转，坠堕跌打，又或者体位、用力不当，致使腰部气血运行不畅，瘀血留滞，经脉不通而发生疼痛。

正如《杂病源流犀烛》所说："腰痛，精气虚而邪客病也。"腰为肾之府，是肾之精气所溉之域，与膀胱相表里，任脉、督脉、冲脉、带脉均布其间，故内伤不外乎肾虚，而外感风寒湿热诸邪，常因肾虚而客，否则虽感外邪，也不致腰痛。另外，劳力扭伤，则和瘀血有关，临床也不鲜见。

三、临床表现

腰椎间盘突出症的临床症状：腰痛、下肢放射痛、肢体麻木、肢体冷感、间歇性跛行、肌肉麻痹、马尾神经症状、下腹部痛或大腿前侧痛、患肢皮温较低。其他如视受压脊神经根的部位与受压程度、邻近组织的受累范围及其他因素不同，尚可能出现某些少见的症状，如肢体多汗、肿胀、骶尾部痛及膝部放射痛等多种症状。

四、康复评估

（1）Quebec 分类评定：简单易行，是下背痛患者进行分类的常用方法。根据患者症状出现的部位、放射痛症状、神经检查的阳性体征、神经根受压、椎管狭窄、手术等情况，将下背痛分为 11 个级别，已经被证实有良好的信度和效度。

（2）腰椎活动度评定：腰椎间盘突出症患者往往伴有腰部僵直或活动受限。了解腰椎的活动范围对手法治疗、牵引治疗等治疗方法的选择也非常重要。

（3）肌力和耐力评定：腰椎间盘突出症患者往往存在下背部肌力和耐力的减弱，针对增强下背部肌力及耐力的康复治疗，也需要对患者进行肌力和耐力评定。

（4）生存质量评定：下背痛已经成为引起功能障碍、影响生存质量的重要原因。可以选用改良的 Oswestry 下背痛调查表来进行评定。每个部分都有 6 个陈述句，按轻重顺序排列，由患者选择与他的情况最吻合的 1 个陈述句。每个部分的得分是 0 ～ 5 分，最轻为 0 分，最重为 5 分。最高分为 50 分。

（5）心理评定：可采用 Zung 抑郁自评量表。

五、康复治疗

腰椎间盘突出症发生率较高，早期一般卧床休息加服药物可缓解。康复目标主要是改善患者腰椎的活动度及腰椎的稳定性，提高患者生活活动能力。缓解期康复治疗应主要恢复脊柱的柔韧性，改善腰部功能，增强腰肌抗病能力，加强脊柱稳定性，巩固疗效，减少复发。对非手术治疗无效且反复发作加重者，可采用手术治疗。

（一）一般治疗

急性期应绝对卧硬板床休息，限制活动，下床时腰围保护制动腰部。一般 2 ～ 3 天为宜，不主张长期卧床。疼痛时可肌内注射或口服非甾体抗炎药或镇静剂，以减轻患者痛苦，缓解肌痉挛。

（二）物理因子治疗

可促进局部血液循环，缓解局部无菌性炎症，减轻水肿和充血，缓解疼痛，兴奋神经肌肉等作用。

（1）腰椎牵引：牵引时间每次大约 20 分钟。牵引重量可由患者自身体重的 1/2 开始逐渐增加，随着患者的适应情况逐渐增加至耐受为止。

（2）超声波：起到松解神经根粘连、延缓韧带退变钙化和局部止痛等效果。将超声波治疗仪置于腰背部旁进行超声波治疗，每次 8～10 分钟，每日 1 次，10～15 次为 1 个疗程。

（3）其他辅助治疗：常用方法有中药熏蒸、中药配方湿热敷、中频脉冲电刺激、微波、远红外线治疗、磁热疗法等，可根据不同情况选择性应用。

（三）功能锻炼

（1）麦肯基（McKenzie）法治疗技术：其作用在于能通过主动改变体位运动，逐渐拉长腰背肌肉的适应性，使缩短的肌肉组织重建丧失的功能和增强运动能力。

（2）脊柱核心稳定性训练：训练的目的是增强脊柱局部稳定肌肌力，改善腰椎稳定性。有骨盆倾斜运动、腰椎中立位控制、多裂肌训练、桥式运动、侧桥运动等。

（四）悬吊训练治疗

通过主动运动，激活神经系统对脊柱深层肌肉的控制能力，从而改善脊柱稳定性。

（五）中医治疗

（1）中药治疗：寒湿阻络者用甘草干姜茯苓白术汤加减；瘀血阻络者用身痛逐瘀汤加减；湿热阻络者选用四妙散加减。

（2）手法治疗：可采用腰椎复式间歇拔伸法、疏通肝脾肾三经法等。

（3）针灸治疗：取穴夹脊、肾俞、环跳、悬钟、阿是穴，采用针刺泻法；委中刺络放血。

（4）刮痧疗法：主要取腰腿部的督脉、膀胱经及胆经操作，隔日 1 次。

六、预后

康复治疗腰椎间盘突出症疗效好、安全性高、预后佳，现在临床上多采取多种治疗方法联合治疗。在以后的发展中，应进一步挖掘康复治疗的潜力，在传统技术的基础上可以进一步改进创新，治疗方案设计应更加个体化，规范化和专业化，更好地发挥康复治疗在临床中的作用，提升康复治疗在临床治疗中的参与程度和重要作用。

强直性脊柱炎康复

一、概要

强直性脊柱炎（AS）属于风湿病范畴，是脊柱关节病中的一种。主要以骶髂关节与脊柱发生炎症的慢性退行性疾病，大多患者最初主要累及骶髂关节，随着疾病的发展会进一步累及腰、胸、颈等椎体和周围的关节，并可有不同程度的眼、肺、肌肉、骨骼的病变，也有自身免疫功能的紊乱，大多数患者病变过程伴随着比较强烈的疼痛。该病的男性发病率明显高于女性。中医学对强直性脊柱炎的相关记载历史悠久，属于中医"痹病"范畴，与《黄帝内经》中所述的"大偻"临床表现相似。"大"者，一指脊柱是人体最大的支柱，二指病情深重之意；而"偻"者，即曲背也。临床辨证多都属于寒湿痹阻，这和《黄帝内经》里风寒湿三气杂至，合而为痹的论断相符。

二、临床表现

（1）初期症状：发展早期症状具有隐匿性，少数患者表现出轻度的全身性的症状，例如全身不明原因的乏力、精神萎靡、身体消瘦伴随贫血等，严重时会出现昏迷现象。

（2）关节疼痛：首先会侵入骶髂关节，扩散至大腿、颈腰椎等部位。多会感觉疼痛，多为单侧性，随着病情恶化，发展为双侧性。

（3）关节外表现：全身系统病变伴随并发症。发病患者多会在眼睛部位表现虹膜炎以及葡萄膜炎疾病，病发之初视力模糊、眼房充血。

三、康复评估

（一）疼痛评定

常用视觉模拟评分（VAS）进行评定。

（二）关节活动度评定

（1）脊柱活动度评定：①颈椎活动度评定包括颈椎前屈、后伸，颈椎侧屈，颈椎旋转。②胸腰椎活动度评定包括测指尖地面距离、第7颈椎棘突与第5腰椎棘突连线距离、改良的 Schober 试验、脊柱侧屈评定。

（2）胸廓活动度评定：测量患者深吸气、深呼气时的胸围大小，正常两者之差大于2.5cm，如果小于此值，说明胸廓活动度减小。

（3）其他关节活动度评定：强直性脊柱炎晚期，病变累及髋、肩、膝、踝、足、腕等外周关节，使其活动度受限，也应做相应关节的活动度评定。

（三）肌力评定

常用洛维特（Lovett）肌力分级标准进行徒手肌力评定（MMT），或用测力仪器进行相关肌肉的肌力评定。

（四）脊椎畸形的测定

用脊椎尺描绘出脊椎的畸形。此法应用较烦琐，但能准确显示出脊柱的畸形外形与严重程度。

（五）Keitel 功能试验

Keitel 功能试验主要用来评定脊柱的功能，其内容主要包括 Schober-Wright 征、指尖地面距离、枕墙距、胸围呼吸差、单腿站立以及下蹲 6 项内容。最高分 18 分，0 分为正常，分值越高表明功能障碍越严重。

（六）日常生活活动能力评定

可选用Barthel指数、Bath强直性脊柱炎功能指数等方法进行日常生活活动能力评定。

（七）专项评定量表

有Bath强直性脊柱炎功能指数（BASFI）以及Bath强直性脊柱炎测量指数（BASMI）。

（八）心理评定

可采用焦虑症自评量表（SAS）和抑郁症自评量表（SDS）进行评定。

（九）残疾指数的评定

可采用Fires的斯坦福健康评估问卷（HAQ）进行评定。求出残疾指数（DI），正常人$DI \approx 0$，DI越大表示残疾程度越严重，因此可以利用HAQ来判定患者最后的残疾程度。

四、康复治疗

强直性脊柱炎的治疗原则：早诊断、早治疗；康复治疗与药物治疗相结合；个体化治疗；必要时进行手术治疗。康复目标：控制炎症，缓解症状、体征；延缓病情进展，防止关节损伤；改善关节功能，提高患者生活质量；预防、矫正畸形，防止并发症的发生。

（一）运动治疗

（1）维持脊柱姿态和灵活性的运动：贴墙站立、站立伸展运动、仰卧伸展运动、俯卧伸展运动、床上伸展运动、膝胸运动、猫背运动、摆体运动、转颈运动、转体运动、颈部伸展运动、体侧运动、腹部运动，可根据患者情况选择相应脊柱运动。

（2）维持肢体灵活性运动：下肢伸展运动、髋盆旋转运动、髋关节拉伸运动、股四头肌拉伸运动、股四头肌运动。

（3）维持胸廓灵活性运动：旋肩呼吸运动、扩胸运动、呼吸运动。对胸痛明显或呼吸功能受影响者，可予非甾体抗炎药减轻疼痛，以助锻炼。

（二）作业治疗

主要的内容有ADL训练、辅具的使用、工作和家庭环境改造等内容，如加高的马桶方便髋关节屈曲受限患者如厕，加长的鞋拔子和使用穿袜器方便脊柱前屈受限者穿鞋袜等。

（三）物理治疗

（1）温热疗法：有消炎镇痛、缓解痉挛的作用，常用方法有蜡疗、湿热敷等，也可以选用中药湿热敷。

（2）电疗法：可兴奋神经肌肉、促进血液循环、改善局部营养、消除炎症、镇静止痛，常用方法有低频脉冲电疗法、中频电疗法和高频电疗法。

（3）水疗法：能够刺激肌肉神经、解痉镇痛、减轻关节内压力、减少炎性渗出。常用方法有全身气泡浴和涡流浴。

（四）传统疗法

（1）针刺：具有调和气血、舒经通络、祛风湿、止疼痛等作用。

（2）艾灸：是中医疗法中治疗强直性脊柱炎最具特色的疗法，操作简便，效果良好。常用的灸法有长蛇灸、隔物灸、温针灸及药物灸等。

（3）其他疗法：拔罐、刮痧、小针刀、中药内服外用等也有很好的效果。

（五）药物治疗

（1）非甾体抗炎药：常用的有塞来昔布、美洛昔康、双氯芬酸、吲哚美辛、萘普生、布洛芬等。

（2）抗风湿药：常用有氨甲蝶呤、柳氮磺吡啶、来氟米特、雷公藤总苷、硫唑嘌呤、环磷酰胺等。

（3）糖皮质激素：糖皮质激素不能阻止强直性脊柱炎的进展，且不良反应大。一般不主张口服或静脉应用糖皮质激素治疗强直性脊柱炎。

（4）其他：近年来，沙利度胺和帕米膦酸二钠也用于本病的治疗。

（六）外科治疗

强直性脊柱炎患者晚期有严重脊柱侧弯，活动受限，可考虑做脊柱侧弯截骨矫形术。

（七）心理治疗

本病病情迁延反复，可致残疾，易使患者产生焦虑、恐惧、忧郁等心理，常采用心理咨询、心理支持和疏导、心理应激的处理、指导患者进行自我放松训练和健康教育等方法进行治疗。

五、预后

强直性脊柱炎发病机制尚未明确，当前对于该病的防治尚缺乏有效的办法。出现不可逆转的畸形及功能障碍，严重影响患者的生活治疗和工作效率。康复治疗强直性脊柱炎的疗效和预后起到非常重要的作用。康复治疗应该尽早介入，并贯穿于整个治疗过程。康复治疗在强直性脊柱炎的整个治疗过程中发挥了非常重要的作用，因此在疾病早期就要加强健康宣教，提高患者科学锻炼的意识，调动患者治疗的积极性，使患者能坚持长期、有计划的康复治疗。另外，长期疼痛和关节活动障碍会导致患者出现各种负面情绪，临床治疗中应积极关注并给予治疗，提高患者的生活质量。

腰椎滑脱症康复

一、概要

腰椎滑脱症（LS）是指上位椎体相对于其下位椎体向前滑移，而出现腰痛或腰腿痛等临床症状。主要原因有椎间盘退行性变、关节突关节紊乱、椎弓峡部裂、椎弓根发育不良、周围韧带松弛、创伤及病理因素，众多病因中椎弓峡部裂和椎间盘退行性变是造成该疾病的重要原因，滑脱以L4～L5腰椎之间发病者最多。本病多发生于50～60岁的老年人，随着我国社会人口结构日渐老龄化，腰椎滑脱发病率会出现上升趋势，这将很大程度地侵害患者的身心健康。退变性腰椎滑脱以 50 岁以上的女性、L4/L5 节段、单节段多见，发病率约为 8.7%；峡部裂性腰椎滑脱以青少年、男性多见，发病率为 4%～6%。本病属中医"腰痛""腰腿痛"范畴。

二、病因病机

中医认为腰椎滑脱可能是外感风寒湿热之邪、肝肾亏虚、长期劳损等原因导致的。《杂病源流犀烛·腰痛病源流》中记载："腰痛，精气虚而邪客病也……肾虚其本也，风寒湿热痰饮，气滞血瘀闪挫其标也。"认为肾虚是发病关键，风寒湿热的痹阻不行，常因肾虚所致，否则虽有外邪侵犯，也不会出现腰痛。肾虚，腰部无以濡养，加上外邪侵扰或外伤，而发病。因此，腰痛的原因分为内因和外因，内为年老气血亏虚，肝肾亏损，外因则是感受风寒湿热等外邪及跌仆外伤所致。

三、临床表现

腰椎滑脱所引起的临床症状有很大的差异性，并不是所有的滑脱患者都出现临床症状，而且不同患者可出现不一样的临床表现，而且轻重也不同，患者可能不出现任何症状，也可能会出现各种相关症状。这与脊柱周围结构的代偿能力有关，也与继发损害的程度相关，若出现症状，一般以以下症状为主，如腰痛、下肢疼痛、无力、麻木，进一步加重甚至会出现双下肢及二便功能异常，合并椎管狭窄时可出现间歇性跛行。滑脱较重的患者有可能还会出现腰部凹陷、腹部前凸，更甚者可能出现躯干缩短、行走时出现摇摆。

四、康复评估

（一）疼痛评定

方法有视觉模拟评分法（VAS）、数字疼痛评分法、口述分级评分法、麦吉尔疼痛调查表。

（二）腰椎及下肢活动范围评定

使用角度尺对腰椎及髋膝踝关节进行关节活动测量。

（三）肌力评定

对肌力及耐力的评定，可以对患者的运动处方制订起指导作用。

（四）行走能力的评定

六分钟步行试验用于评价患者的运动耐力和心肺功能状态。

（五）日常生活活动能力评定

常用躯体日常生活活动能力评定方式：改良 Barthel 指数、修订 Kenney 自理评定、Katz 指数等，常用工具性日常生活活动能力评定方式：功能活动问卷（FAQ）、快速残疾评定量表（RDRS）等。

五、康复治疗

(一) 物理因子治疗

使用中频、超短波、微波等物理因子缓解腰部疼痛。

(二) 腰椎牵引

椎弓峡部裂者禁用。

(三) 腰椎稳定功能训练

（1）俯卧伸膝抬腿：俯卧位，双手交叉垫住头部，训练侧腿膝关节伸直，足底朝向天花板，腿向上微微抬离地面，保持 10 秒，左右侧各完成 10 个。该练习可训练下背部和臀部肌肉，增加稳定性和平衡性。

（2）跪姿平板支撑：肘膝支撑位，肩部、躯干和地面平行，大腿和地面约呈 45°，核心收紧，脊柱保持中立位，眼睛看向地面，保持 30 秒，完成 3 次。该练习可加强核心稳定性，并训练背部、臀部和腿部肌肉。

（3）臀桥：卧位，双腿屈髋屈膝放于垫上，上肢自然放于身体两侧，骨盆向上转动，由臀肌发力使身体抬离地面，保持身体在一条直线上，维持 10 秒，之后回到初始位置，完成 10 个。该练习可加强臀部、下背部和核心肌肉力量。

(四) 腰围等辅助器具装配

急性期可佩戴腰围等辅助具缓解疼痛。

(五) 日常生活活动能力训练

可通过日常生活活动锻炼逐步回归日常生活。

(六) 健康教育

适当的锻炼和康复训练可以加强核心稳定性，维持脊柱正常生理曲线，帮助身体保持健康。

六、预后

康复治疗可减轻腰痛，改善腰椎功能，加强肌肉的力量与运动协调能力，相较于其他治疗更加安全有效，且对降低疾病的复发具有重要意义。腰椎康复治疗可减轻腰痛和改善腰椎功能，加强肌群的强度与协调性，恢复社会活动能力，康复治疗的质量控制、特定肌肉的针对性、作用机理、远期随访等研究工作仍需进一步加强。

骨性膝关节炎康复

一、概要

骨性膝关节炎是一种临床常见的退变性骨关节疾病，以关节软骨退变、骨质增生、滑膜炎症为特征。骨性膝关节炎易反复发作，与年龄、身体质量指数、外伤、地域、劳累等因素密切相关，好发于老年人群。我国骨性膝关节炎患病率约为18%，年龄越高，患病率越高，年龄高于65岁的人群患病率高达85%。同时存在地域的差异，西南、西北地区要高于华北和东部沿海地区，而且农村高于城市。骨性膝关节炎属中医的"膝痹"范畴。对于骨性膝关节炎的治疗主要是降低疼痛、改善膝关节功能，治疗方法包括中药内服、中药穴位注射、针刀、针灸、推拿、中药外用（熏洗、熏蒸、贴敷）、传统功法锻炼（八段锦、五禽戏、易筋经）等。

二、病因病机

《张氏医通》云："膝为筋之府，膝痛无有不因肝肾虚者，虚则风寒湿气袭之。"中医学认为，肝藏血主筋，肾藏精主骨，人体的筋骨靠肝血、肾精濡养，若肝肾不足，则出现关节痿软。膝痹的发生多由于年老体衰，肾精不足，骨髓生化乏源，风寒湿邪乘虚而入，阻滞脉络，脉络不通而发为本病。以肝肾亏虚、筋骨失养为本，风寒湿邪、瘀血阻滞为标。

三、临床表现

骨性膝关节炎常见于局部疼痛，行走不利，屈身不能，关节肿大变形，功能障碍等。主要表现为以下3个方面：①关节疼痛：可见起步痛、活动痛、负重痛、静息痛。②活动受限：晨僵，时间一般少于30分钟。③关节畸形、肿大：中晚期可出现内、外翻或旋转畸形。

四、康复评估

（一）关节活动度

指一个关节从起始端至终末端的运动范围（即运动弧）。关节活动度可以分为主动关节活动度（AROM）和被动关节活动度（PROM）。评定目的：①确定活动受限的关节部位。②确定关节受限的程度。③寻找和确定关节活动受限的原因或因素。④为确定治疗目标和选择适当的治疗方法提供客观依据。⑤保持连续记录，以便治疗前后对比和疗效判定。

（二）肌力评估

肌力评估是肢体运动功能检查最基本的方法之一，以评价肌肉的功能状态，判断肌肉功能损害的范围及程度，并间接判断神经功能损害的情况。肌力测定方法主要包括：徒手肌力评定、等长肌力评定、等张肌力评定、等速肌力评定等。

（三）感觉功能评定

包括浅感觉检查、深感觉检查和复合感觉检查。

（四）疼痛评定

常用压力测痛法评分、视觉模拟评分、麦吉尔疼痛问卷记录评定等疼痛评定方法。

（五）肢体围度和关节周径的测量

要两侧对比，主要了解患肢和患病关节周围的肌肉有无萎缩、肿胀或膨大。

（六）膝关节功能评定

可采用 HSS 膝关节评定标准，该标准评价总分为 100 分，分 7 项进行考评，其中 6 项为得分项目，包括：疼痛、功能、关节活动、肌力、屈曲畸形和关节稳定性等。另外一项为减分项目，包括：是否需要支具，内翻、外翻畸形和伸直滞缺。

（七）生活质量评定

可用 Meenan 的关节炎评定量表（AIMS）来评定。

五、康复治疗

康复治疗目标为减轻疼痛、消除关节肿胀、保护关节、预防关节僵硬、改善患者关节主动活动度、改善步态、提高生活质量。

（一）减轻负荷，适度休息

关节肿痛明显时，适当卧床休息，减少每日活动量，应避免跑、跳等剧烈活动形式；避免持续屈膝作业，减少每次步行的距离和时间，避免膝关节负荷过重和过度使用。

（二）物理因子疗法

（1）温热疗法：促进局部血液循环加快、消除炎症和疼痛。常用的方法有红外线、热敷、中药熏蒸等。

（2）中、低频电疗法：主要针对慢性炎症；50～100Hz 促进局部血液循环加快、消除炎症和疼痛；25～50Hz 通过刺激神经引起肌肉收缩，以防止肌肉萎缩带来关节活动度降低和关节粘连挛缩。

（3）高频电疗法：消炎镇痛，促进关节积液吸收、缓解因疼痛引起的肌痉挛，以达到恢复患者的主动关节活动度等作用。常用的有超短波、短波和微波疗法。

（4）超声波疗法：超声波的机械作用和温热作用来松解粘连、缓解肌肉痉挛和加强关节代谢活动能力。

（5）经皮神经电刺激疗法：针对各种神经病变带来的疼痛，效果较为明显。

（6）电磁疗法：低强度磁场（20～100mT）、中强度磁场（100～200mT），每次 20 分钟，1～2 日 1 次。脉冲磁场（5～7mT）可用于处理关节积液；交变磁场可用于无关节积液的情况。

（7）体外冲击波技术：用于关节软组织病变及骨关节炎的治疗，也用于骨关节炎骨赘的治疗。

（三）运动疗法

肌力量、耐力训练、增加相应关节的本体感觉输入，对于维持或改善关节活动范围，增强肌力和全身耐力，改善关节功能及预防和减轻骨质疏松具有重要作用。

膝关节训练方法如下。

（1）股四头肌训练，加强股内侧肌。患者踝关节抗阻背屈，膝关节伸直时抗阻。

（2）膝关节主动屈曲活动度训练。

（3）膝关节活动时相关角度复位，强调动态复位。

（4）在不平衡平面上进行闭链平衡训练以增加膝关节本体感觉输入。

（5）加强腹部核心力量。

（四）关节松动技术

关节炎急性期关节肿胀、疼痛明显时，可采用 Maitland 手法中的 I～II 级手法；骨性膝关节炎慢性期表现为关节僵硬和关节周围组织粘连、挛缩时，可采用III、IV级手法。

六、预后

骨性膝关节炎为慢性疾病，需早诊断早治疗，规范治疗可改善症状，延缓病情发展，预后通常良好。影响其复发因素诸多，日常也需做好防护，避免过劳，减少负重活动等，以减少关节损害。终末期患者需进行手术治疗，术后经系统康复训练，大多患者可正常工作生活。

腰椎关节骨性关节炎康复

一、概要

腰椎关节骨性关节炎又称腰椎小关节炎，是常见的退行性疾病。它是以关节软骨变性、骨赘形成、附属组织等发生退行性改变为特征的腰椎退行性疾病。生理或病理因素均可导致骨关节炎的发生。中医认为本病属于"痹证""腰痛""腰痹""肾亏"等范畴。《阴阳十一脉灸经》中就有"要（腰）痛"描述。《证治汇补·腰痛》指出："唯补肾为先，而后随邪之所见者以施治，标急则治标，本急则治本，初痛宜疏邪滞，理经隧，久痛宜补真元，养血气。"阐述了标本缓急的治疗原则，对临床治疗有重大意义。中医治疗本病的手段较多，除中药内服外，尚可配合中药热敷、中药贴敷、中药沐足、皮内针埋针、推拿、拔罐、放血疗法、中药熏蒸等综合治疗。

二、病因病机

中医认为"不荣则痛""不通则痛"，疼痛的性质应辨虚实。本病的主要内因为正气虚弱，肾气亏虚，则腰府失养，功能受损。加之外感六淫之邪、长期劳累损伤，导致阻滞气血运行，局部气滞血瘀，阻塞经络，经脉不通而致腰痛。

三、临床表现

腰骨关节炎好发节段多为 L4～L5，其次为 L3～L4。通常会出现疼痛、僵硬、下肢麻木无力等症状。

（一）腰部疼痛

患病后会出现腰部疼痛的症状，甚则一侧臀部、髋部疼痛，部分患者可放射至大腿。

（二）僵硬

患者会感到腰部僵硬，长时间静坐、弯腰或长时间活动后明显。

（三）下肢麻木无力

可能导致下肢无力、感觉异常和肌肉力量减弱。

四、康复评估

（一）关节活动度

关节活动度可以分为主动关节活动度和被动关节活动度。

（二）肌力评估

肌力测定方法主要包括：徒手肌力评定、等长肌力评定、等张肌力评定、等速肌力评定等。

（三）感觉功能评定

包括浅感觉检查、深感觉检查和复合感觉检查。

（四）疼痛评定

常用压力测痛法评分、视觉模拟评分、麦吉尔疼痛问卷记录评定等疼痛评定方法。

（五）腰椎功能评定

可使用 Oswestry 功能障碍指数问卷表、Quebec 腰痛分类评定等。

五、康复治疗

腰椎关节骨性关节炎康复目标为：减轻关节部位炎症给患者带来的疼痛，恢复因疼痛引起的患者腰椎功能丧失、减少复发、回归家庭及工作。

（一）一般治疗

腰痛急性期可指导卧床休息，一般以 2～3 天为宜。合理使用腰围可以限制腰椎的运动，保证损伤组织可以局部充分休息，减轻腰背肌肉劳损。腰围佩戴时间一般不超 1 个月，在佩戴期间可根据患者恢复情况，适当增加腰背部肌力训练。

（二）物理因子

（1）温热疗法：促进局部血液循环加快、消除炎症和疼痛。常用的方法有红外线、热敷、中药熏蒸等。

（2）中、低频电疗法：促进局部血液循环、消除炎症和疼痛，通过低频电刺激神经引起肌肉收缩，以防止肌肉萎缩，和关节粘连挛缩。

（3）高频电疗法：消炎镇痛，促进关节积液吸收、缓解因疼痛引起的肌痉挛，以达到恢复患者的主动关节活动度等作用。常用的有超短波、短波和微波疗法。

（4）超声波疗法：有松解粘连、缓解肌肉痉挛作用。

（5）经皮神经电刺激：可用于椎间盘病变相关的神经根性疼痛。

（6）电磁疗法：对骨关节肿胀、疼痛有效。

（7）体外冲击波技术：用于关节软组织病变及骨关节炎的治疗，也可用于骨关节炎骨赘的治疗。

（三）推拿和手法治疗

（1）推拿治疗：常用手法有肌松类、牵伸类、被动整复类，要根据其病情轻重、病变部位、体质等选择适宜的手法。

（2）手法治疗：强调在无痛状态下，通过动态调整改善患者腰椎关节的活动度。以Maitland 的脊柱关节松动术和 McKenzie 脊柱力学治疗法最为常用。

（四）运动疗法

对缩短病程、减少慢性腰痛的发病率、改善功能有重要作用。

六、预后

本病的预后情况，与患者具体病情及治疗是否得当等有关，大部分患者只要及时进行治疗，一般预后比较好。本病甚少危及生命，但可致残，影响患者正常的生活和工作，我们需要帮助患者树立信心，嘱坚持锻炼，保持良好姿势，日常要加强腰部防护，避免疾病复发，做到正规的治疗和随诊。

肩关节周围炎康复

一、概要

肩关节周围炎简称肩周炎，是指肩部关节囊、肌腱、韧带等周围组织的慢性无菌性炎症，主要以局部疼痛和关节活动障碍为主要特点的疾病。近年来，由于人们的不良生活习惯，日常运动减少，长时间劳作，肩周炎的患病率逐渐增高。据流行病学统计，肩周炎主要好发于 50 岁以上人群，女性高于男性，发病率为 2% ~ 5%。肩周炎属中医"肩痹"范畴。《疡科心得集·辨历节风漏肩风论》中记载："《金匮》云：风寒湿三气杂至，合而为痹也……漏肩风，肩髃酸楚，或疼痛漫肿"，故本病又称"漏肩风"。目前临床针对本病，以保守治疗为主，中医对于肩周炎的治疗，方法多样，疗效显著，且不良反应小，接受度高。其中包括针刺促进经络通畅，以及中药内服、中药外敷、拔罐、中药熏洗等促进局部气血通畅，针刀局部减压，功法锻炼恢复关节功能等，中西医结合治疗肩周炎有着明显的优势。

二、病因病机

中医认为，年老体虚，肝肾衰退，气血不足，筋肉失于濡养是发病的基础，加之风寒湿邪浸淫、劳累及外伤劳损等致寒凝脉络，肌肉拘急，筋脉不通，气滞血凝，而诱发本病。

三、临床表现

肩周炎可分为疼痛期、僵硬期、缓解期。主要表现为肩关节周围疼痛，关节活动受限，病程较长，病情易反复。

（一）疼痛

通常为首发症状，夜间加重，影响睡眠；受冷受风疼痛加剧。

（二）活动受限

关节僵硬，各个方向的活动度降低，以外展上举、外旋、内旋、后伸时最为严重，无法完成梳头、脱衣等部分日常生活所需。

除此之外，因疼痛、活动受限，晚期甚则出现肩臂肌肉失用性萎缩。

四、康复评估

（一）疼痛的评定

采用视觉模拟评分法评定疼痛程度。

（二）活动度的评定

通过量角器测量患者肩关节的屈、伸、外展、内旋和外旋等活动度，评定治疗前后肩关节主动活动度。

（三）肩关节功能评定

根据患者肩疼痛（30分）、肩关节活动范围（25分）、肌力（5分）、日常生活活动能力（35分）及关节局部形态（5分）5个方面进行综合评定，总分为100分。其中日常生活活动能力以穿上衣、梳头、翻衣领、系围裙、使用手纸、擦对侧腋窝及系腰带7项日常生活评分，每项最高5分；肌力评定以肩关节前屈、外展、后伸、外旋及内旋肌群的肌力进行评定；关节局部形态以肩关节有无脱位、畸形、假关节形成及其程度进行评分，最高5分；在治疗前后分别进行评测，分值越高，肩关节功能越好。

五、康复治疗

康复目标：减轻疼痛，避免粘连，增加关节活动度。

（一）一般治疗

肩关节局部制动，保暖防风，以改善局部血液循环和解除肌肉紧张。

（二）药物治疗

口服非甾体抗炎药物；肌肉痉挛明显者可予肌肉松弛剂；影响睡眠者可酌情予安眠药物。

（三）超声引导注射技术

超声引导注射技术可用于肩关节周围炎的诊断及治疗，减少穿刺损伤，降低风险。临床上常用泼尼松龙混悬液和利多卡因注射液做痛点封闭注射。若无超声设备，可采用传统的局部注射方法。

（四）物理治疗

作用是改善局部血液和淋巴液循环，消除水肿，促进炎症的吸收，缓解肌肉痉挛，达到减轻和消除疼痛的目的。常用治疗有超短波治疗、中频脉冲电疗、偏振光照射等。可根据不同类型及各时期功能障碍的特点，选择不同的物理因子进行治疗。

（五）运动疗法

（1）摆动运动：该动作可作为运动疗法开始时的热身运动，用于激活患者肩关节功能，并放松肩关节。身体前屈，躯干与地面平行，手臂自然下垂，首先做前后方向摆动，完成肩关节的前屈、后伸运动，待适应无疼痛后增加左右摆动，完成肩关节的外展、内收运动，然后增加环转运动，在无痛前提下完成动作，触发疼痛时可缩小动作幅度，随后再逐渐增加动作范围。

（2）耸肩运动：该动作可作为双肩外展运动的前置动作。双臂自然下垂身体两侧，双肩向上耸起，于不触发疼痛的最高位置保持10秒后放松为1次，反复进行，每次10分钟，每日2～3次，如有疼痛可用健手托住患侧肘部保护，动作在无痛范围内完成，在治疗过程中逐渐增加活动范围。

（3）扩胸运动：双臂自然下垂身体两侧，双肩向后做扩胸运动，于最大位置保持10秒后放松为1次，反复进行，每次10分钟，每日2～3次，动作在无痛范围内完成，在治疗过程中逐渐增加活动范围。

（4）含胸运动：双臂自然下垂身体两侧，双肩向前做含胸运动，于最大位置保持10秒后放松为1次，反复进行，每次10分钟，每日2～3次，动作在无痛范围内完成，在治疗过程中逐渐增加活动范围。

（六）强化肌力训练

（1）肩前屈力量训练：站位或坐位，躯干伸直，肌力差时可屈肘90°位，上肢前抬起无痛角度、不能耸肩可靠墙进行动作防止脊柱后伸代偿，至不引发疼痛的最大活动范围保持10秒为1次；肌力增强后肘关节伸直位，同时手握负荷进行，每组20～30次，4组连续练习，组间休息30秒，每日2～3次。

（2）肩外展力量训练：站位或者立位，最好在镜子前进行练习，若无镜子则可靠墙壁进行训练，双臂自然下垂于躯干两侧，同时手持负重进行外展，于不引发疼痛的最大活动范围保持 10 秒为 1 次。每组 20 ～ 30 次，4 组连续练习，组间休息 30 秒，每日 2 ～ 3 次。

（3）肩外旋力量训练：屈肘 90°位，上臂紧贴身体，手拉弹力带向外侧用力牵拉皮筋，至不引发疼痛的最大活动范围保持 10 秒为 1 次，每组 20 ～ 30 次，4 组连续练习，组间休息 30 秒，每日 2 ～ 3 次。

（4）肩内旋力量训练：方法基本同上。手拉弹力带向内侧用力牵拉皮筋，使手接近身体。

（5）双手持体操棒或利用绳索滑轮装置，由健肢帮助患肢做肩各轴位的助力运动。

（6）双手握肋木，双足与肩部同宽下蹲，并且保持正常呼吸，请勿憋气，利用躯干重心下移做牵伸肩部软组织的牵伸练习。

（七）关节松动术

关节松动术是治疗肩关节周围炎疼痛及活动受限的一种有效实用的手法。其针对性强，见效快，患者痛苦小，容易接受。根据 Maitland 手法分级，对早期疼痛为主者，采用Ⅰ～Ⅱ级手法；病程较长以关节活动障碍为主者，采用Ⅲ～Ⅳ级手法。

六、预后

肩周炎通常被认为是自限性的疾病，一般在发病的半年至三年可自行缓解，但也存在部分患者会出现无法恢复正常的功能。因此，为了减少后遗症的发生，一经发病，应积极接受正规治疗，防止过度劳累，日常进行功能锻炼。

髋关节置换术后康复

一、概要

中老年人骨皮质减少，骨量丢失，易引起骨质疏松，稍微不慎可造成股骨颈骨折。髋关节发育不良、骨关节炎、类风湿性疾病、关节强直、肿瘤等原因，均会破坏髋关节髋臼和股骨头，引起大腿根部疼痛、活动受限，行走困难，严重时可致残疾。髋关节置换术是临床中常用于治疗终末期髋部相关疾病较为有效的手术方法，可改善患者疼痛、矫正畸形、恢复肢体功能，提高生活质量。据统计，我国全髋关节置换术的数量以每年 25% ～ 30% 的速度增长。在中医学中未见髋关节置换术诊断病名，根据其症状，可将其归属于"痹证"和"骨痹"范畴。中医强调整体观念，需辨证分型论治，内治法、外治法与手法整复相结合。内治法：可予中药汤剂及中成药内服。骨折初期，由于气滞血瘀，应以活血化瘀、行气止痛为治则。骨折中期，肿瘤减轻，断骨续而未坚，应以续接筋骨为则。骨折后期，因久病导致气血虚弱，应以补气养血、滋补肝肾，强壮筋骨为主。外治法：中医外治法有着良好的作用，目前大致分为中药外敷消肿止痛、针刺镇痛、灸法继发人体正气，中药熏洗温经通络，耳穴压豆镇痛，推拿促进血液循环等治疗。手法整复：中医对手术后的康复也颇有特色，屈髋屈膝法、牵引复位法等。传统治疗简便廉价，副作用小，疗效显著。

二、病因病机

中医认为，人体的皮、肉、筋、骨在受到外力的破坏后，会对人体的气血和脏腑功能产生一定的影响。手术会造成人体皮肉筋脉骨的损伤，经脉损伤，血溢脉外，离经之血停留于肌肉腠理之间则为瘀血。瘀血阻滞经脉，血瘀则气不行，导致气机受阻，气不推动血的运行，则进一步加重血瘀，故为气滞血瘀，属于"不通则痛"。此外，老年患者肝肾亏虚，肝肾不足，筋脉失养，又有"不荣则痛"。

三、临床表现

手术时可能会损伤血管、淋巴、周围神经及组织，导致术后可能出现感觉异常、肌力下降、局部肿胀、疼痛、活动受限等症状。长时间卧床也可能会导致血栓形成。

四、康复评估

（一）关节活动度

可分为主动关节活动度和被动关节活动度。

（二）肌力评估

是肢体运动功能检查最基本的方法之一，主要包括：徒手肌力评定、等长肌力评定、等张肌力评定、等速肌力评定等。

（三）疼痛评定

常用压力测痛法评分、视觉模拟评分、麦吉尔疼痛问卷、疼痛行为记录评定等疼痛评定方法。

（四）髋关节功能评定

Harris 髋关节评分表，是髋关节置换术前后最常用的临床评估量表。该评分系统观察指标主要包括疼痛、功能、畸形和关节活动度 4 个方面（总分 100 分）；其中疼痛和功能的权重较大，合计 91 分，畸形和关节活动度所占权重较小。

五、康复治疗

康复原则：个体化治疗方案、预防粘连、提高肌力和关节活动度、围手术期镇痛、术后注意事项，以达髋关节疼痛减轻，功能改善，回归社会及家庭。

（一）术前宣教

指导患者术前、术后康复注意事项，手术前后的肌力训练以及关节活动度的保持、正确转移训练要点，掌握术后移动肢体的正确方法和助行器、拐杖的正确使用，如何开始步行，预防脱位及预期的恢复时间。

（二）物理治疗

（1）冷疗法：对于采用骨水泥固定的髋关节置换术，低温冷疗可减轻患者术后的疼痛，减轻局部软组织的肿胀，使患者有更好的精神参与术后的康复活动，每次 30～60 分钟，每日 1～2 次。

（2）经皮神经电刺激：作为药物的辅助止痛治疗在临床上被广泛采用。

（3）光疗法：红外线疗法具有改善局部血液循环、消肿、消炎、镇痛、促进细胞组织的修复再生、促进伤口的愈合、表面干燥的作用。紫外线疗法于手术部位进行照射，减轻局部炎症反应和疼痛症状，可于训练前后进行治疗，使术后寻训练达到更好的效果。

（4）蜡疗：伤口愈合、无明显水肿、无局部炎症反应、浅感觉正常者可用蜡疗。蜡疗有控制瘢痕增生、配合训练保持患者的主被动关节活动度等作用。

（5）空气压力波治疗：可促进静脉血液与淋巴液的回流，改善周围组织血液循环，从而达到消肿，防止静脉血栓形成的目的。

（三）髋关节置换术后康复指导

（1）术后体位：平卧，患髋外展 20°～30°，踝关节中立位，防止髋关节脱位，被动活动膝关节、踝关节，并开始进行下肢肌肉收缩练习。

（2）术后第 1 日：行股四头肌等长收缩和踝关节屈伸训练，以促进血液循环，预防深静脉血栓形成。

（3）术后 1～2 日：开始髋膝关节屈伸练习，屈髋小于 45°，以后逐渐增大屈度，但避免大于 90°。

（4）术后 2～4 日：继续患肢肌力训练，能促进局部血液淋巴循环，促进骨愈合，防止失用性肌萎缩及关节挛缩。注意运动量由小到大，运动时间由短到长。

（5）术后 4～5 日：可下床练习，患者先移至健肢床边，健侧腿先离床并使脚着地；患肢外展，屈髋 45°避免因无力肢体代偿屈髋，由他人协助抬起上身使患肢离床并使脚着地，注意双侧下肢都需要负重，刚开始可使健侧负重更多，随着训练进行逐渐保持双侧下肢平等负重，再拄双拐站起，上床时患侧先上。每日训练 2～3 次，每次 5～10 分钟；视患者情况指导患者拄双拐在病室内行走，每次 30 分钟，并鼓励患者在床上行力所能及的自理活动，增强自信，促进康复。

（6）术后 1～2 周：指导患者在助行器协助下练习行走，患肢尽量不负重，术后 3～4 周髋关节可屈曲 90°。

（四）术后注意事项

（1）卧床时尽量采取平卧位，膝下勿垫枕，以防屈曲挛缩畸形。

（2）正确的翻身方法：向术侧翻身时，应伸直术侧髋关节，保持旋转中立位；向健侧翻身时，也应伸直术侧髋关节，两腿之间夹软枕，防止髋关节内收引起假体脱位，同时伸直同侧上肢以便用手掌托于髋关节后方，防止髋关节后伸外旋引起假体脱位。

（3）正确的下床方法：患者先保持坐立位移至患侧床边，健腿先离床并使足部着地，患肢外展屈髋离床并使足部着地，再扶助行器站起。上床时，按相反的顺序进行。

（4）正确的上下楼梯法：遵循上楼时健侧先上，下楼时术侧先下的原则。

（5）正确拐杖的使用：骨水泥固定假体的患者，术后2天即可下地练习站立和行走，术后第2～6周由双拐改为单拐，以后逐渐弃拐。非骨水泥固定假体的患者，术后第2天也可开始下地，使用助行器于床边站立和活动，靠上肢力量减轻下肢负重，逐渐增加活动范围，2周后逐渐用患侧进行负重，并训练重心转移能力，6～12周使用单拐辅助站立和步行，但需要注意行走时逐渐增加患侧肢体的负重，12周后可逐步弃拐恢复独立步行能力。

（6）不要在短时间超强度训练。

六、预后

髋关节置换术预后与手术成功与否、术后康复情况有关。髋关节置换术属于比较成熟的手术，是一种安全有效的手术，采用规范化的治疗，通常预后会比较好。同时，术后需要积极进行规范的康复训练，可以帮助患者恢复髋关节的正常功能。患者还应遵医嘱定期复查，避免过度劳累，保持心情愉悦。

膝关节置换术后康复

一、概要

骨性膝关节炎是一种常见的慢性退行性疾病，晚期的患者可出现膝关节畸形、疼痛伴关节活动障碍等症状，影响患者生活，甚则可能致残。对于晚期患者，保守治疗效果欠佳。随着人工关节置换技术的成熟、材料的更新、关节置换技术的普及，越来越多的患者接受进行人工膝关节置换手术。膝关节置换术是目前治疗终末期膝关节疾病的主要方法。根据膝关节置换术术后出现的疼痛、肿胀、下肢乏力、关节活动受限等症状，当属中医的"筋痹""膝痹"的范畴。《素问·长刺节论篇》曰："病在筋，筋挛节痛，不可以行，名曰筋痹。"膝关节置换术手术的疗效，不仅在于手术的成功与否，还与术后的康复有关，怎样进一步治疗和预防膝关节置换术后出现的并发症，达到手术预期效果，受到众多医生的关注。中医药疗法对膝关节置换术术后并发症的治疗及康复锻炼有着重要的推进作用。除了辨证论治给予中药汤剂及中成药内服外，还可以通过外治法缓解症状，如推拿、穴位贴敷、艾灸、针刺、耳豆压穴、中药熏洗等。

二、病因病机

据《素问·阴阳应象大论》中记载："形伤肿，气伤痛，气血俱损故为肿为痛。"行膝关节置换术时损伤皮肉筋脉，造成气血流溢，离经之血停滞于筋脉之外，导致气血瘀滞，气血运行不畅，此为不通则痛；然行术中失血过多，"气为血之帅，血为气之母"，气随血脱，气血亏虚，脉络空虚，筋骨失濡养，此为不荣则痛。故可见关节僵硬、活动不利、疼痛、肿胀。

三、临床表现

术后常见并发症为：关节疼痛、发热、肿胀、活动受限、麻木等。

（1）疼痛：最常见的症状，影响患者的康复锻炼的主要原因。

（2）发热：是常见症状之一，其中呼吸系统、泌尿系统及浅表软组织的感染为主要原因。

（3）肿胀：手术创伤较大，术中可能损伤血管及淋巴管，造成回流受到阻碍。同时创伤出现炎症反应，导致组织之间水肿，导致下肢肿胀。

（4）关节活动受限：术后活动减少，组织瘢痕形成。

（5）麻木：术口周围局部皮神经损伤、组织缺氧等是术口周围麻木的可能因素。

四、康复评估

（一）肌力评定

采用徒手肌力评定，尤其是术前与术后股四头肌和腘绳肌肌力。

（二）肌肉围度评定

主要了解患肢关节周围肌肉有无萎缩。

（三）膝关节活动范围

将术前及术后各时段数据进行对比，以评估膝关节活动度的情况。

（四）感觉功能评定

确定以下几方面：①受影响的感觉类型。②所涉及的感觉部位。③感觉受损的范围。④受影响的程度。

（五）疼痛评定

常用压力测痛法评分、视觉模拟评分、麦吉尔疼痛问卷、疼痛行为记录评定等疼痛评定方法。

（六）膝关节评定

可采用 KSS 膝关节评分系统和 HSS 膝关节评分量表对患者状况做出客观和量化的评价。

（1）KSS 膝关节评分系统：被广泛用于膝关节置换患者的术前、术后评估。该评分分为膝关节评分部分及功能评分两部分。KSS 评分侧重评估患者术后恢复情况，在指导康复和功能锻炼方面起到积极作用。

（2）HSS 膝关节评分量表：疼痛 30 分、功能 22 分、活动度 18 分、肌力 10 分、屈曲畸形 10 分、稳定性 10 分，当患者使用支具、内翻和外翻畸形时则应相应减分。但 HSS 评分只能比较手术前后功能恢复情况，不能评估手术风险。

五、康复治疗

膝关节置换术后康复应在对患者全面检查和对术肢功能评估的基础上，制订科学合理的个体康复治疗计划，要全面评估患者身体状况，关注心肺功能变化，训练循序渐进，切忌操之过急，避免康复治疗不当发生再损伤。

（一）术前宣教

术前宣教有助于术后康复。

（二）术后康复训练

（1）第一阶段（术后第 1 天～ 1 周）：以减轻疼痛、肿胀、预防感染和血栓形成，促进伤口愈合为目的。主要训练有深呼吸和咳痰训练、膝部主动或被动运动、主动踝关节活动、必要时佩戴膝关节支具、部分负重训练、关节活动度训练、肌力训练。

（2）第二阶段（术后第 2 周）：术后早期最主要的目标是增加关节活动度。膝关节活动范围达到 0 ～ 90°，可在床上进行膝关节主动屈伸活动，促进关节代谢以防关节粘连，逐渐增加主动关节活动度，恢复股四头肌和腘绳肌肌力，能独立完成日常生活活动。主要包括物理治疗、扶助行器站立至逐渐增加行走负荷、关节活动度训练、肌力训练、本体感觉训练。

（3）第三阶段（术后第 3 ～ 4 周）：以减轻关节部位的肿胀和疼痛，保持并且增加关节主动活动度。增加肌力与负重站立行走训练、身体平衡训练，通过膝关节负重训练增加膝关节本体感觉输入。

（4）第四阶段（术后第 5 ～ 6 周）：以恢复正常关节活动度、恢复患肢负重能力，加强患者重心转移能力，进行步态训练，单侧下肢支撑能力训练，保持本体感觉输入。

（5）第五阶段（术后第 7 ～ 12 周）：继续增强肌力、关节活动度，改善膝部稳定性、功能性控制和生活自理能力。

（三）物理治疗

（1）冷疗法：能降低软组织温度、减轻手术部位局部肿胀和患者的疼痛感。术后第 1 天即可使用冰袋，置于手术关节周围，每次 30 ～ 60 分钟。

（2）经皮神经电刺激：辅助止痛治疗在临床上被广泛采用。

（3）光疗法：包括红外线疗法、紫外线疗法。

（4）蜡疗：可抑制瘢痕增生，增加纤维组织延展性。

（5）空气压力波治疗：改善周围组织血液循环，防止静脉血栓形成。

六、预后

膝关节置换术后患者一般可以在 3 ～ 6 个月内恢复，全膝关节置换术的预后影响因素诸多，如患者的年龄、体重、是否合并基础疾病等因素。无论何种因素都会对疗效造成不同的影响，如术后早期遵循医嘱，寻求专业的中西医结合康复治疗，坚持有效的康复训练，一般都能回归正常的生活。

半月板损伤康复

一、概要

半月板是膝关节损伤中最常见的疾病之一，在膝关节损伤中占比超50%，患者以中青年居多，常见于运动员或运动量较多的人群中，如日常锻炼、马拉松运动、爬山、踩单车等。多由炎症、外伤、关节退变等因素引起，主要表现为膝关节肿痛、腿部乏力、膝关节活动受限、股四头肌萎缩、关节交锁、行走时弹响等。目前主要以MRI为诊断标准，国外研究显示MRI对诊断半月板损伤的准确性、特异性、敏感性分别是96.4%、95.6%、97.2%。中医对半月板损伤无确切名称，根据其临床症状，将半月板损伤归于"筋伤""膝痹"等范畴。病因多为外伤、外感风寒湿、长期劳损引起。外伤后，膝关节周围络脉随之受损，血瘀气滞，脉络不通。因外感风寒湿邪，风善行数变，为百病之长；寒邪易袭阳位；湿气重着黏滞。故可见膝关节重着、酸胀、肿胀、怕冷等症状。中医治则有活血祛瘀、祛风散寒、除湿止痛、补肾强筋等治疗方法。

二、病因病机

本病分为外因和内因，外因为跌扑损伤、感受外邪、长期劳损。《素问·阴阳应象大论》记载："气伤痛，形伤肿。"《杂病源流论》记载："跌扑闪挫，卒然身受，由外及内，气血俱伤病也。"《内经》记载："风寒湿气杂至，合而为黯，在于巧则屈不伸。"张志聪认为："外感邪气恶血，血滞于此，骨节机关不得屈伸而病也。"皆说明外伤、外邪、劳损是疾病的外在原因，肌肉和骨骼的损伤导致血液和关节的损害，气滞和血液受阻是主要的病理基础。内因为脏腑衰退、肝肾亏虚。肾主骨，生髓，藏先天之精；肝藏血，精血同源，故可滋养骨骼、筋肉、肌腱。《证治准绳》有云："膝痛有风……皆实也，肾虚其本也。"认为退变性半月板损伤多虚中夹实，本质是肾阴亏虚，正气不足，不能抵御风寒等外邪入侵。

三、临床表现

半月板损伤临床表现有以下症状。

（1）膝关节疼痛伴乏力。

（2）膝关节活动受限，可出现关节交锁。

（3）肌肉萎缩，多见股四头肌萎缩。

（4）行走时关节内有弹响。

临床中配合 MRI 检查或关节镜检查明确诊断。

四、康复评估

(一) 疼痛评定

采用视觉模拟评分法。

(二) 肌力评定

通过徒手肌力评定，检查膝关节周围肌肉力量。

(三) 关节活动范围评定

对膝关节的活动范围进行测量记录。

(四) 肢体围度的测量

测量患侧膝关节的围度与健侧膝关节做比较。

五、康复治疗

根据半月板撕裂损伤情况，决定非手术治疗或手术治疗。

(一) 非手术治疗

1. 急性期阶段

目标：消肿止痛，非负重下转移步行。

康复内容如下。

（1）膝关节护膝或助行器辅助下步行。

（2）药物治疗。非甾体类抗炎药物。

（3）物理因子治疗：超短波、微波治疗、超声波治疗、冰敷、低频脉冲电治疗，肌效贴、针灸等。

（4）运动疗法：股四头肌等长收缩、直腿抬高训练、臀部肌肉力量等。

2. 慢性期阶段

目标：恢复关节活动范围，恢复正常步行。

康复内容：加强下肢肌肉力量，恢复正常步态。

(二) 手术治疗康复方案

1. 第一阶段（术后 0～6 周）

（1）目标：控制术后疼痛及肿胀、膝盖活动度达到 0°～90°；防止股四头肌抑制；提高髌骨活动度；被动完全伸膝。

（2）注意事项：避免主动屈膝；术后 4 周内禁止不戴支具行走；避免长时间站立或行走。

（3）运动康复内容：小腿垫高被动伸膝、股四头肌收缩、髌骨松动、各方向直抬腿、冰敷、渐进性负重练习。

2．第二阶段（术后 6～14 周）

（1）目标：恢复全范围膝盖活动度；恢复正常步态；提高下肢灵活性；能够无痛上下 20cm 台阶，且下肢控制良好。

（2）注意事项：直到可以很好控制股四头肌及下肢力线时才能进行反向下台阶训练；训练和功能性活动时应避免疼痛；禁止跑步及其他体育活动。

（3）运动训练：臀部肌群肌力加强训练、功率自行车练习、步态练习、步态练习、伸膝练习、上下台阶训练、下楼梯训练、倒走练习。

3．第三阶段（术后 14～22 周）

（1）目标：能无痛跑步；单脚跳测试双下肢对称性大于 85%；对专项运动无惧怕心理。

（2）注意事项：训练时避免产生疼痛，直到肌力足够强时，才可根据手术医师的指示进行运动活动。

（3）运动康复内容：弓箭步练习、平衡训练、静蹲训练、倒跑训练、弹力带螃蟹步、双脚跳跃练习。

六、预后

半月板损伤临床治疗分为保守治疗及手术治疗。研究表明，在长期的随访中退变性半月板损伤的手术治疗与保守治疗疗效无差异，针对退变性半月板损伤的治疗，很多学者更趋向保守治疗。如保守治疗无效，也可选择手术治疗。临床研究表明，半月板损伤患者关节镜术后应用针刺联合康复疗法治疗，疗效优于单纯康复训练，并且可显著改善患者的膝关节功能，提高患者的行走能力。康复运动疗法可通过不断地强化肌肉和活动度的训练，促进关节稳定，改善微观结构，促进软骨和半月板的修复。半月板损伤需早期识别并加以保护，这将有利于指导临床治疗，延缓疾病进展，减少骨性膝关节炎的发生概率。使患者减少疼痛，改善功能。

交叉韧带损伤康复

一、概要

交叉韧带有前后两条，前交叉韧带上端附着于股骨外侧髁的外侧部，向前下方附着于胫骨髁隆突的前部，作用是限制胫骨向前移位。后交叉韧带上端附着于股骨内侧髁外侧面，向后下附着于胫骨髁间隆突的后部，作用是限制胫骨向后移位。故交叉韧带对稳定膝关节起着重要作用。国内前交叉韧带损伤在现役运动员中总发病率占 0.5%。中医认为，交叉韧带损伤属于膝部筋伤范畴，多因人体皮肤筋骨受到外力损伤，引起气血、营卫、脏腑等功能紊乱，正如薛己《正体类要》指出"肢体损于外，则气血伤于内，营卫有所不贯，脏腑由之不和"。

二、病因病机

交叉韧带位置膝部深处，多因膝关节受到外力打击引起韧带的损伤或断裂。单纯交叉韧带损伤少见，多伴如膝关节脱位、侧副韧带断裂等损伤。

前交叉韧带损伤多因外力撞击小腿上端的后方时，使胫骨向前移位而造成，可时伴有胫骨隆突撕脱骨折、内侧副韧带和内侧半月板损伤；后交叉韧带损伤多因外力撞击小腿上端的前方，使胫骨向后移位而造成，可伴有膝后关节囊破裂、胫骨隆突撕脱骨折、外侧半月板损伤。

三、临床表现

交叉韧带损伤临床表现如下。

（1）膝关节疼痛。

（2）膝关节周围肿胀。损伤后引起局部炎症反应，出现大量炎性渗出物，导致局部肿胀。如果损伤严重，可导致后关节囊破裂，肿胀范围扩大，甚至出现皮下瘀斑。

（3）功能障碍。因交叉韧带牵拉作用消失，导致膝关节的正常运动无法完成，甚至无法行走。

四、康复评估

（一）疼痛评定

采用视觉模拟评分法。

（二）肌力评定

通过徒手肌力评定，检查膝关节周围肌肉力量。

（三）关节活动范围评定

对膝关节的活动范围进行测量记录。

（四）肢体围度的测量

测量患侧膝关节的围度与健侧膝关节做比较。

五、康复治疗

交叉韧带重建的康复重点在于早期给予移植物的保护，促进移植物的愈合生长，中后期主要加强肌肉力量及功能的恢复。下面介绍交叉韧带重建的常见康复方法。

（一）前交叉韧带重建术围手术期康复

1. 手术前阶段

（1）目的：尽量恢复患者的活动范围，肌肉力量以及步态、平衡等。

（2）康复方法。

• 对患者宣教手术的相关知识。

• 让患者准备术后需要的支具，如助行器、膝关节固定支具等，并且教会患者如何熟练使用这些支具。

· 宣教术后冷疗的使用方法。

· 教会患者术后早期需要掌握的锻炼方法，如股四头肌等长收缩，踝泵等。

· 对患者的关节活动范围，以及肌肉力量、平衡、步态等进行功能性训练，尽量恢复到比较理想的状态。

2. 术后第一阶段（术后0～2周）

（1）康复目标：消肿止痛；激活股四头肌，防止股四头肌抑制，恢复关节活动范围，屈曲活动范围可以0°～90°。

（2）注意事项：避免让患者患侧膝关节主动伸直膝盖40°～0°；下地步态练习时支具角度锁定在0°位；早期控制患者站立、行走的训练时间。

（3）康复内容如下。

· 冷疗。

· 踝泵运动。

· 下肢软组织轻柔按摩放松。

· 股四头肌等长收缩。

· 被动（小腿下垫枕）伸膝。

· 股四头肌电刺激。

· 支具锁定在0°位，渐进性部分负重到可耐受范围内扶拐负重。

· 髌骨松动。

· 主动屈曲或助力下伸直0°～90°。

· 各方向直腿抬高练习。

· 功率自行车练习。

· 本体感觉训练（双侧负重）。

· 蹬腿训练。

· 让患者依从计划训练，并了解负重的注意事项和渐进性。

3. 术后2～6周康复治疗

（1）康复目标：恢复关节活动度为0°～125°；髌骨活动度良好；肿胀减轻；恢复正常步态（无痛）；无痛且良好控制下迈上约20厘米高阶梯。

（2）注意事项：在充分股四头肌控制和下肢力线恢复前，避免反复下楼；训练和功能活动时避免疼痛。

（3）康复内容如下。

· 继续之前的练习。

· 在股四头肌控制良好时（直抬腿时无疼痛和迟滞），调整支具角度（0°～50°）渐进性负重或在可耐受范围内负重。

· 当步行无痛时，去掉拐杖。

- 蹬腿训练。

- 主动或者被动关节活动。

- 小范围静蹲或重心转移。

- 本体感觉训练前应先进行上阶梯练习。

- 渐进性抗阻下直抬腿练习。

- 髋和腘绳肌渐进性抗阻练习。

- 主动伸膝至 40°。

4. 术后第二阶段（术后 6 ～ 12 周）

（1）康复目标：完全恢复关节活动范围，恢复下肢肌肉力量、灵活性。

（2）注意事项：功能性训练过程中避免出现疼痛，如果出现疼痛，应训练后冰敷。

（3）康复内容如下。

- 若有必要，继续以上训练。

- 继续加强下肢肌肉力量训练，如渐进性靠墙静蹲训练、弓步训练。

- 加强腘绳肌的力量训练。

- 开始下楼梯训练，注意训练中避免疼痛，如有疼痛，训练后可冰敷。

- 满 10 周时，可以开始训练关节活动范围到达正常范围。

- 10 周后，关节活动范围达到正常活动范围，且肌力恢复良好，步行时无痛，可以去除膝关节护具。

5. 术后第三阶段（术后 13 ～ 22 周）

（1）康复目标：可以无痛跑步，恢复日常生活需要的灵活度，肌力正常。

（2）注意事项：在开始跑步、跳跃前，应进行肌肉力量的评估，得到手术医生以及康复师的允许后再开始跑步训练。

（3）康复内容如下。

- 继续之前的康复方法练习，加强肌肉力量的提升。

- 开始渐进性的跑步、跳跃训练。

6. 术后第四阶段（术后 22 周以后）

（1）康复目标：重返生活，重返运动。

（2）康复内容如下。

- 继续加强下肢力量训练。

- 运动中选择适合的护具。

（二）后交叉韧带重建术后康复

1. 术前阶段

（1）目标：患者教育；恢复正常关节活动度；恢复正常步态；最大限度增加力量和功能，并能不借助辅助工具上下楼梯；在各种平面上能独立用拐杖足尖着地负重行走。

（2）治疗措施

· 适当的等速、功能、平衡测试。

· 预订术后支具，并进行穿卸指导。

· 冷疗指导。

· 步态训练：足尖着地扶拐负重行走，支具锁定在0°。

· 治疗性训练指导。

· 被动（小腿下垫枕）伸膝。

· 股四头肌收缩练习。

· 直腿抬高训练（支具锁定在0°）。

· 髌骨松动术。

· 辅助下肢主动伸膝和被动屈膝训练（关节活动度0°～70°）。

2. 术后第一阶段（术后0～6周）

（1）目标：控制术后疼痛和肿胀；关节活动度达到0°～90°；防止股四头肌抑制；提高髌骨活动度。

（2）注意事项：避免主动屈膝；避免热敷；行走时支具应锁定在0°；限制负重和避免过度屈伸；避免在治疗和功能活动过程中产生疼痛。

（3）治疗措施如下。

· 下肢软组织轻柔按摩放松。

· 冷疗。

· 踝泵治疗。

· 小腿垫枕被动伸膝。

· 股四头肌再训练时，应用肌肉电刺激。

· 步态：支具锁定在0°，扶拐足尖着地负重行走。

· 术后2～6周渐进性负重至75%。

· 髌骨松动术。

· 辅助下主动伸膝和被动屈膝（关节活动度为0°～70°）。

· 只要能耐受，4～6周时逐步增加到90°。

· 支具锁定在0°，各方向直抬腿，渐进性抗阻练习。

· 股四头肌等长收缩。

· 蹬踏练习（双侧）。

· 功率自行车训练。

· 提高患者对家庭治疗计划和负重注意事项的依从性。

3. 术后第二阶段（术后6～12周）

（1）目标：关节活动度0°～130°；恢复正常步态；在无痛且控制良好的条件下，迈上、迈下15厘米阶梯；提高下肢灵活性。

（2）注意事项：治疗过程中避免超出活动度限制；避免抗阻屈膝练习；治疗性练习和功能性练习时避免疼痛；监控练习强度（长时间站立、行走）。

（3）治疗措施如下。

- 若有必要，继续以上训练。
- 当步行无痛时（6～8周），去掉拐杖。
- 如果关节活动度大于115°，则进行标准功率自行车练习。
- 蹬踏或微蹲（关节活动度为60°～0°）。
- 辅助下主动关节活动度训练。
- 本体感觉训练。
- 逐渐过渡到单腿负重、对侧弹力带练习。
- 开始向前上阶梯练习。
- 主动伸膝：从60°到0°，开始渐进性抗阻练习（观察髌骨症状）。
- 不要进行主动腘绳肌练习。

4. 术后第三阶段（术后第12～20周）

（1）目标：恢复正常关节活动度；在无痛且控制良好的条件下能迈下20厘米阶梯；增强下肢灵活性。

（2）注意事项如下。

- 在恢复足够股四头肌控制和下肢力线之前，不宜反复下楼梯。
- 避免抗阻屈膝练习。
- 治疗和功能活动时避免产生疼痛。
- 监控活动强度，避免长时间站立或行走。

（3）治疗措施如下。

- 若有必要，继续以上训练。
- 本体感觉训练：多维平面上单侧平衡训练。
- 弓箭步训练。
- 阶梯训练。
- 踏车上后向跑，前向跑。
- 下肢渐进性抗阻和灵活性训练。
- 向前下阶梯试验。
- 主动伸膝。
- 灵活性提高，能满足跑步和专项运动的需要。

5. 术后第四阶段（术后第20周以后）

（1）目标：重返运动，重返生活。

（2）治疗措施如下。

- 若有必要，继续以上训练。

- 强化下肢力量，蹬踏、静蹲和 0°～ 90° 开链伸膝练习。
- 下肢灵活性训练。
- 强化本体感觉训练。
- 强化向前跑练习。
- 专项运动的灵活性练习。

六、预后

交叉韧带损伤手术及非手术治疗的选择应根据合并损伤、危险因素，以及患者年龄、体重、活动水平及期望值决定。大量研究表明，中老年患者进行前交叉韧带重建后可能够获得较好的膝关节稳定性，明显改善的膝关节主观评分以及相当水平（60%）的重返运动率。研究表明在标准康复锻炼模式下，术后需经过 5～ 6 个月的康复锻炼方可重返运动，而在加速康复锻炼模式下术后 3～ 4 个月即可重返运动。

髌骨骨折术后康复

一、概要

髌骨是人体最大的籽骨，髌骨骨折多由直接或间接暴力所致，发生率约占全身骨折的2.2%。手术切开复位内固定术是临床治疗髌骨骨折常见方法，手术治疗的骨折愈合率良好，但术后并发症多见，如膝关节活动度受限、创伤后关节疼痛等。临床表现为膝关节疼痛、活动受限、局部肿胀等。我国古代医学早有对髌骨的相关记载，《素问集注》描述"髌，膝盖骨也，屈伸不利而为跛矣。"《幼科证治准绳》描述"随日数、血脉骨节备，髌骨成……故骨不成，数岁不能行"。说明髌骨发育完善、结构正常与膝关节能否正常行走息息相关。《伤科大成》描述"膝盖骨，名护膝骨"，还说明髌骨对膝关节有保护、稳固作用。目前对于髌骨骨折无明确中医病名，根据其原因病机，可归于中医"骨折病"范畴。

二、病因病机

髌骨骨折多由外因引起，如跌扑损伤、慢性劳损为主。中医以"损伤之证，专从血论"为辨证施治的基础，将骨折愈合过程分为"瘀去、新生、骨合"三个阶段。《杂病源流犀烛》描述"跌扑闪挫，卒然身受，由外及内，气血俱伤病也"。说明骨折初期，瘀血内留，气血失和，故肿胀疼痛。骨折中期筋肉损伤，瘀血未尽，气机失调，故屈伸不利、行走困难。"肾应骨，骨与肾合……肝应筋，筋与肝合""脾主身之肌肉""脾气虚则四肢不用"，上述说明肾主骨，肝主筋，肝肾精气充足，则骨骼经脉强壮有力；脾为后天之本、气血生化之源，全身肌肉的营养赖于脾胃健运。故骨折治疗早中期以活血化瘀理气为原则，后期以调补肝肾、健脾益气为原则。

三、临床表现

（1）髌骨骨折急性期表现为：膝关节肿胀、疼痛，膝关节活动受限，不能负重行走。

（2）髌骨骨折术后常见并发症为：膝关节活动度受限、创伤后关节疼痛、下肢深静脉血栓形成引起肿胀疼痛、长期制动引起肌肉失用性萎缩和肌肉痉挛等情况。

四、康复评估

（一）疼痛评定

采用视觉模拟评分法。

（二）肌力评定

通过徒手肌力评定，检查膝关节周围肌肉力量。

（三）关节活动范围评定

对膝关节的活动范围进行测量记录。

（四）肢体围度的测量

测量患侧膝关节的围度与健侧膝关节做比较。

五、康复治疗

（一）近端重建

1. 术后第一阶段（术后第 0～6 周）

（1）目标：控制渗出、控制疼痛；关节活动度；伸膝 0°至屈膝 60°（术后 4 周）、屈膝 90°（术后 6 周）；避免股四头肌抑制；促进组织愈合；佩戴伸膝支具于可耐受负重下独立步行。

（2）注意事项：激惹症状（股四头肌抑制，关节渗出，活动性炎症）；屈膝的关节活动度须遵从手术医师的指示；髌骨单侧偏移；避免髌骨向外滑动；终末伸膝练习；主动伸膝。

（3）治疗措施如下。

• 冷疗。

• 踝泵治疗。

• 针对疼痛和渗出的对症治疗。

• 股四头肌再训练（次强）：生物反馈，电刺激，毛巾卷辅助下股四头肌等长练习，多角度开链等长练习，坐位屈膝 60°下闭链股四头肌等长练习。

• 关节活动度练习。

• 坐位下主动屈膝练习及被动伸膝练习。

• 髌骨松动术。

• 戴上护具，患者渐进式负重，支具 0°位开始步行。

• 臀部肌群训练。

2. 术后第二阶段（术后第 7 ～ 12 周）

（1）目标：关节活动度伸膝 0°至屈膝 110°（术后 8 周）、屈膝 130°（术后 12 周）。

（2）注意事项：激惹症状及体征（疼痛，炎症，股四头肌抑制，关节渗出）；8 周内屈膝关节活动度须遵从手术医师的指示；渐进性负重；避免肌力练习"太多""太快"。

（3）治疗措施如下：

• 继续以上治疗。

• 股四头肌肌力练习：限制弧内进行主动伸膝关节活动度练习，双腿蹬踏，向前上台阶练习。

• 关节活动度练习：进展到坐位助力下关节活动度屈膝练习。

• 功率自行车：从短曲柄自行车过渡至标准自行车。

• 步态练习。

• 平衡训练：近端肌力练习。

3. 术后第三阶段（术后第 13 ～ 17 周）

（1）目标：恢复正常的关节活动度，恢复正常步态。

（2）注意事项：激惹症状及体征，如疼痛和活动性炎症，步态异常。

（3）治疗措施如下。

• 继续以上练习。

• 股四头肌肌力练习。

• 主动伸膝关节活动度练习，离心蹬踏，向前下台阶练习，静蹲练习。

• 恢复关节活动度练习。

• 利用坐位及仰卧位滑墙进行主动及助动屈膝关节活动度练习。

• 步态练习。

• 强化近端肌力练习。

• 平衡训练：从单腿静态平衡过渡至动态平衡。

• 踏步机，自行车，阶梯机。

（二）远端重建

1. 术后第一阶段（术后第 0 ～ 6 周）

（1）目标：控制渗出控制疼痛；关节活动度伸膝 0°至屈膝 60°（术后 2 周）、屈膝 90°（术后 6 周）；佩伸膝支具、使用杖拐无负重下在平面和台阶上独立步行。

（2）注意事项：激惹症状（股四头肌抑制，关节渗出，活动性炎症）；逐渐增加负重；屈膝关节活动度须遵从具体手术医师的意见；主动伸膝。

（3）治疗措施如下。

• 冷疗。

• 踝泵治疗。

• 必要时针对疼痛和渗出进行理疗。

- 股四头肌再训练：生物反馈，电刺激，毛巾卷辅助下股四头肌等长练习。
- 持续被动活动。
- 关节活动度练习。
- 被动伸膝关节活动度练习。
- 坐位下主动屈膝关节活动度练习，并在健侧腿的帮助下，进行患膝从屈到伸的被动关节活动度练习。
- 髌骨松动术：主要向上方。
- 佩伸膝支具、使用杖拐无负重下步态训练。
- 开始近端肌力练习：直抬腿练习，臀肌练习，坚持无负重原则。

2. 术后第二阶段（术后第 7 ～ 14 周）

（1）目标：控制渗出、炎症和疼痛；关节活动度伸膝 0°至屈膝 120°（术后 8 周）、术后 14 周达正常范围；步态正常化。

（2）注意事项：激惹症状及体征（疼痛，炎症，股四头肌抑制，关节渗出）；屈膝关节活动度需遵从手术医师的指示；逐渐增加负重；训练过程中注意运动无痛。

（3）治疗措施如下。

- 继续以上练习，股四头肌肌力练习。
- 多角度闭链及开链等长练习。
- 开始向前上台阶练习。
- 坐位在健侧腿的帮助下，进行患膝无痛弧内从屈到伸的助力下关节活动度练习。
- 坐位下屈膝主动关节活动度练习及助力下关节活动度练习。
- 功率自行车：从短曲柄自行车过渡至标准自行车。
- 步态训练。
- 水下踏车。
- 减重踏车。

3. 术后第三阶段（术后第 15 ～ 22 周）

（1）目标：恢复正常范围内关节活动度；步态正常。

（2）注意事项：激惹症状及体征（疼痛和活动性炎症）；步态异常；关节负荷过大。

（3）治疗措施如下。

- 继续以上练习。
- 向前上台阶练习。
- 离心蹬踏。
- 向前下台阶练习。
- 静蹲练习。
- 在坐位及仰卧位应用滑墙进行屈膝关节活动度练习。
- 步态训练。

- 踏车。
- 倒走踏车。
- 踏步机，自行车，阶梯机。

六、预后

髌骨骨折根据其损伤情况，治疗方法分为保守治疗及手术治疗。在此主要讨论髌骨骨折术预后情况，骨折术后达到骨性愈合一般需3～12个月。术后长期卧床使肌肉活动减少，长期制动中止了骨骼的应力负荷，会出现肌肉组织血液循环减弱、骨质疏松、肌肉萎缩、关节挛缩、关节活动障碍等并发症。临床研究表明，早期康复训练可提高骨关节功能恢复，避免失用性肌萎缩，防止关节粘连僵硬，配合中医治疗以活血止痛、调补肝肾、强壮筋骨，可促进局部肿胀的消退，可提高康复疗效，使患者疼痛减轻、功能改善，达到尽早回归家庭及社会的目标。

胫骨平台骨折术后康复

一、概要

胫骨上端的扩大部分为内侧髁和外侧髁，其平坦的关节面称胫骨平台，故胫骨髁骨折又称胫骨平台骨折。本病多发生于青壮年，约占成人骨折的1.9%。胫骨平台是膝关节的重要负荷结构，内固定术是治疗胫骨平台骨折的常用手段，尽可能使关节面解剖复位。胫骨平台骨折属于中医骨折范畴，本病多由外因引起。

二、病因病机

胫骨平台骨折多由高处跌下，足底触地产生传达暴力所致。若受力不相等时，则受力较大的一髁发生骨折；若受力相等时，则两侧髁同时发生骨折；膝关节过度外翻或内翻时，也可造成胫骨内侧髁或外侧髁骨折，骨折后多有不同程度的关节面破坏。

三、临床表现

胫骨平台骨折主要表现为膝关节疼痛，膝关节肿胀，功能障碍，如膝关节活动受限、行走困难。

四、康复评估

（一）疼痛评定

采用视觉模拟评分法。

（二）肌力评定

通过徒手肌力评定检查膝关节周围肌肉力量。

（三）关节活动范围评定

对膝关节的活动范围进行测量记录。

（四）肢体围度的测量

测量患侧膝关节的围度与健侧膝关节做比较。

五、康复治疗

（一）术后第一阶段（术后第 0～2 周）

（1）目标：消肿止痛，维持关节活动范围，提升髌骨活动范围，使患者能独立完成不负重下的短距离步行。

（2）注意事项：避免久坐、久站，患者下肢避免负重。

（3）康复内容如下。

- 冰敷、枕头抬高患肢。
- 下肢软组织轻柔按摩放松。
- 踝泵治疗。
- 股四头肌等长收缩。
- 臀部肌肉等长收缩。
- 直腿抬高训练。
- 髌骨松动。
- 可耐受下 CPM 机辅助活动训练关节范围，从 0°～30°开始。
- 助行器辅助下，患者不负重转移、步行等。

（二）术后第二阶段（术后第 2～6 周）

康复内容如下。

（1）继续之前康复训练。

（2）非阻力功率自行车训练，使关节活动度达到屈膝 90°。

（3）髋外展训练。

（4）如果患者能够独立完成主动关节活动度和助力下关节活动度训练，CPM 设备可以停止使用。

（5）仰卧位和坐位下足跟滑动训练。

（6）耐受情况下站立位臀部肌群训练。

（三）术后第三阶段（术后第 6～12 周）

康复内容如下。

（1）继续恢复关节活动范围。

（2）重于下肢肌肉牵伸和肌力训练。

（四）术后第四阶段（术后第 12 周后）

康复内容：第 12 周后开始负重运动，提踵、蹲起、俯卧屈膝、桥式运动。

（五）术后第五阶段（术后第 4～6 个月）

康复内容：加强功能性活动和专项运动康复。

六、预后

内固定术是治疗胫骨平台骨折的常用手段，研究表明，在内固定治疗胫骨骨折的基础上，联合康复训练治疗，可有效矫正内翻角和后倾角，提高 HSS 评分，加快患者关节功能的恢复。也有研究表明，对胫骨平台骨折术后患者实施多元化康复训练联合温针灸治疗，可以改善患者的 HSS 评分、关节活动度、日常生活能力评分，减轻患者的疼痛。

脊柱压缩性骨折术后康复

一、概要

骨质疏松性脊柱压缩性骨折是老年人常患的脊柱损伤之一，是指由于骨质疏松或骨质疏松症而引起在胸或腰椎上逐渐出现单位容积内骨强度下降，骨量减少，患者脊椎在外力作用下即可发生骨折。骨质疏松性脊柱压缩性骨折主要临床表现是腰背痛，严重的会影响到患者躯体正常活动。当脊髓神经或者是马尾神经受伤，患者会出现双下肢及二便异常，严重者会出现完全截瘫的症状。临床上，对于老年骨质疏松性脊柱压缩性骨折以手术为主要治疗手段，但因为老年人各项身体机体明显下降，致使手术后恢复较差，因此，术后康复是促进患者肢体功能恢复的最佳选择。中医可将骨质疏松性脊柱压缩性骨折归于"骨痿""骨枯""骨痹"的范畴。

二、病因病机

中医认为本病的病因分为内因和外因，内因主要是肾虚为主，肾主骨、藏精，年老体衰，肾精亏虚，肝肾阴液不足，则易发骨痿、骨枯。外邪乘虚客于经脉，经脉瘀滞，或在外力作用下发生骨折，骨断筋伤，气血凝于局部，不通则痛。因此本病的病机为肾肝亏虚，经脉瘀滞，因此对于该病应标本兼治，以补肝肾，兼予活血化瘀为主要治疗方针。

三、临床表现

脊柱压缩性骨折的症状主要包括局部疼痛，脊柱畸形，神经功能障碍。另外还包括脊柱活动受限、呼吸困难等。

四、康复评估

（一）疼痛评定

采用视觉模拟评分法、口述分级评分法、麦吉尔疼痛调查表。

（二）肌力评定

常用徒手肌力评定，对脊柱各个方向的运动的肌肉进行肌力评定。

（三）日常生活活动能力评定

常用躯体日常生活活动能力改良 Barthel 指数、修订 Kenney 自理评定、Katz 指数等，常用工具性日常生活活动能力评定功能活动问卷、快速残疾评定量表等。

五、康复治疗

脊柱压缩性骨折术后康复目标为：尽早下地行走、改善功能、回归家庭及工作。个性化治疗方案需要综合考虑患者受伤前后的功能水平、脊柱后凸情况、损伤程度和骨质疏松的严重程度，以决定训练的内容和强度。

（一）物理治疗

（1）姿势矫正贴扎：通过后缩肩胛骨和调整胸椎姿势，促进伸展。

（2）矫形器：在骨折后急性期至 6 个月的时间内佩戴矫形器，可通过稳定脊柱和促进早期活动来减轻疼痛。而严重的骨折需要定制胸腰矫形器限制脊柱向各个方向运动，并且需要禁止所有的训练计划。

（3）软组织按摩：对损伤局部进行适当压力的软组织按摩，以促进疼痛缓解。

（4）被动活动：对于疼痛明显，卧床时间较长的患者，需对其肢体进行适当的被动活动，以及辅助其进行"木板式"翻身，减少并发症的发生。

（5）理疗：经皮神经电刺激、超声药物导入治疗等，促进疼痛缓解。

（二）功能训练

（1）坐位训练：端坐位收紧下颌，肩胛骨后缩，腹横肌收缩。

（2）仰卧位训练：仰卧位核心训练为仰卧位屈膝30°指尖可放在下腹部，同时收缩腹横肌和盆底肌。仰卧位桥式运动为仰卧位屈膝90°，双脚和手臂平放在床面，通过双脚、双臂向床面发力推动背部和骨盆抬离床面。

（3）平衡训练：坐—站训练、单腿支撑训练。

六、预后

骨质疏松椎体压缩性骨折术后康复有着切实的治疗作用，临床经验与数据统计证明，骨质疏松椎体压缩性骨折术后康复具有很好的治疗作用与安全性。康复治疗以腰背伸肌为主要的锻炼对象，加强背部肌肉力量，更好的维持脊柱稳定性，并调节被拉紧的前纵韧带及椎间盘纤维环张力，减少腰背部肌肉萎缩的程度。并且通过康复治疗，有助于预防下肢深静脉血栓的形成。针对老年骨质疏松脊柱压缩性骨折的术后康复，能有效促进受伤椎体结构的恢复，较大程度地减少疼痛，提高患者运动能力及生活质量。

第六章　心肺功能康复

心肺疾病是一系列涉及循环系统和呼吸系统的疾病，主要包括心脏疾病及肺疾病。随着心脏康复和肺康复理论与技术的不断发展，心肺康复成为改善心肺疾病患者心肺功能，提高活动能力和生活质量的重要手段。由于循环系统和呼吸系统解剖结构和生理作用的联系，单独进行心脏康复或肺康复往往达不到最佳效果，因此应积极倡导心肺康复一体化的理念。

当代心肺康复是通过全面、规范的评定，采取综合医疗干预手段，包括药物、运动、营养、教育、心理等手段，提高患者循环系统和呼吸系统功能，改善患者生活质量，回归家庭社会生活。

第一节　心功能障碍疾病康复

心脏康复

一、概要

心脏康复能降低急性缺血性冠状动脉事件的发生率和再住院率，使急性心肌梗死患者1年内猝死风险降低45%；降低心肌梗死后患者全因死亡率8%～37%，降低心血管病死率7%～38%；稳定型心绞痛、冠状动脉旁路移植术（CABG）、经皮冠脉介入术（PCI）、心脏瓣膜置换或修复术后以及心脏移植术后患者，均可从心脏康复运动训练程序中获益，并降低各种原因导致的慢性心力衰竭再住院率和病死率。还有研究证据显示，心脏康复能够延缓动脉粥样硬化发展进程，改善生命质量，减少再住院率，降低医疗费用。因此，对心血管病患者进行心脏康复非常必要。

缺血性心脏病属中医胸痹心痛范畴，急性心肌梗死属胸痹重症即真心痛范畴。"心痛"病名最早见于马王堆古汉墓出土的《五十二病方》。"胸痹"病名最早见于《黄帝内经》，对本病的病因、一般症状及真心痛的表现均有记载。《素问·藏气法时论》："心病者，胸中痛，胁支满，胁下痛，膺背肩胛间痛，两臂内痛。"《灵枢·厥病》："真心痛，手足青至节，心痛甚，旦发夕死，夕发旦死。"

二、病因病机

胸痹心痛的病机关键在于外感或内伤引起心脉痹阻，其病位在心，与肝、脾、肾三脏功能的失调有密切的关系。因心主血脉的正常功能，有赖于肝主疏泄，脾主运化，肾藏精主水等功能正常。其病性有虚实两方面，常为本虚标实，虚实夹杂，虚者多见气虚、阳虚、阴虚、血虚，尤以气虚、阳虚多见；实者多见气滞、寒凝、痰浊、血瘀，并可交互为患，其中又以血瘀、痰浊多见。但虚实两方面均以心脉痹阻不畅，不通则痛为关键病机。发作期以标实表现为主，血瘀、痰浊为突出，缓解期主要有心、脾、肾气血阴阳亏虚，其中又以心气虚、心阳虚最为常见。以上病因病机可同时并存，交互为患，病情进一步发展，可见下述病变：瘀血闭阻心脉，心胸猝然大痛，而发为真心痛；心阳阻遏，心气不足，鼓动无力，而表现为心动悸，脉结代，甚至脉微欲绝；心肾阳衰，水邪泛滥，凌心射肺而为咳喘、水肿，多为病情深重的表现。

三、临床表现

胸痹心痛以胸闷、心痛、短气为主要特征。

四、康复评估

（一）临床资料评估

通过问诊、体格检查、生化检验、超声心动图、心电图、胸部 X 线检查、生命质量量表测评等，收集患者临床资料，了解患者日常运动习惯及是否有限制运动的因素，掌握患者全身功能状态，包括心血管疾病治疗和精神心理（包括睡眠）情况。

（二）危险因素评估

心血管疾病危险因素包括高血压、高血脂、高血糖、吸烟、肥胖等。

（1）肥胖评估：测量患者的身高、体重、腹围，计算 BMI，了解患者是否存在超重或肥胖，是否有腹型肥胖（腰围男≥90cm，女≥85cm）。

（2）血糖评估：问诊患者是否患有糖尿病，对确诊糖尿病者了解血糖控制以及并发症情况，检测空腹血糖水平和糖化血红蛋白、尿微量白蛋白及尿蛋白、眼底情况等；对于无糖尿病患者，应进行糖耐量试验和检测糖化血红蛋白，评估患者是否存在糖耐量异常。

（3）高血压评估：问诊高血压病史，应用标准血压计测量坐位、站立位 1 分钟和 3 分钟双上肢血压；明确诊断高血压的患者，检测患者诊所血压和家庭自测血压，必要时采用 24 小时动态血压评估高血压治疗是否达标，评估合并危险因素和有无靶器官损害。

（4）血脂评估：患者应每年检测空腹血脂四项 1 次，根据危险分层确定血脂达标值（高危：低密度脂蛋白胆固醇≤2.6mmol/L，极高危：低密度脂蛋白胆固醇＜1.8mmol/L），用于评价患者的血脂状态和调脂治疗效果。

（5）吸烟评估：通过问诊了解患者是否吸烟，吸烟支数和年数，了解戒烟意愿，通过"烟草依赖度量表"评价患者的烟草依赖程度；对不吸烟者需了解是否有二手烟接触史。

对已戒烟患者了解戒烟时间，是否有复吸经历；对戒烟半年内的患者评估是否有戒断症状以及复吸的风险。

（6）日常体力活动评估：日常体力活动和运动耐力评估通常采用体力活动问卷。

（三）营养状态

目前没有统一的营养膳食结构测评量表，可使用食物频率问卷或脂肪餐问卷，也可通过记录膳食日记，了解患者每日蔬菜、水果、肉类、蛋白质、油盐的摄入量，饮酒量以及家庭饮食习惯、外出就餐次数、改变饮食习惯的意愿，结合患者的运动习惯、压力状态、营养状态提供膳食指导。

（四）精神心理

通过问诊了解患者心血管疾病症状、情绪变化和睡眠情况，初步识别患者是否存在精神心理障碍，进一步使用心理筛查自评量表进行筛查，推荐采用患者健康问卷9项（PHQ-9）、广泛焦虑问卷7项（GAD-7）联合躯体化症状自评量表或患者健康问卷15项（PHQ-15）。脑功能自律神经测定仪和心理量表分析软件可作为补充工具，提供客观的数据和报告。评估结果提示为重度焦虑抑郁的患者，需请精神专科会诊；评估结果为轻度或中度的患者，可给予个体化的健康教育和药物治疗。

（五）睡眠评估

通过问诊了解患者对自身睡眠质量的评价；采用匹兹堡睡眠质量评定量表客观评价患者的睡眠质量；对高度怀疑有睡眠呼吸暂停的患者，采用多导睡眠监测仪或便携式睡眠呼吸暂停测定仪了解患者夜间缺氧程度、睡眠呼吸暂停时间及次数。中度和重度睡眠呼吸暂停低通气综合征的患者需积极治疗。

（六）运动能力评估

运动能力评估是心脏康复的重要内容，为制订个性化运动处方提供数据支持，也为运动风险提供安全底线。由于心血管病患者存在运动风险，基层医院可根据综合风险评估后进行危险分层。常用的有氧运动耐力评估方法有心电图运动负荷试验、心肺运动试验、6分钟步行试验等。抗阻运动常用能够完成一次最大抗阻运动（能够1次举起的最大重量）测试来评价患者运动能力。

（1）心电图运动负荷试验。心电图运动负荷试验指在患者逐渐增加运动量的同时，观察患者心电图变化和症状，是对已知或怀疑患有冠心病的患者进行临床辅助诊断，运动能力和疗效评估的方法，其方法简便、费用低廉、无创伤和相对安全，适宜在基层医院应用。按照应用目的不同可分为低强度运动试验、亚极量运动试验和症状限制性运动试验，临床医生应根据患者的危险分层、心功能情况、运动能力和应用目的不同而选择不同的运动类型。

常用的心电图运动负荷试验有运动平板仪和功率自行车两种设备类型，运动平板仪常采用 Bruce 和改良 Bruce 等分级递增方案，功率自行车采用以每分钟 10 ～ 25W 的功率连续递增方案，在运动过程中需监测患者心电图、血压、血氧饱和度和症状等，通过博格（Brog）评分评估患者的劳累程度。心电图运动负荷试验应由主治医师和护士共同完成。在试验前，医生应严格按照适应证和禁忌证筛选患者，按照不同的运动类型选择终止指征，在试验中医生和护士需严密观察患者反应，及时预防和阻止意外事件发生，一旦发生不良反应，应立即终止试验。

（2）心肺运动试验。心肺运动试验是在心电图运动负荷基础上测定运动时摄氧量和二氧化碳排出量等多个气体代谢参数，综合分析气体代谢和血流动力学等指标，评估心肺功能储备以及全身器官系统之间相互协调的功能状态，可更准确地评估个体的心肺储备功能和进行危险分层。心肺运动试验的适应证、禁忌证和终止运动的指征与心电图运动负荷试验基本相同，可参考心电图运动负荷试验相关部分。

（3）6分钟步行试验。6分钟步行试验主要记录6分钟步行距离、心率、血压、血氧和症状等，用于评价中、重度心肺疾病患者的运动耐力和心肺功能状态。多项临床研究表明6分钟步行距离可作为重度心肺功能不全患者生存率的预测指标。

（4）自感疲劳分级。自感疲劳分级（RPE）是利用运动中的自我劳累感觉判断运动强度，在6～20级中每个数量级各有不同的运动感受特征。有研究报道RPE与心率和耗氧量具有高度相关性。各数量级乘以10与达到该强度的靶心率基本一致（除外应用影响心率药物）。年轻患者运动训练时RPE分级应在12～15之间，中老年人应达到11～13。确定合理运动强度的方法应将靶心率和RPE评估两种方法相结合。首先在适宜靶心率范围运动训练，同时结合在运动中RPE评分，重视患者运动中的感受，可有效控制运动风险，增加运动治疗的安全性。

五、康复治疗

心脏康复一般分为三期，各级医疗机构在各期心脏康复中有不同的定位。

（一）Ⅰ期康复

基于床旁监测下的急性期康复，以恢复日常生活为目标，内容包括一般临床评估、危险因素评估、早期患者教育、制订早期康复计划及出院计划。

（二）Ⅱ期康复

基于中心和门诊监测下的恢复期康复，以回归社会为目标，内容包括一般临床评估、危险因素评估、有氧运动能力评估、患者教育纠正不良生活方式，以及制订完善的康复计划，包括药物、运动、心理、饮食、戒烟及其他治疗或康复方案。

（三）Ⅲ期康复

基于社区和家庭的维持期康复，以回归社会后的健康维持和促进为目标，内容包括运动康复、危险因素控制、循证用药、定期随访等维持良好的生活与工作状态。

六、预后

胸痹心痛虽属内科急症、重症，但只要及时诊断处理，辨证论治正确，患者又能很好配合，一般都能控制或缓解病情。调情志，慎起居，适寒温，饮食调治是预防与调摄的重点。情志异常可导致脏腑失调，气血紊乱，尤其与心病关系较为密切，故防治本病必须高度重视精神调摄，避免过于激动或喜怒忧思无度，保持心情平静愉快。气候的变化对本病的发病也有明显影响，《诸病源候论》记载："心痛者，风凉邪气乘于心也。"故本病慎起居，适寒温，居处必须保持安静、通风。饮食调摄方面，不宜过食肥甘，少饮酒，宜低盐饮食，多吃水果及富含纤维食物，保持大便通畅。发作期患者应立即卧床休息，缓解期要注意适当休息，坚持力所能及的活动，做到动中有静，保证充足的睡眠。

急性心肌梗死 PCI 术后

一、概要

急性心肌梗死是冠状动脉急性、持续性缺血缺氧所引起的心肌坏死。临床上多有剧烈而持久的胸骨后疼痛，休息及硝酸酯类药物不能完全缓解，伴有血清心肌酶活性增高及进行性心电图变化，可并发心律失常、休克或心力衰竭，常可危及生命。本病在欧美最常见，美国每年约有 150 万人发生心肌梗死。中国近年来呈明显上升趋势，每年新发至少 50 万，现患至少 200 万。急性心肌梗死属中医真心痛范畴。《灵枢·厥病》："真心痛，手足青至节，心痛甚，旦发夕死，夕发旦死。"

二、病因病机

真心痛临床辨证虚实夹杂，涉及多个脏腑，多个证候要素相兼。经历介入治疗后，本虚标实是其基本证型特点，本虚以脏腑气血阴阳亏虚为主，标实以血瘀、痰阻、气滞、寒凝多见。

三、临床表现

主要表现为胸闷、胸痛或胸部不适。

四、康复治疗

（一）药物处方

药物处方是改善急性心肌梗死预后的重要措施，目前有充分的循证医学证据的药物包括：抗血小板类药物，β 受体阻滞剂，血管紧张素转化酶抑制剂／血管紧张素 II 受体阻滞剂及他汀类药物。上述药物对于改善患者症状、提高预后生存质量有明显的效果。同时也有试验提出阿司匹林联合替格瑞洛较阿司匹林联合氯吡格雷治疗能有效降低急性心梗后患者心血管不良事件的主要终点风险，还能进一步改善患者预后，心血管的死亡风险和全因的死亡风险可分别降低至 20% 左右，也能进一步避免出血风险。因此对于临床医师来说，在用药过程中一定要注意遵循个体化用药原则，结合患者经济状况，根据不同的症状及患者耐受情况适当的增加或者减少摄入药物的剂量，避免药物不良反应发生。在此过程中，医生一定要督促患者积极复查，可以利用电话等通信手段了解患者情况，做好定期随访工作。

（二）运动处方

运动处方是心脏康复最核心的内容，同时适当的运动也可以进一步维持斑块稳定，改善血管内皮的功能，促进侧支循环的建立，可以有效改善心脏功能，从而降低该类患者的死亡率和再次入院率。在一定的范围内，运动的强度越大，给予患者心脏功能的恢复带来的受益就越大。因此应根据个人体质不同从运动的分类、强度、持续时间及运动频次等方面来制订个体化、系统化的运动方案。

（三）运动康复的分类

目前的运动康复一般可以分为Ⅰ期、Ⅱ期及Ⅲ期康复。

1. Ⅰ期运动康复

主要针对早期急性心肌梗死患者，一旦确定病情处于稳定时期，即可开始康复治疗。一般先从适当被动运动开始，逐步到床上洗漱、坐起、床边站立、沿着床边扶走、病室内扶走，上楼梯等训练。但在此恢复期间内，必须要在血压或者心电监护下进行，同时强度一般控制在较静息心率上增加 20 次 / 分，同时自我感觉不太费力为合适。

2. Ⅱ期运动康复

（1）运动方式：一般依据患者出院后恢复的情况来选择适当合适的运动方式，一般建议包括有氧运动、阻抗运动、柔韧性训练等，其中以有氧运动最为重要。常见的有氧运动多包括慢跑、骑自行车、爬楼梯、游泳等。阻抗运动可分为俯卧撑、哑铃、弹力带等。同时在此基础上也可适当加入柔韧性训练，改善老年患者一般症状。现在的心脏康复也融了特色的中医疗法，有研究表明八段锦、太极拳等中医传统运动，也被进一步证实可以导引行气、调畅气血，具有锻炼平衡能力、防病治病等作用。

（2）运动强度：制订合理的运动强度也是运动处方的关键。常用来确定强度的方法包括心率储备法、无氧域法、最大心率法、自我感知劳累用力程度评分法。其中最常用的为心率储备法，即目标心率 =（最大运动心率－静息心率）×（60% ～ 80%）+ 静息心率。运动均以中等强度连续运动训练（MICT）为主，近几年来，高强度间歇训练（HIT）也逐渐成为流行的心脏康复方案之一，对于 PCI 术后低危或稳定期患者进行 HIT 训练较为安全，且可有效改善患者的依从性。

（3）运动频次及持续时间：建议 PCI 术后患者可适当进行中等强度甚至大强度的有氧运动训练，每周 3 ～ 5 次，每次可以坚持 30 分钟，有氧运动训练。2015 年，中西医结合心脏康复专家共识中指出：康复计划需要适当调整，合理的运动一般为每周至少 3 ～ 5

次的中等强度的运动，每次至少持续 30～90 分钟，建议坚持 3 个月左右，推荐最适宜为 36 次，且最好不低于 25 次。

3. Ⅲ期运动康复

主要是指家庭或者社区康复期，一般多为Ⅱ期康复的延续。此期主要是继续鼓励患者维持已经形成的健康生活方式和运动习惯，运动的指导一般来说因人而异。此期最好建立一个完整的社区康复体系，同时需要患者有较强的自我管理的意识及能力。

五、预后

PCI 术是最重要的冠脉血运重建手段，但不能解决心血管疾病的所有问题。综合药物、运动、膳食、情志、危险因素干预的中西医结合心脏康复治疗，可以降低 PCI 术后患者总死亡率和再住院率，提高生活质量。在患者住院期间、出院早期和家庭社区的维持期，制订个体化的中西医结合康复计划，有利于患者的心脏康复。

冠状动脉旁路移植术后

一、概要

冠状动脉旁路移植术（CABG）是治疗冠状动脉疾病的有效手段之一，手术的方法是通过使用患者自身其他部位的动脉或静脉血管，给狭窄的冠状动脉血管的远端供血。手术时从患者身上取下一段正常血管，一端与升主动脉相连，另一端与冠状动脉狭窄部位的远侧相连。因为这种手术方法如同架桥，所以形象地将之称为"冠状动脉搭桥术"。

冠状动脉粥样硬化性心脏病（冠心病）是全球范围内最常见且致死率较高的疾病之一，CABG 是治疗冠心病最常见的血运重建手段。然而很多患者在 CABG 术后，可能会出现肺不张、感染、呛咳、活动耐力下降、谵妄、焦虑或抑郁等问题，不仅给患者的工作与精神带来巨大障碍，还给家庭及社会带来巨大经济负担和劳动力损失。因此，给 CABG 术后患者进行心脏康复，是 CABG 手术治疗的重要辅助方法，是十分必要且重要的。冠心病属中医胸痹范畴。

二、病因病机

胸痹的病机关键在于外感或内伤引起心脉痹阻，其病位在心，但与肝、脾、肾三脏功能的失调有密切的关系。

三、临床表现

多发于 40 岁以上的中老年人，表现为胸骨后或左胸发作性闷痛、不适，甚至剧痛向左肩背沿手少阴心经循行部位放射，持续时间短暂，常由情志刺激、饮食过饱、感受寒冷、劳倦过度而诱发，也可在安静时或夜间无明显诱因而发病。多伴有短气乏力，自汗心悸，甚至喘促，脉结代。多数患者休息或除去诱因后症状可以缓解。

四、康复评估

（一）出院评估

出院前需评估患者焦虑、抑郁状况、睡眠状况、疼痛、与健康相关的生活质量、腿部力量和耐力及心肺耐力，如 6 分钟步行试验。

CABG 术后常规住院时间为 1 周左右，出院后及门诊康复期前通常需要 2～6 周的过渡期康复。出院前应指导患者风险因素管理，戒烟管理，营养摄入，体力活动等，根据患者的肺功能及体能，为其制订出院后短期的康复方案，并将其推荐至 II 期门诊心脏康复。

（二）II 期康复（门诊康复期）

大量循证医学证明 CABG 术后进行 II 期心脏康复可使患者获益，规律的康复干预有助于提高桥血管的通畅率，降低再住院率和相关的医疗费用，提高患者运动能力和生活质量，所有符合条件的 CABG 术后患者都应该进行心脏康复，急性心肌梗死后 CABG 及 PCI 术后，患者参加心脏康复也可改善预后。

（三）CABG 术后患者门诊康复期评估

门诊康复前需对 CABG 术后患者进行风险因素、临床情况和运动风险评估。

在开始运动训练计划前，应对患者的临床情况进行综合评估，并实施运动心肺试验，以确定患者运动训练的安全范围并进行危险分级，为患者制订个体化运动处方。由于对运动训练的反应可能因人而异，根据运动危险分级进行风险评估，以提供适合每位患者的个体化训练计划，为制订运动处方提供安全保障。

（四）CABG 术后康复禁忌证

（1）绝对禁忌证包括：急性心肌梗死 2 天内；药物未控制的不稳定型心绞痛；引起症状和血流动力学障碍的未控制心律失常；新发严重主动脉狭窄；未控制的症状明显的心力衰竭；急性肺动脉栓塞；急性心肌炎或心包炎；急性主动脉狭窄。

（2）相对禁忌证包括：明显的心动过速或过缓；中度瓣膜狭窄性心脏病；肥厚型心肌病或其他原因所致的流出道梗阻性病变；高度房室阻滞及高度窦房传导阻滞；严重高血压。

五、康复治疗

通过对 CABG 术后患者危险因素的管理，可帮助患者维持身心健康和提高生活质量，减少再住院率和手术的风险，降低发病率和全因死亡率。前瞻性和回顾性研究结果均显示，经过系统评估和规范性操作的心脏康复，对于 CABG 术后患者是比较安全的。因此，全世界范围内（包括英国、美国、加拿大、澳大利亚、奥地利等）的心脏康复指南，都将 CABG 术后进行心脏康复作为 I A 类的推荐，美国心脏协会更是强烈建议 CABG 术后患者即可开展全面康复。

CABG 术后患者的心脏康复分为 3 期，即急性期的Ⅰ期康复（院内康复期）、Ⅱ期康复（门诊康复期）及居家的Ⅲ期康复。Ⅰ期康复主要以住院期间的康复为主，涵盖术前预康复、ICU 期间康复及术后病房康复，主要减少患者术后并发症，增加患者的康复意识；Ⅱ期康复主要以门诊形式开展，从手术 6 周后开始，包含患者术后 36 次的心脏康复课程，涉及运动、营养、心理、睡眠、疼痛管理等方面的康复内容，帮助患者培养健康的生活方式；Ⅲ期康复主要开展于患者的家庭或社区，帮助患者巩固Ⅱ期康复效果，并养成长期健康的生活方式，改善生活质量，提高生活满意度。

Ⅰ期康复（院内康复期）：CABG 术后的Ⅰ期心脏康复是对患者在住院期间开展的早期康复，尽早进行干预，可改善患者术后的血流动力学，增加左心室射血功能，提高身体功能及运动储备，减少术后并发症和住院时间，降低全因死亡率，提高患者的生活质量。

（一）术前心脏康复

CABG 术前应对患者基本情况、心血管危险因素、运动能力、营养、睡眠、心理、戒烟、心肺功能等方面进行评估。

（1）术前预康复：术前预康复包括指导患者有效咳嗽的方法，通过腹式呼吸、缩唇呼吸、呼吸训练器等改善术前肺容量；对肩颈、胸椎段进行肢体训练，增大胸廓活动度；对下肢大肌群进行活动，增加下肢肌肉力量；给予患者社会支持，减少可能出现的术前焦虑。

（2）术前营养推荐：手术前对营养状况进行营养风险筛查和营养评估，对存在营养风险和（或）营养不良的患者，术前应积极进行适当营养支持。血清白蛋白水平低于 3.0g/dL 的心脏手术患者，术前可补充 7～10 天的强化营养治疗。

（3）吸烟和饮酒管理：术前对所有心脏手术患者进行吸烟和饮酒的筛查。询问患者吸烟和饮酒的情况，并指导患者在择期手术前 4 周停止吸烟、饮酒。

（二）ICU 期间心脏康复

对于 CABG 术后转回 ICU 的患者，每日对患者的心肺功能、血压、中心动脉压、氧分压、呼吸状况、神经系统情况、体温、疼痛、睡眠、心理、营养等进行评估。

1. ICU 期间肺康复内容

CABG 后患者可能合并肺功能减低，肺康复可缓解该部分患者的呼吸困难，减少机械通气时间和肺部并发症，提高运动能力，改善生活质量。①对于需要脱机的机械通气患者，需对动脉血气、胸部 X 线摄片、临床症状等情况综合评估，对患者进行腹式呼吸训练，训练时适当调节呼吸机参数，推荐患者在自主呼吸的状态下进行。②对于有气道分泌物的患者，可通过主动呼吸循环技术及正确咳痰训练，促使支气管内的分泌物向近端移动，促进肺内分泌物的有效排出，优化气道功能。③对于呼吸肌力量不足、肺不张的患者，可通过高强度吸气肌训练、腹式呼吸、腹部抗阻训练、深呼吸训练，增加最大吸气压力，加强膈肌及腹部力量，改善术后肺活量，增加潮气量。④对于术后可能出现肺功能障碍的患者，可进行呼吸训练器的练习，提高气道气流流通功能。⑤对于术后的常规非机械通气的患者，可进行包括腹式呼吸、呼吸训练器、有效咳嗽、胸部叩击和呼吸操等呼吸锻炼，增加肺部功能，降低可能出现肺部感染。

2. 早期床上活动

CABG 术后的早期在 ICU 内的活动，可促进肺功能康复，防止或延缓肌肉萎缩，提高身体机能。患者一旦脱离急性危险期、病情稳定并排除禁忌证后，即可开始早期床上活动。

（1）早期床上活动可从增加患者的床头角度开始，使患者逐步开始半坐位、坐位、独立坐位、床旁坐位。对于肌力＜3 级的患者，可进行被动关节活动训练、主动助力活动、静力性肌肉收缩训练。对于肌力≥3 级的患者，可开始主动关节活动训练、抗阻训练。

（2）肢体活动从 5～10 分钟开始，逐步增加。在床上活动过程中，活动强度依据心率、血压、血氧饱和度、呼吸频率和 Borg 评分而定（Borg 评分 12～13 分为佳）。

（3）对于超过 3 天未从 ICU 转回普通病房的患者，在排除禁忌证后，可在 ICU 阶段开始逐步的肢体活动。

（三）术后病房康复评估

患者术后返回病房，要对患者进行针对性的康复评估：详细了解手术过程、术后超声心动图、胸部 X 线、试验室检查结果；评估患者术后疼痛、睡眠、营养状况；评估患者的焦虑、抑郁情况；评估患者的伤口疼痛情况，以及下肢肌力和耐力。

（四）术后病房心脏康复内容

1. 肺部训练

从术后第 1 天开始，鼓励患者进行呼吸训练，一直坚持至出院。

（1）对于需改善通气功能、提高通气效率和肺功能的患者，可进行腹式呼吸训练、缩唇呼吸训练、深呼吸训练，也可配合使用呼吸训练器，增强呼吸肌力量。

（2）对于有痰液潴留、肺不张的患者，可在保护伤口的基础上，实行气道廓清术。若咳嗽未达到目标效果，可结合体位管理和胸廓震颤辅助咳嗽与呼吸训练。

（3）对于心肺功能需改善的患者，可以加强体位管理，结合术后的早期活动，提高摄氧量与肢体活动能力，减少并发症。

2. 功能训练

（1）肢体训练：在患者循环稳定及排除禁忌证后，即可开展早期肢体活动。从术后第 1 天开始，在医护人员的监督下，在床上进行肢体被动或主动活动。之后每天逐步从床上肢体主动活动，过渡至床旁活动、病房内步行、上下楼训练，控制运动当量在 2～4 代谢当量（MET）。

（2）有氧训练：在患者的耐受范围内，按步骤增加至低—中强度的有氧运动，可选择床旁踏车训练或下地步行。进行间歇或持续的有氧活动。逐渐增加运动时间，从 5 分钟进阶至 10～20 分钟。在运动过程中，密切监测患者的症状、体征和心电图等。控制患者的 RPE 在 11 ~ 13 级，控制运动中的最大心率不超过静息心率增加 20 次 / 分钟。

六、预后

以运动为基础的心脏康复治疗可以降低 CABG 术后患者总死亡率和再住院率，提高生活质量。医院监护下的运动与基于家庭的运动方式相结合的心脏康复，可使 CABG 术后患者长期获益。在患者住院期间、出院早期和基于家庭的维持期，根据患者的情况制订个体化的康复计划，有利于患者的心脏康复。

稳定型心绞痛

一、概要

稳定型心绞痛（SAP）是指某种因素引起冠状动脉供血不足，发生急剧、暂时的心肌缺血缺氧，引起阵发性、持续时间短暂、休息或给予硝酸酯类药物后前胸压榨性疼痛缓解为主要症状的综合征。

根据统计，稳定型心绞痛发病率约为心肌梗死的 2 倍。作为冠心病的常见类型，已有诸多研究证实了运动康复治疗对于稳定型心绞痛患者的获益，并且美国心脏协会、欧洲心脏病学会均在心血管疾病二级预防指南及心脏康复指南中对稳定型心绞痛患者的运动治疗给予了 IB 类推荐。稳定型心绞痛属中医胸痹心痛范畴。

二、病因病机

胸痹心痛的病机关键在于外感或内伤引起心脉痹阻，其病位在心，但与肝、脾、肾三脏功能的失调有密切的关系。其病性有虚实两方面，常为本虚标实，虚实夹杂，虚者多见气虚、阳虚、阴虚、血虚，尤以气虚、阳虚多见；实者不外气滞、寒凝、痰浊、血瘀，并可交互为患，其中又以血瘀、痰浊多见。但虚实两方面均以心脉痹阻不畅，不通则痛为病机关键。

三、临床表现

稳定型心绞痛以发作性胸痛为主要临床表现，疼痛的特点如下。

（一）部位

主要在胸骨体上段或中段之后，可波及心前区，有手掌大小范围，甚至横贯前胸，界限不很清楚。常放射至左肩、左臂内侧达无名指和小指，或至颈、咽或下颌部。

（二）性质

胸痛常为压迫、发闷或紧缩性，也可有烧灼感，但不尖锐，不像针刺或刀扎样痛，偶伴濒死的恐惧感。发作时，患者往往不自觉地停止原来的活动，直至症状缓解。

（三）诱因

发作常由体力劳动或情绪激动（如愤怒、焦急、过度兴奋等）所激发，饱食、寒冷、吸烟、心动过速、休克等也可诱发。疼痛发生于劳力或激动的当时，而不是在一天劳累之后。典型的心绞痛常在相似的条件下发生，但有时同样的劳力只有在早晨而不是在下午引起心绞痛，提示与晨间痛阈较低有关。

（四）持续时间

疼痛出现后常逐步加重，然后在 3～5 分钟内逐渐消失，一般在停止原来诱发症状的活动后即缓解。舌下含用硝酸甘油也能在几分钟内使之缓解。可数天或数星期发作一次，也可一日内发作多次。

四、康复评估

（一）康复前评估

在心脏康复前进行全面评估，是安全、有效、可持续开展心脏康复的基础，是制订科学和个体化心脏康复处方的必要条件。通过评估对患者进行危险分层，制订相应的心脏康复方案，了解运动康复过程中的风险，给予针对性的监护手段。评估内容主要包括如下 6 个方面。

（1）一般项目评估：包括采集患者一般信息、主诉症状及现病史、既往史、个人史和体格检查，以及目前服药种类、剂量、服药方法、睡眠情况等。

（2）中医评估：辨证施治是中医对患者进行治疗和康复的前提。疾病发生于不同个体、不同时期会表现出不同的证候。辨疾病的病因、性质、部位以及邪正之间的关系，从而选择相应的预防、养生和治疗措施。

（3）循环系统及呼吸系统评估：了解心脏和血管结构、功能，冠状动脉供血情况以及肺功能。评估方法包括问诊、体格检查、试验室检查、心电图、心脏超声、冠状动脉血管成像、冠状动脉造影、胸部 X 线等。根据各项评估结果综合评价心血管事件危险程度，为运动康复方案的制订提供依据。无禁忌证患者可进行运动负荷试验，用于诊断、预后判断、日常生活指导、运动康复方案制订以及疗效评定。目前临床常用的心肺功能器械评估手段是心肺运动试验，徒手评定方法为 6 分钟步行试验。心肺运动试验可获取峰值耗氧量、无氧代谢阈值、呼吸交换率等指标，可用以精确指导运动康复。

（4）运动系统评估：神经、骨骼、关节、肌肉功能状态可影响柔韧、平衡、共济协调能力以及运动能力，应对其进行评估。肌肉功能状态常用评估方法有 4 种。①最大力量 1-RM 测试。通过测定单次能够克服的最大负荷来反映最大力量，该方法对心血管疾病患者风险较高。对于心血管疾病患者，可使用通过最大努力完成的 10～15 次标准动作的重量，经过转化而得到 1-RM。②徒手肌力评定。利用自身重量或简单工具进行，用于评估康复治疗效果。主要方法包括俯卧撑、30 秒手臂屈曲试验、30 秒椅子站立试验等。③柔韧性适能评估，包括评估下肢、下背部柔韧性的坐椅式前伸试验，评估肩关节柔韧性的抓背试验，评估躯干核心肌群柔韧性的改良转体试验等。④平衡适能评估，分仪器评定法和徒手评定法。遵循难度递增原则实施。常用徒手评估法为单腿站立试验，该试验操作简单易行、风险低，对于有氧运动过程中的平衡需求有一定的针对性。

（5）生活质量评估：心血管疾病的治疗目的不仅要减轻身体的痛苦，还要最大限度恢复生活和工作的社会能力，提高生活质量。可选用生活质量相关量表对患者进行生活质量评估。日常生活活动评估普适性量表包括：简明健康调查问卷（SF-36）、健康相关生命质量量表（SF-12）、欧洲五维健康量表（EQ-5D）、世界卫生组织生存质量测定量表等。

（6）危险因素评估：包括心血管疾病高危因素的筛查和评估，如高血压、高血脂、高血糖、超重、烟草依赖、心理问题等。

（二）运动康复

运动可提高心肺功能、改善血管内皮功能、延缓动脉粥样硬化发展进程、减少心肌重塑、降低血栓栓塞风险、改善心肌缺血、降低猝死风险。稳定型冠心病患者应在康复前评估基础上，制订个体化的治疗目标与循序渐进的康复治疗方案。低危患者至少在心电监护下运动 6 ～ 18 次（或出院后 1 个月），中危患者至少在心电监护下运动 12 ～ 24 次（或出院后 2 个月），高危患者至少在心电监护下运动 18 ～ 36 次（或出院后 3 个月）。在运动过程中，应密切关注心电图情况和运动强度。运动康复基本内容包括：运动方式、运动强度、运动时间、运动频率。

（1）运动程序：为保证运动过程安全，降低运动相关的不良事件风险，运动程序一般包括以下 3 个步骤：①准备活动，即热身运动，目的是减少运动损伤风险，方法是自上而下活动全身主要关节和针对性低水平有氧运动，时间 5 ～ 10 分钟。②训练阶段，包含有氧运动、抗阻运动、柔韧性运动和平衡运动训练。其中有氧运动是核心，抗阻运动和柔韧性运动是重要补充。③放松运动，目的是消除疲劳、促使体力恢复，使高血流动力学状态趋于缓和。根据风险高低，其持续时间为 5 ～ 10 分钟，风险越高持续时间越长。

（2）有氧运动：有氧运动可通过改善血管内皮功能、延缓动脉硬化、减少心肌重构、降低血栓栓塞风险、改善心肌缺血、降低猝死风险使冠心病患者获益。有氧运动为低至中等强度、大肌群、动力群、动力性、周期性的运动，常用运动方式有行走、慢跑、踏车、游泳、爬楼梯、太极拳等。运动频率建议 3 ～ 5 次 / 周，每次运动时间建议 30 ～ 60 分钟。建议初始从 10 分钟开始，循序渐进，逐步增加有氧运动时间。运动强度因人而异，其确定方法包括心率储备法、无氧阈法、峰值摄氧量法、目标心率法、峰值心率法和自感疲劳分级法。其中，无氧阈水平相当于最大摄氧量的 60% 左右，此水平的运动是冠心病患者最佳运动强度。如无心肺运动试验或心电图负荷试验条件，可采用目标心率法、峰值心率法确定目标心率。目标心率法是在静息心率的基础上增加 20 ～ 30 次 / 分钟，此法欠精确。峰值心率法中，目标心率＝年龄推测的最大心率 × 运动强度，强度范围为 50% ～ 85%。体能差或危险程度高者可设定运动强度 50% 为目标心率，并逐步增加；体能好或危险程度低者可达到 85% 最大心率。自感疲劳分级法多采用 Borg 评分表，通常建议患者的运动强度在 11 ～ 16 级范围内运动。对于有劳力诱发的心肌缺血患者，运动靶心率应为心肌缺血诱发心率值减去 10 次 / 分钟。对于心脏康复评估高危及中危的患者，建议使用精确的评估方法制订运动康复方案，以保证运动的安全。心率、代谢当量以及自感疲劳分级是常用且可靠的评估运动强度的变量，推荐在运动中联合应用。

（3）抗阻运动：抗阻运动可以增加心内膜下血流灌注，增强骨骼肌力量，提高运动耐力。抗阻训练在运动康复中是有氧运动重要的补充形式。训练以多肌群、多关节训练为主。推荐抗阻运动方案的制订如下。①常用方法：俯卧撑、哑铃、弹力带等。躯体上部和下部肌群可交替训练，每周 2 ～ 3 次或隔天 1 次。初始推荐强度为上肢为 1-RM 的 30% ～ 40%，下肢为 1-RM 的 50% ～ 60%，或 Borg 评分 11 ～ 13 分。循序渐进。②训练前，必须有 5 ～ 10 分钟的有氧运动和拉伸运动作为热身；最大运动强度不超过 1-RM 的 50% ～ 80%；切记运动过程中用力时呼气，放松时吸气，不要憋气，避免 Valsalva 动作。③时期选择：冠脉介入术治疗后至少 3 周，且应在连续 2 周有医学监护的有氧训练之后进行；心肌梗死或冠脉旁路移植术后至少 5 周，且应在连续 4 周有医学监护的有氧训练之后进行；冠状动脉旁路移植术后 3 个月内不应进行中到高强度上肢力量训练，以免影响胸骨的稳定性和胸骨伤口的愈合。抗阻训练是有氧训练的有力补充，但不能代替有氧训练。

（4）柔韧性运动：为保证运动安全、减少运动损伤，柔韧性训练必不可少。以缓慢、安全、可控方式进行，逐渐加大动作幅度。

（5）平衡适能与协调性运动：冠心病患者多为老年人，为保证运动安全和减少运动跌倒风险，需进行平衡适能与协调性训练。训练原则为双足至单足、睁眼至闭眼、静态至动态，强度由易至难，运动频率为 5 ～ 10 分钟 / 次、3 ～ 5 组 / 天、2 ～ 3 天 / 周。

（6）中医传统运动：中医健身气功是将人体的形体活动、呼吸吐纳、心理调节相结合的传统运动方法。太极拳、八段锦、五禽戏等中医健身锻炼方法结合了传统导引、吐纳的方法，注重练身、练气、练意三者之间的紧密协调，动作平稳缓和，对提高心脏病患者的活动耐量，改善生活质量有着积极的作用。

五、康复治疗

康复过程中，随着患者一般情况和心肺功能的变化，为了使心脏康复方案保持持续的合理性和有效性，需定期对患者进行综合评估。初次评估一般在标准运动康复 12 次后，再次评估在完成运动康复 25 ～ 36 次后。稳定型心绞痛患者的中西医结合心脏康复治疗目标是提高生活质量和改善预后。心脏康复过程中，对患者进行科学评估，指导患者建立良好的生活方式，为患者制订合理的中西医结合药物、运动、心理、营养干预方案，同时进行血压、血脂、血糖、烟草等危险因素管理，才能获得满意的康复治疗效果。

六、预后

心绞痛患者大多数能生存很多年，但有发生急性心肌梗死或猝死的危险。在规范的药物治疗基础上，运动康复不仅可为稳定型心绞痛患者生活质量改善带来获益，同时也可提高缺血阈和促进有效侧支循环建立；积极开展营养饮食指导、心理支持、危险因素管理等康复措施是心绞痛症状改善和生活质量提高不可或缺的重要补充。

第二节　肺功能障碍疾病康复

慢性阻塞性肺疾病

一、概要

慢性阻塞性肺疾病（COPD）是一种以持续存在的气流受限为特征，以逐渐进展的咳嗽；咳痰；气急为主要临床表现的呼吸系统常见疾病，包括具有不可逆性气道阻塞的慢性支气管炎和肺气肿，可进一步发展为肺心病和呼吸衰竭的常见慢性疾病。与肺部对有害气体或有害颗粒的异常炎症反应有关，致残率和病死率很高，全球 40 岁以上发病率已高达 9% ～ 10%。慢阻肺病在中医中属"肺胀""喘""咳"范畴。

二、病因病机

从中医角度分析，COPD 发病多和痰饮与瘀血相关，其病位在肺，后影响到脾和肾。COPD 的病机特点为本虚与标实，肺脏长期受外邪和内伤的侵袭，导致正气受损、肺失宣降，继而影响脾、肾，后期则连累心；正气虚则无力推动血行则瘀，肺虚日久则累积到脾、肾，肺脾肾三脏的亏虚则易引起水液代谢异常而生痰饮；或认为 COPD 急性期外感邪气引动而发或为邪毒内伏，日盛而发，仍以邪盛为主；稳定期认为是正气虚为主，标实症状逐渐减退，但是常伴有血瘀和痰饮。

三、临床表现

（一）慢性咳嗽

通常为首发症状。少数患者咳嗽不伴咳痰，有少数患者虽有明显气流受限但无咳嗽症状。

（二）咳痰

合并感染时痰量增多，常有脓性痰。

（三）气短或呼吸困难

这是 COPD 的标志性症状。

（四）喘息和胸闷

不是 COPD 的特异性症状。

（五）其他症状

晚期患者常有体重下降、食欲减退、精神抑郁和焦虑等，合并感染时可咯血痰或咯血。

四、康复评估

（一）症状评估

可采用改良版呼吸困难问卷对呼吸困难严重程度进行评估，或采用 COPD 患者自我评估测试进行综合症状评估。

（二）肺功能评估

按照气流受限严重程度进行肺功能评估，即以第 1 秒用力呼气容积（FEV_1）占预计值的百分比为分级标准。COPD 患者根据气流受限程度分为 4 级（表 6-1）。

表 6-1　COPD 分级

分级	分级标准
Ⅰ级（轻度）	$FEV_1/FVC < 70\%$，$FEV_1 \geq 80\%$ 预计值，有或无慢性咳嗽、咳痰症状
Ⅱ级（中度）	$FEV_1/FVC < 70\%$，$50\% \leq FEV_1 < 80\%$ 预计值，慢性症状（咳嗽、咳痰）
Ⅲ级（重度）	$FEV_1/FVC < 70\%$，$30\% \leq FEV_1 < 50\%$ 预计值；慢性症状（咳嗽、咳痰）
Ⅳ级（极重度）	$FEV_1/FVC < 70\%$，$FEV_1 < 30\%$ 预计值或 $FEV_1 < 50\%$ 预计值伴呼吸衰竭

（三）COPD 合并症的评估

在对 COPD 患者进行病情严重程度的综合评估时，还应注意患者的各种全身合并症，如心血管疾病（包括外周性血管疾病）、骨骼肌功能障碍、骨质疏松症、焦虑/抑郁、睡眠呼吸暂停综合征、恶性肿瘤、代谢综合征、糖尿病、胃食管反流等慢性合并症，治疗时应予以兼顾。

当患者的肺功能损害与症状之间存在明显不一致时，应进一步评价患者的合并症、肺功能（肺容积及弥散功能）、肺部影像学、血氧和运动耐力等指标。对呼吸困难重，但肺功能损害不严重的患者，需排查心血管疾病、胃食管反流、肺血管疾病、焦虑/抑郁等其他导致呼吸困难的常见疾病；对存在严重气流受限，但临床症状却轻微的患者，需注意因运动减少等因素导致的呼吸困难症状被低估，可行 6 分钟步行试验等运动耐力测试，以反映患者的症状严重程度，进一步判断其与初始评估是否一致，是否需要加强治疗。

五、康复治疗

对于 COPD 患者来说改善心肺耐力和周围肌肉耐力是肺康复的直接目的，应结合患者实际情况制订相应的运动处方。

（一）上肢运动训练

COPD 患者上肢运动对呼吸模式、代谢模式、呼气肌的动员以及通气反应都有影响。通过上臂等张运动的肌力测量，上肢锻炼可以改善肌肉的耐量以及减少上肢运动的代谢需求量。因此，上肢的力量和耐力训练可以改善上肢功能。具体方法：运动时两手各握一瓶矿泉水（质量约 0.5kg）做上举运动，每次 2～3 分钟，每天 2 次，也可用拉力器训练。

（二）下肢运动锻炼

原则上所有的COPD患者都是肺康复或下肢运动的适合人群，最理想人群是尚能行走较长距离，但运动耐量逐年下降，或近期出现肺部症状和并发症，且有较强意愿参加康复计划者。下肢运动以快步行走和功率自行车运动为主。每周4次，每次30分钟。

（三）呼吸肌训练

缩唇呼吸：用鼻吸气、用口呼气，呼气须按节律进行，吸气、呼气时间之比为1∶2或1∶3，尽量将气全部呼出，每天练习10～20次。

腹式呼吸：患者取仰卧位、半卧位或坐位，一只手放在腹部，另一只手放在胸部，经鼻腔做深吸气，同时向上隆起腹部，使在腹壁上的手感到运动，而在胸上的手使胸廓运动保持最小，可在腹部放一小重物进行阻抗训练，呼气时腹肌和手同时下压腹腔，通过缩唇缓慢呼出气体，每天2次，每次练习15～20分钟，每分钟7～8次。

全身性呼吸体操：全身性呼吸体操指将腹式呼吸、缩唇呼气和扩胸、弯腰、下蹲等动作结合在一起的锻炼方法，呼吸气功等也属于此列。其步骤如下。①平静呼吸。②立位吸气，前倾呼气。③单举上臂吸气，双手压腹呼气。④平举上肢吸气，双臂下垂呼气。⑤平伸上肢吸气，双手压腹呼气。⑥抱头吸气，转体呼气。⑦立位上肢上举吸气，蹲位呼气。⑧腹式缩唇呼吸。⑨平静呼吸。在进行锻炼时，不一定要将9个步骤贯穿始终，可结合患者的具体情况选用，也可只选其中的一些动作运用，如病情较重可不用蹲位等姿势。

六、预后

COPD患者的预后因人而异，通过规范合理的治疗与管理，大部分患者病情可以得到控制，避免急性发作，延缓病情进展。若不规范的治疗或者依从性差，则会反复出现急性加重，导致病情逐渐加重，最后并发肺源性心脏病、呼吸衰竭等，预后较差。

支气管哮喘

一、概要

支气管哮喘是由多种细胞（如嗜酸性粒细胞、肥大细胞、T细胞、中性粒细胞、气道上皮细胞等）和细胞组分参与的气道慢性炎症性疾病，这种慢性炎症与气道高反应性相关，通常出现广泛而多变的可逆性呼气气流受限，导致反复发作的喘息、气促、胸闷和（或）咳嗽，强度随时间变化。多在夜间和（或）清晨发作、加剧，多数患者可自行缓解或经治疗缓解。支气管哮喘如诊治不及时，随病程的延长可产生气道不可逆性缩窄和气道重塑。支气管哮喘属于中医学"哮病""哮证"范畴。

二、病因病机

《血证论》云："有痰血作咳，其证咳逆倚息而不能卧……气壅即水壅，气即水故也。

水壅即为痰饮，痰饮为瘀血所阻，则益冲犯肺经……须知痰水之壅，由瘀血使然，但去瘀血则痰水自消。"由此可见，痰瘀互结是哮喘的"夙根"。哮证中医认为是多种诱因触动"伏痰"，阻滞气道，使肺气上逆，发而为喘。若素体虚弱或外感寒邪，使"阳化气"减弱，体内的痰湿、水饮、瘀血等有形物质不能正常的代谢，进而痰伏于肺，机体易外感时邪，引起哮证发作。同时"阳化气"不足，不能为机体提供动力，有形之邪停于虚弱的脏腑，导致"阴成形"太过，进而加重痰浊、瘀血等蓄积。如此反复的恶性循环，使脏腑更虚，瘀滞更重。因此，由"阳化气，阴成形"理论，可以得知哮喘的病机是正虚瘀结。阳虚或感寒太盛导致痰浊、瘀血等堆积于体内。

三、临床表现

发作性伴有哮鸣音的呼气性呼吸困难或发作性咳嗽、胸闷。严重者被迫采取坐位或呈端坐呼吸，干咳或咳大量白色泡沫痰，甚至出现发绀等，有时咳嗽是唯一的症状（咳嗽变异型哮喘）。有的青少年患者则以运动时出现胸闷、咳嗽及呼吸困难为唯一的临床表现（运动性哮喘）。哮喘症状可在数分钟内发作，经数小时至数天，用支气管舒张剂缓解或自行缓解。某些患者在缓解数小时后可再次发作。夜间及凌晨发作和加重常是哮喘的特征之一。

四、康复评估

（一）临床评估

包括现病史、既往史、共患病和体格检查。

（二）功能评估

（1）化验检查、影像学检查、心电图、电子支气管镜。

（2）肺功能、咳嗽峰流速、最大吸气压、最大呼气压、心肺运动试验、6分钟步行试验、1分钟坐站试验、徒手肌力评定、吞咽功能评估。

（三）问卷评估

焦虑抑郁量表、匹兹堡睡眠质量指数量表、改良巴氏指数、日常生活活动能力量表。

五、康复治疗

（一）运动训练

有氧训练是呼吸康复治疗的基础，其主要目的是提高有氧运动能力、增强参与步行肌肉的力量以及改善日常活动能力。对于轻度、中度哮喘患者在缓解期可以进行适当运动训练，科学的运动训练一方面可以降低运动后哮喘的发生，另一方面还可以增强患者体质，提高呼吸道防御能力，改善肺通气功能，使患者对呼吸困难的耐受程度明显增加。

推荐的运动为步行，其频率为每周最少3～5次。在医院进行运动测试后，由医生帮助制订运动强度，如果因为各种原因，不能进行心肺运动试验的，也可以使用80%的6分钟步行试验的速度作为初始的运动强度，后期可逐渐提升。最初每天运动至少20～30

分钟，以后可以逐步增至 40 分钟。

有氧运动训练中血氧饱和度（SO_2）应始终 ≥ 88%，如果患者运动中 SO_2 < 88% 或下降超过 4%，应停止训练，并进行氧疗。

抗阻训练是有氧训练的有益补充，其主要目的是改善肌肉质量和力量。同时，抗阻训练对通气需求依赖较低，因此非常适合严重气流阻塞和重度呼吸困难患者。推荐的运动方式主要为哑铃或者弹力带，运动频率为每周至少 2 ～ 3 次或隔天 1 次。训练强度与疾病严重程度高度相关，对于不同患者应基于评估进行个性化的强度，其运动频次为每天 1 ～ 3 组，8 ～ 10 次 / 组。进行抗阻运动训练时应避免患者屏气。

（二）呼吸训练

（1）主动循环呼吸技术：依赖于呼气流速和患者的注意力，可能很难在加重期间进行。

（2）自主引流：利用不断叠加的潮气量，改善肺泡旁路通气，使肺泡内的气体重新通向被阻塞的区域，调节呼气气流，并在不引起气道动态塌陷的情况下最大化呼气气流速度。

（3）体位引流：可以通过使患者处于特定的体位，利用重力来帮助支气管分泌物从气道内排出。同时，改善分泌物所在的特定区域的通气，利用该区域通气量的增加来帮助分泌物的清除。体位引流在支气管扩张和其他肺部疾病患者中已被证明是清除分泌物的有效方法。

（4）呼气正压：通过呼气时产生 10 ～ 20cmH_2O（1cmH_2O=0.098kPa）的压力维持气道稳定性，从而改善通气和气体交换，并帮助气道内分泌物的清除。振荡呼气正压还能在此基础上额外产生 6 ～ 26Hz 的气道内振动，促进气道内壁上的分泌物松动。

（5）胸廓放松训练：通过对患者徒手肋间肌松术、胸廓松动术等维持和改善胸廓的活动度。维持和改善胸廓弹性、改善呼吸肌顺应性、减轻疼痛、减轻精神和机体紧张、减少残气量，提高通气效率，降低呼吸运动能耗。

（三）注意事项

哮喘患者进行运动要特别注意以下事项。

（1）正处在急性发作期（症状恶化）的哮喘患者不能进行训练，应等症状缓解，气道功能改善后再开始运动。

（2）根据医生的建议，可以在运动前或后，使用短效支气管扩张剂，来避免或治疗运动诱发的支气管收缩。

（3）应避免在寒冷的环境或者经空气传播的过敏原或污染物的环境中运动。

（4）运动诱发的支气管收缩，除了可能被高强度运动诱发以外，也可能被长时间的运动诱发，所以应当避免运动总时间过长。

长期使用口服激素来治疗哮喘的患者可能会存在外周肌肉萎缩，从抗阻训练中获得的益处可能更大。

六、预后

哮喘的转归和预后因人而异，与正确的治疗方案关系密切。儿童哮喘通过积极而规范的治疗，临床控制率可达 95%。轻者容易恢复；病情重者，气道反应性增高明显，伴有其他过敏性疾病者不易控制。若长期发作而并发慢性阻塞性肺疾病、肺源性心脏病者，预后不良。

肺炎

一、概要

肺炎首发症状为呼吸急促及呼吸困难，或有嗜睡、脱水、食欲减退等。

中医古籍中并没有"肺炎"病名。肺炎的发热、咳嗽、胸痛等症状与中医肺热病、风温病的症状相似。风温之病名首次出现于《伤寒论》中："发热而渴，不恶寒者，为温病，若发汗已，身灼热，名曰风温。"《外感温病篇》中说："风温为病，春月与冬季居多。或恶风或不恶风，必身热咳嗽烦渴，此风温证之提纲也。"《素问·刺热篇》说："肺热病者，先渐然厥，起毫毛，恶风寒，舌上黄。身热，热争则喘咳，痛走胸膺背，不得大息，头痛不堪。"

二、病因病机

本病病因分为外因和内因，主要为外邪侵袭、正气内虚或二者同时存在。肺为娇脏，主气而司呼吸，易受内外之邪气侵袭而致病。六淫之邪，从口鼻或皮毛而入，侵袭肺系，或吸入异味气体等，肺气不能宣通，郁而化热，炼液成痰，邪痰瘀结，壅塞气道导致本病发生。正气亏虚，卫外能力减弱，肺气调节不足，以致外邪侵袭导致本病发生。此外，过食肥甘辛辣、嗜烟好酒，熏灼肺胃，酿生成痰；或平素脾运不健，饮食精微不归正化，变生痰浊，而痰浊聚湿成痰而化热，日久不去，致使痰热素盛，痰邪上干，上干于肺，上行蒸灼肺脏导致痰热壅盛，可出现恶寒发热、鼻塞流涕、打喷嚏、咳嗽、咳痰等一系列上呼吸道症状。

三、临床表现

多具有发热、咳痰等典型症状，也有少数有症状或无症状。首发症状为呼吸急促及呼吸困难，或有意识障碍、嗜睡、脱水、食欲减退等。患者可出现脉速、呼吸急促，肺部听诊可闻及湿啰音，或伴有呼吸音减弱及支气管肺泡呼吸音等。

四、康复评估

（一）一般状况评估

生命体征、动脉血气分析、胸部 X 线检查、胸部 CT、肺功能检查等。

（二）运动感觉评估

①活动度评估。②肌力评估。③平衡功能评定：主观评定以观察、量表为主，客观评定主要使用平衡测试仪评定。④运动能力测试：可选择 6 分钟步行测试，能间接反映受试者摄氧能力和耐力，可根据评定结果制订个体化康复治疗方案。⑤呼吸功评估：评估患者呼吸是否吃力，通常观察患者表情，若有鼻翼扩张、脸色苍白、辅助呼吸肌参与、呼吸方式改变、呼吸声异常等，则提示有呼吸窘迫。

（三）肺功能评估

肺功能检查包括肺容积、肺通气、弥散功能测定、气道激发试验、气道舒张试验。肺通气检查包括用力肺活量（FVC）、第 1 秒用力呼气容积（FEV_1）、呼气流量峰值（PEF）、最大自主通气量（MVV）。MVV 与 FEV_1 具有较好的线性关系，可用于综合评价肺通气功能储备。

（四）呼吸困难评估

评估呼吸困难严重程度的常用量表有 MMRC 呼吸困难量表、Borg 量表、WHO 呼吸困难问卷、ATS 呼吸困难评分、基线呼吸困难指数（BDI）、变化期呼吸困难指数（TDI）等。

五、康复治疗

（一）呼吸训练

（1）主动循环呼吸技术：依赖于呼气流速和患者的注意力，可能很难在加重期间进行。

（2）自主引流：利用不断叠加的潮气量，改善肺泡旁路通气，使肺泡内的气体重新通向被阻塞的区域，调节呼气气流，并在不引起气道动态塌陷的情况下最大化呼气。

（3）体位引流：可以通过使患者处于特定的体位，利用重力来帮助支气管分泌物从气道内排出。同时，改善分泌物所在的特定区域的通气，利用该区域通气量的增加来帮助分泌物的清除。体位引流在支气管扩张和其他肺部疾病患者中已被证明是清除分泌物的有效方法。

（二）有氧训练

有氧训练是呼吸康复治疗的基础，其主要目的是提高有氧运动能力、增强参与步行肌肉的力量以及改善日常活动能力。推荐的运动为步行，其频率为每周最少 3 ～ 5 次。在医院进行运动测试后，由医生帮助制订运动强度。如果因为各种原因，不能进行心肺运动试验的，也可以使用 80% 的 6 分钟步行试验的速度作为初始的运动强度，后期可逐渐提升，最初每天至少 20 ～ 30 分钟，以后可以逐步增至 40 分钟。

有氧运动训练中血氧饱和度（SO_2）应始终 ≥ 88%，如果患者运动中 $SO_2 <$ 88% 或下降

超过 4%，应停止训练，并进行氧疗。

六、预后

多数情况下，肺炎预后不留瘢痕，肺的结构和功能都能够恢复正常，但金黄色葡萄球菌、铜绿假单胞菌、肺炎克雷白杆菌、真菌引起的肺炎可能导致肺组织坏死病变，形成空洞。此外，高龄、有长期大量吸烟史、慢性心肺基础疾病史、低蛋白病史的患者，通常住院时间较长，预后欠佳。

第七章　疼痛康复

第一节　颈肩腰腿疼痛康复

坐骨神经痛康复

一、概要

坐骨神经痛是坐骨神经及其分支发生病变，如坐骨神经炎或继发于其周围结构的病变，对坐骨神经产生刺激、压迫与损害，如腰椎间盘突出症、腰椎骨性关节病、腰骶椎先天畸形、骶髂关节炎等，即表现以坐骨神经循行和分布区域的持续性或阵发性疼痛、麻木为主的综合征。现代研究表明，坐骨神经痛患病率在 1.2% ～ 43% 不等，发展中国家发病率明显较高，多发生在 40 ～ 60 岁人群，随着生活方式的改变，发患者群趋于年轻化。在中医学中对坐骨神经痛这一病名没有明确记载，依据其症状、特点大多与"腰腿痛""坐臀风""腿股风""痹证""腰胯疼痛""腰尻""腰脽痛"等疾病描述相似或一致。中医康复疗法以中医学整体观念和辨证论治为指导，在强调整体康复的同时，主张辨证康复，以针灸、按摩、熏洗、气功、导引、食疗等行之有效的方法来治疗本病。

二、病因病机

坐骨神经痛的病因病机主要与风寒湿邪侵袭、肝肾不足、痰瘀相结有关。《素问·痹论》认为痹证与风寒湿三邪有关，"风寒湿三气杂至，合而为痹也"。

三、临床表现

坐骨神经痛按照受刺激压迫部位，分为根性和干性坐骨神经痛，根性较干性多见。两者主要鉴别点为：根性坐骨神经痛多为一侧单一神经根或双侧神经根病变，压痛点以第4、第 5 腰椎棘突旁和臀点为主，阳性体征有直腿抬高试验、颏胸试验、颈静脉压迫试验，以腰椎间盘突出、腰椎椎管狭窄、椎管内肿瘤多见；而干性坐骨神经痛，多为单侧臀部以下部位剧烈疼痛，沿坐骨神经走行压痛明显（臀点、股后点、腘点和腓点），阳性体征仅有直腿抬高试验，以盆腔出口狭窄、梨状肌病变等多见。

四、康复评估

（一）直腿抬高试验

此试验是腰椎间盘突出症患者的常规检查，也可用于触发坐骨神经痛症状，常规有两种检查方式。①主动法：嘱患者仰卧位，将健侧肢体抬高至最大角度，治疗师记录最大关节活动度，再嘱患者抬高患侧肢体至产生放射痛位置并记录。②被动法：治疗师嘱咐患者仰卧放松，一只手固定于健侧膝关节，另一只手拖住足跟，抬高腿部至最大角度并记录，用同样的方法检测患侧肢体达到放射痛的角度。

（二）徒手肌力评定

需检查患者核心肌力以及患侧下肢的肌力，用以评估是否需要接入力量训练。

五、康复治疗

（一）物理因子治疗

物理因子治疗作为坐骨神经痛的主要非手术治疗，在缓解疼痛、改善局部循环、缓解周围肌肉痉挛以及消除水肿方面起到很大作用，主要用于治疗的方法有中频脉冲电疗法、超短波治疗、激光疗法以及冲击波疗法。

（二）牵引疗法

通过外力的牵拉使得椎间隙增宽改善受压症状，减轻对神经根的压迫，从而改善临床症状。

（三）运动疗法

坐骨神经痛患者在疼痛缓解后应进行适当腰背肌训练，提升核心力量。主要的训练方式有有氧运动、瑜伽、游泳以及太极拳等，都可以起到强化核心力量的作用。

（四）推拿治疗

通过推、拿、滚、按、扳等传统推拿手法，作用于患处，有助于改变椎间盘内的压力，回吸突出物；扩充毛细血管，改善周围循环从而达到缓解炎症；纠正小关节紊乱，恢复腰椎生理曲度。

（五）西方手法治疗

西方手法治疗：主要以 Maitland 关节松动术和 Mckenzie 疗法最为常用。Maitland 关节松动术的四级分级手法被临床广为应用。Ⅰ级：在关节活动的起始端反复地进行一个小范围有节律性的关节活动。Ⅱ级：在没有感觉到关节僵硬和肌肉紧张的关节活动范围内来回反复进行大范围有节律的关节活动。Ⅲ级：在关节僵硬和肌肉紧张范围内，进行大范围地、有节律性地、反复地来回松动关节。Ⅳ级：在关节活动末端僵硬或肌肉紧张的范围内，进行小范围地、有节律性地、反复地来回活动关节。Mckenzie 疗法主要依据解剖学及生物力学特性，对患者的姿势进行调整，鼓励患者主动参与，运用伸展、屈曲及旋转等原则，并借助按压松动术，对椎体及髓核位置进行调整，进而达到治疗效果。

六、预后及社会回归

影响坐骨神经痛康复预后的因素很多，除了疾病本身，如神经压迫部位、疼痛程度、身体的功能状况等。重度坐骨神经痛患者的康复预后可能较差，轻度、中度的患者则更可能从康复中获益。可以根据患者的年龄、疼痛严重程度、心理状况，以及可能存在的其他症状等方面来评估患者的预后，还可以通过疼痛评定量表或经验公式来预测康复预后。坐骨神经痛康复的最终目标是使患者能够回归正常生活，最大限度地减少疼痛影响。因此康复治疗的重要性不容忽视，特别是早期康复介入。

在康复治疗过程中，专业的康复师需考虑如何根据患者的个体情况，制订详细的康复计划，并按计划进行系统化的康复训练，这是坐骨神经痛患者成功康复的关键。治疗过程中需要综合考虑疼痛管理、肌肉功能恢复、神经康复等方面，以促进患者尽早达到疼痛缓解和功能恢复的最终目标。随着康复技术不断进展，患者的生活质量有望得到明显改善，使其能够重新融入社会，积极参与各项活动。

足跟痛康复

一、概要

足跟痛是指引起足跟周围疼痛的疾病的总称。足跟痛是由多种慢性疾病所引起，主要病理变化为疼痛部位局部软组织的无菌性炎症，表现为足跟部的急性、慢性疼痛，大多与足跟部的慢性劳损和退变有密切联系。常见的病理变化包括跟骨骨刺、跟腱滑膜炎、足底腱膜炎、跟骨下脂肪垫炎等。本病好发于 40 ～ 70 岁中老年人，男女比约 2：1，在 50 岁以上的中老年人发病率为 9.6%。BMI 较高的矮胖体形者，一侧或两侧均可发病。足跟痛作为与跑步相关的最常见足部病症，在运动员中具有较高的发病率，为 5% ～ 18%。足跟痛在中医学中属"痹证"的范畴。

二、病因病机

痹证常表现为虚实夹杂，本虚标实，正虚卫外不固为发病的内在条件，感受外邪为发病的外在条件。中医理论认为肝主筋，肾主骨，此病的病因以肝肾不足，筋脉失养为本；风寒湿邪阻滞经络，或过度劳损，筋脉瘀阻为标。气血不通或不足导致的"不通则痛、不荣则痛"是痹证产生的主要原因，也是足跟痛的基本病机。

三、临床表现

足跟痛按部位可分为足底痛、跟后痛以及足内外侧痛。足底痛常见于足底筋膜炎、跟骨骨刺、跟骨应力性骨折疼痛、神经卡压、跟垫痛；跟后痛常见于跟腱炎、跟腱 Haglund 病、跟骨后囊炎、跟骨骨质疏松症；足内外侧痛常见于肌腱病、跗管综合征、跗骨窦综合征。

四、康复评估

(一) 关节活动度评估

足跟痛患者会导致一定程度的踝关节活动受限,所以必要时需要测量患者踝关节的跖屈、背屈的主动、被动关节活动度,并用于疗效评估。

(二) 触诊

确定患者压痛点,以及患者踝关节周围肌群的紧张程度。

(三) 特殊检查

背屈—外翻试验:患者坐位,检查者最大限度地使患者踝背屈外翻、伸直足趾,保持此姿势 5 ~ 10 秒,轻敲跗管区域,判断 Tinel 征是否阳性,或患者主诉局部神经压痛,此试验用以鉴别患者是否为跗管综合征。

五、康复治疗

(1) 放松软组织:放松足底筋膜以及小腿三头肌,可以使用传统推拿手法、深层肌肉刺激仪、泡沫轴进行。

(2) 拉伸足底筋膜以及小腿肌肉:可以采用站斜板、脚抵台阶以及使用毛巾拉伸等方法。

(3) 强化足底肌肉以及踝关节周围肌肉力量:强化小腿三头肌可以采用提踵动作进行;强化胫骨前肌需要治疗者的配合进行,患者可采取仰卧位,治疗者准备一条弹力带固定在患者足底,嘱患者用力背屈抵抗弹力带的阻力。

(4) 平衡功能训练:单腿站立、平衡垫训练等。

(5) 物理因子治疗:利用冷疗法、热疗法、超声波疗法、激光疗法可以有效增加患者的局部组织循环,改善细胞膜通透性以及新陈代谢,促进炎症消散。冲击波治疗也可用于此类患者,冲击波治疗可以刺激血液循环增加、促进局部血管扩张和新成骨细胞的生成,从而帮助肌腱恢复,起到止痛作用;冲击波通过释放抑制活化作用的介质,激活防护细胞,起到抗活化作用,同时增强刺激神经纤维,破坏疼痛受体的细胞膜,抑制疼痛信号的产生及传递,抑制疼痛刺激的增加,加强止痛效果。此外,冲击波还能有效改善局部区域的新陈代谢,松解并减轻钙沉积,有利于机体的吸收,减轻局部的炎症反应,消除水肿,提高肌组织的机械负荷。

六、预后及社会回归

足跟痛的预后受个体特征、病因、治疗方法、治疗依从性等多因素影响。足跟痛可以由多种病因引起,如足底筋膜炎、跟骨骨刺等。预后取决于病因的严重程度和类型。准确的诊断和病因明确可以有助于制订更有效的治疗计划,从而影响预后。足跟痛的治疗方法包括保守治疗(如休息、物理疗法、抗炎药物)、注射治疗、外科手术等。不同的治疗方法可能对预后产生不同影响。早期诊断和治疗通常有助于更好的预后。在治疗过程中,制订合适的康复计划和预防措施也非常重要，可以帮助患者避免足跟痛再次发作，并加速康复进程。

<h2 style="text-align:center">颞下颌关节紊乱康复</h2>

一、概要

颞下颌关节紊乱综合征是涉及颞下颌关节、咀嚼肌和相关头颈部肌肉骨骼结构的颅面部疼痛的一类疾病，主要临床表现为疼痛、关节弹响、关节运动障碍。该病主要的发病年龄在 20～50 岁，据有关调查显示，女性与男性的发病率无明显差异。尽管颞下颌关节紊乱的发病率高达 40%～70%，但只有 5%～10% 的患者得到了及时治疗，且目前该病的发病年龄更加年轻化且发病率在呈上升趋势。中医认为，颞下颌关节紊乱综合征属于"痹证"的范畴。临床常用疗法包括物理治疗、手法治疗、药物治疗、自我护理、认知行为治疗、健康教育等。

二、病因病机

本病多由于寒冷侵袭患者的面部引起面部的经脉挛急，或由于患者的突然打哈欠等动作超出了生理范围，使其面颊部受伤、面部肌肉受损而导致局部关节出现酸痛牵强、张口受限等症状。

三、临床表现

（1）颞下颌关节活动异常，如张口受限，一般仅为 2cm 左右，或张口时中线偏移，呈 S 形或出现绞锁现象。

（2）疼痛：在咀嚼时关节及周围肌肉疼痛，有时放散到颞、头、颈、肩部。

（3）弹响：张口闭口时均可出现。

（4）本病常可伴有头晕、头痛、耳鸣、乏力、食欲不振等症状；病程长者，可有患侧面部发沉、酸胀、肌肉疲劳等感觉。

四、康复评估

（一）临床症状

吞咽时会引起耳朵疼痛，颞下颌关节的肿胀以及疼痛感，头痛且经过治疗后无好转，在大口咀嚼和说话时疼痛，张口障碍和吞咽功能受限等。

（二）视诊

牙齿不同程度的磨损、倾斜、下颌部前移等。

（三）触诊

评估健患侧咬肌、颞肌、翼内肌等肌肉张力的变化，以及胸锁乳突肌、斜方肌的变化。

五、康复治疗

(一) 物理治疗

（1）超短波和微波治疗，可以促进局部血液循环，消散炎症，增强新陈代谢，促进水中的吸收从而达到缓解疼痛的作用。

（2）中频脉冲电疗法，可以加快周围组织血液循环，增强周围神经的兴奋性提高痛阈，缓解周围肌肉痉挛，从而起到镇痛、松解粘连的作用。

（3）超声波治疗该疾病可以使周围痉挛的肌肉放松，加快组织循环，促进组织修复。

(二) 手法治疗

首先需要针对患者的咀嚼肌（咬肌、颞肌等）进行放松，患者采取仰卧位，治疗师通过触诊评估患者面部肌筋膜情况，使用推拿手法针对额肌、颞肌、咬肌等进行放松。同时放松患者颈前部舌骨上肌群，翼内肌止点，以及颈后肌群。放松手法垂直于肌肉纤维的走行方向，使肌肉恢复正常张力。然后使用关节松动技术，患者仰卧位，治疗师一手将拇指深入患者口腔内并放置于患侧后臼齿上，其余四指固定于下颌，另一手负责稳定颧骨，在进行操作治疗时，治疗师可以利用中指和食指感受到下颌骨髁突的关节松动程度和运动。对颞下颌关节分别进行长轴方向牵引，前向滑动以及侧向滑动。采用 Maitland 关节松动手法，Ⅰ、Ⅱ级手法改善疼痛，Ⅲ、Ⅳ级手法改善颞下颌关节活动范围。

六、预后及社会回归

颞下颌关节紊乱的预后和社会回归因个体情况和治疗方法而异，但通常是积极的。大多数颞下颌关节紊乱患者能够通过适当的治疗和自我管理来减轻或缓解疼痛和症状。对于大多数轻度至中度的患者，症状能够在数周到数月内得到缓解。重度患者的预后可能相对复杂，可能需要更长时间的治疗，甚至可能需要外科干预。大多数患者在适当的治疗下可以恢复正常的口腔功能和生活质量，从而实现社会回归。这与改善咀嚼、言语和面部表情等功能方面密切相关。对于某些患者，特别是在疼痛严重或伴有精神健康问题的情况下，社会回归可能需要更长的时间和多学科的协同治疗。总之，颞下颌关节紊乱的预后和社会回归是多因素综合影响的结果。早期诊断、个体化的治疗方案、积极的自我管理以及心理社会支持，都可以显著提高患者的康复机会和生活质量。

痛风康复

一、概要

痛风是多种原因导致机体嘌呤代谢紊乱和（或）尿酸排泄障碍的一种全身性代谢疾病。目前我国的痛风患病率呈逐年上升及年轻化趋势。2016 年数据显示，我国痛风患病率在 1%～3%，其中经济发达地区、沿海地区以及高海拔地区患病率较高。痛风属中医"痹病""白虎历节风""痛风"等范畴。朱丹溪在《格致余论·痛风论》中首次提出"痛风"病名并系统论述："彼痛风者，大率因血受热已自沸腾，其后或涉冷水……热血得寒，污浊凝涩，所以作痛。"临床中，在西医治疗基础上，结合中医疗法治疗痛风可以更快改善症状，延缓痛风发作次数。

二、病因病机

先秦医家认为痛风是风、寒、湿、热邪气停于血脉，久滞不去发病。东汉时期，认为本病是肝肾不足、气血虚弱，复感外邪所致。到了宋元时期，提出久而热化等病机特点。也有学者对痛风的中医理论做了相关研究，通过梳理古籍，分别从痛风患者体质、诱因和症状方面做了探讨，总结痛风急性期的核心病机为"阳明热毒，太阴虚寒"，治疗当"清阳明而补太阴"。

三、临床表现

痛风的体征和症状常突然发生，并且经常是在夜间，有以下3种临床表现。

（一）剧烈的关节疼痛

痛风通常会累及大脚趾，但也可能发生在任何关节。其他常见受累关节包括脚踝、膝部、肘部、手腕和手指。疼痛可能在开始出现后的最初4～12小时内最为严重。

（二）持续的不适感

最严重的疼痛减轻后，一些关节不适感可能会持续几天到几周。以后的发作可能会持续更长时间，并累及更多关节。

（三）发炎和红肿

一个或多个受累关节出现肿胀、发热和泛红。

四、康复评估

（一）问诊

询问患者是否有急性关节炎发作病史，且在一天内关节疼痛达到高峰，是否只有一个关节出现疼痛，以及疼痛部位。

（二）视诊及问诊

是否出现第1跖趾关节的肿胀，关节处是否发红且伴随皮肤温度升高。

五、康复治疗

（一）物理治疗

通过声光电热等物理方法治疗痛风可取得较好的治疗效果。

（1）利用紫外线、红外线照射可改善局部血液循环和组织的新陈代谢，且有消炎、止痛和缓解肌肉挛缩作用。

（2）冷疗作为痛风发作急性期的首选理疗方案，止痛消肿的作用良好。

（3）经皮神经电刺激和中频脉冲电疗法可以起到缓解疼痛，加强周围组织循环，消散炎症的作用。

（4）超短波和微波以及光疗法可以起到消炎止痛的作用。

（二）运动疗法

适当的运动可以保持正常的关节活动度以及肌肉力量，加快血液循环，减轻关节肿胀。痛风患者的运动疗法遵循个体原则、循序渐进，主要有被动运动和主动运动两种方式。

（1）被动运动适用于早期急性发作，患者不能自主活动，关节制动时间过久则会导致肌肉萎缩和关节挛缩等并发症，此时可进行被动关节活动，活动角度应达到患者耐受的最大活动度。

（2）主动活动由患者自主进行，以等长收缩为主。

六、预后及社会回归

痛风的预后和社会回归受到多种因素的影响，包括疾病的严重程度、患者的体质、治疗方法以及患者的自我管理等。轻度痛风发作的患者通常能够通过常规治疗获得较好的预后。对于病情较重的患者，常规治疗可以在缓解症状、减轻疼痛方面发挥积极作用。

第二节　软组织疼痛康复

腱鞘炎康复

一、概要

腱鞘炎是指机体腱鞘处发生的无菌性炎症，因发病部位不同症状也各异，临床上常见的狭窄性腱鞘炎好发于桡骨茎突处、屈指肌腱、肱二头肌长头腱鞘等，是骨伤科发病率较高的疾病之一。该病多发于 50～60 岁的人群，其中手工劳动者与女性多见。但随着电子产品的泛滥与办公、生活方式的变化，本病也泛发于不同年龄层与不同职业，如发病在手，一般右侧多于左侧，女性发病率高于男性。本病在中医学可归属于"痹病""筋痹""筋伤"的范畴。目前临床上治疗腱鞘炎的方法很多，包括外敷药物、理疗、局部封闭、中药熏洗、针灸推拿等。

二、病因病机

本病常因机体外感风邪、寒邪、湿邪，邪气客于局部经筋，以致局部气血凝滞、经络痹阻而发作。

三、临床表现

（一）瘀滞证

多见于急性劳损后，患处出现轻度肿胀，疼痛及压痛明显且较重。若病在手部，则手指的掌指关节附近可扪及硬性的结节，患指的屈伸活动受限，甚则关节冻结，屈伸不能，伴有弹响或绞锁，遇热不缓解。舌质红，苔薄黄，脉弦。

（二）虚寒证

多见于慢性劳损或急性损伤后期，患处肿胀和疼痛较瘀滞型轻，压痛仍可存在，可触及局部结节，结节较之瘀滞型硬度低，关节屈伸活动不利，活动时出现弹响或绞锁，遇热缓解，遇寒加重。舌质淡，苔薄白，脉细或沉细。

四、康复评估

（一）疼痛评定

可以使用视觉模拟评分法（VAS）、数字分级法（NRS）、麦吉尔疼痛问卷和压力测痛等评定方法。

（二）关节活动度评定

需评估患者患侧腕关节和掌指关节的主动活动、被动活动范围。

（三）肌力评定

需评估患侧前臂腕关节背屈、掌屈以及肘关节旋前、旋后肌群的肌力。

五、康复治疗

（一）物理治疗

（1）超声波、磁疗、蜡疗、激光等治疗，可促进人体局部组织血流加速，改善血液循环，加快新陈代谢，使组织再生能力增强，缓解肌肉痉挛，减轻疼痛。超声波疗法还具有软化瘢痕的作用。

（2）体外冲击波疗法的空化效应有利于疏通闭塞血管，松解关节软组织粘连，成为腱鞘炎物理治疗的一种有效方法。

（二）运动疗法

周围软组织放松，腕关节掌屈、背屈肌群肌力训练，肘关节旋前、旋后肌群肌力训练，腕关节、掌指关节活动度训练。

六、预后及社会回归

腱鞘炎患者除了炎症程度、病变部位和身体功能状况等疾病本身因素外，康复预后的评估还需要考虑其他方面的因素。中度功能缺损患者通常在康复过程中获益较大，而病情严重者可能预后不佳。除了病情轻重外，还应结合患者的年龄、认知障碍程度、心理状况以及其他相关症状综合评估康复预后。此外，通过腱鞘炎评定量表如病情严重程度指数，也可以辅助预测康复预后。另外，功能独立测量和 Barthel 指数等也可用于评估患者的康复情况。腱鞘炎康复的最终目标是使患者重返社会，最大限度地发挥其潜能。因此，康复治疗显得尤为重要，尤其是早期康复。在患者病情稳定的情况下，即可开始康复治疗。专业康复师应根据患者的个体差异，制订个性化康复计划，并引导患者进行规范的康复训练。这些因素对于腱鞘炎患者的康复成功至关重要，有助于提高康复效果和社会回归的机会。

急性扭伤康复

一、概要

急性扭伤指机体肌肉、筋膜、韧带等软组织因外力作用突然受到过度牵拉而引起的急性撕裂伤，临床好发于踝关节、膝关节、腰肌等，发病率高，其中最易发生损伤的部位为踝关节，占骨科急诊量的 6% ～ 12%。急性扭伤属于中医"伤筋"范畴，其有明确的外伤史。急性扭伤的康复方法多样，包含物理治疗、针灸疗法、推拿治疗、药物治疗等。

二、病因病机

中医学认为"气伤痛，形伤肿"，外伤致筋脉受损，血溢脉外，气血不通，则为肿痛即"不通则痛"。"气为血之帅，血随之而运行"和"血为气之守，气得之而静谧"有密切关系，血液的运行靠气的推动，气行则血行，气滞则血瘀，反之血溢于外，成为瘀血，气也必随之而滞。局部急性扭伤后导致局部经络破损，血溢脉外，气血运行受阻，不通则痛；另血为有形之体，离经之血，淤积不散，凝结于体表，则肿胀、青紫；故急性扭伤的病机多为气滞血瘀。

三、临床表现

在局部急性扭伤后，出现毛细血管破裂引起病理反应，导致患处有肿胀、疼痛以及皮下出现青紫色瘀斑，进而造成不同程度的局部功能活动受限，如踝关节或腰肌扭伤，会导致平时行动不便，甚至跛行；扭伤于手腕部，则腕部活动不灵活，伴有手部抓握功能减退。同时可通过检查压痛点的位置来确定韧带损伤部位的扭伤类型，如当让足做内翻动作时，若在外踝前下方出现明显压痛点，属于足内翻型的扭伤；让足做外翻动作时，在内踝前下方有明显的压痛情形，则属于足外翻型的扭伤。

四、康复评估

（一）问诊
询问患者病史，如何受伤，根据患者描述考虑可能的损伤。

（二）视诊
观察患者患处是否出现红肿，身体姿态是否出现异常，步态是否异常等。

（三）触诊
触摸患者患处是否出现皮肤温度增高，压痛点以及软组织是否出现僵硬等。

（四）特殊检查
关节活动度检查，徒手肌力评定，特殊试验等。

五、康复治疗

（一）PRICE 原则
保护（P）：保护患处，防止再次运动产生损伤，减少受伤加重风险。

休息（R）：急性扭伤后应保持患处的休息。

冰敷（I）：冷疗法可降低患处温度，使微血管收缩，减少出血肿胀，减轻疼痛并放松肌肉。

压迫（C）：压迫患侧，控制出血和炎症，避免患处肿胀。

抬高（E）：将患处抬高于心脏，促进血液回流，避免因重力导致的肿胀。

（二）恢复功能训练

以增加关节活动度训练，牵伸训练，肌力训练为主。

六、预后与社会回归

急性扭伤的预后与扭伤严重程度、受伤部位等密切相关。严重的急性扭伤康复预后可能较差，而中度受损者可能会受益更多。根据患者的年龄、受伤严重程度、心理状态及其他症状，可以判断康复的预后。同时，通过一些评定量表如功能独立测量（FIM）、Barthel 指数等，也可预测康复的效果。

急性扭伤的关键目标是使患者尽快恢复并重新融入社会，充分发挥他们的个人潜力。因此，康复治疗在这一过程中扮演着重要角色，特别是在早期。只要病情保持稳定，即可开始康复治疗。专业康复师会根据每个人病情，制订个性化的康复计划，并按照计划进行规范化的康复训练。

腰背肌筋膜炎康复

一、概要

腰背肌筋膜炎又称为肌筋膜疼痛综合征，主要由于腰部的肌肉筋膜组织损伤没有得到及时治疗或长期劳损后，受到寒凉、潮湿等刺激而产生的慢性、非特异性的无菌性炎症。本病发病率较高，为腰背痛患者 20% ～ 30%。本病属于中医"筋痹""痹证""腰痛"的范畴。《灵枢·经筋》中描述了本病的特征："其病足下转筋，及所过而结者皆痛及转筋。"其"结者皆痛"与腰背肌筋膜炎疼痛触发点吻合，"转筋"的描述又与肌紧张带相符合。《灵枢·刺节真邪》云："一经上实下虚而不通者，此必有横络盛加于大经。""横络"即正常组织经过长期、反复劳损，形成条索、结节及粘连，甚至包括钙化的骨性赘生物，称为结筋病灶点。

二、病因病机

本病为"本虚标实"，正气不足、气血亏虚为本，风寒湿邪为标。该病基本病机可总结为筋脉痹阻，腰府失养。机体正气不足，抵抗病邪能力下降，风寒湿邪乘虚侵袭机体，痹阻经络，气血不通从而出现腰背部僵硬疼痛。风寒湿邪流注于肌肉，日久经络气血不畅，经脉堵塞，导致气滞血瘀。

三、临床表现

主要表现为腰背部弥漫性钝痛，尤以两侧腰肌及髂嵴上方更为明显。局部疼痛、发凉、皮肤麻木、肌肉痉挛和运动障碍。疼痛特点是：晨起痛，日间轻，傍晚复重，长时间不活动或活动过度均可诱发疼痛，病程长，常因劳累及气候变化而发作。查体时患部有明显的局限性压痛点，触摸此点可引起疼痛或放射痛。有时可触到肌筋膜内有结节状物，此结节称为筋膜脂肪疝。

四、康复评估

（1）疼痛评分量表，根据患者疼痛程度，进行 1～10 分的打分。

（2）肌力检查采用徒手肌力评定。

（3）关节活动度检查依据受累关节测定。局部现象：触发点压痛，触诊或者针刺时有局部抽搐的反应。由于疼痛，出现局部的肌肉绷紧带，关节活动范围局部丧失或者为了使运动肢体到达目的出现身体其他部位的代偿。远处现象：由于患者主动运动、肢体抗阻引发的牵涉疼痛，其中还包括有内脏疼痛。

五、康复治疗

（一）伸展运动（要求患者每天进行）

强化患者的肌纤维工作效率（等长或等张运动所抗的阻力要在不引发患者疼痛的范围内）。

（二）有氧训练

提高患者的心肺功能，进行耐力训练，以提高激发疼痛的阈值。

（三）主要目标

治疗肌筋膜疼痛或者肌纤维疼痛的主要目标不是缓解疼痛，而是恢复关节的全范围运动。从治疗计划的第一天开始，应指导患者进行自我伸展运动，并且将伸展运动作为终生的运动。耐力训练或者将身体极限化的训练会导致疼痛，事实上，当患者一旦确信运动疼痛并不是严重的病理疼痛，他们会更积极主动地参与训练活动。

（四）治疗性强化

分为等张练习、等长练习和等速练习。其中等速练习需要使用专业的设备，使肌肉能够抵抗可变的力进行收缩，从而将收缩速度保持在恒定水平。等速练习应在其生理范围的所有阶段锻炼，而不是集中于等张练习或等长练习中。

（五）物理疗法

（1）电刺激治疗：经皮神经电刺激常被运用于疼痛的治疗，电抽搐肌内刺激通过单极肌电图电极针，刺激深部的运动终板，引发肌肉收缩，这种技术是针灸治疗和现代电疗技术的结合。

（2）超声治疗：利用压电晶体将电能转化为机械振动能，通过热作用和机械运动作用，改善局部组织的代谢，促进筋膜的恢复，来帮助缓解疼痛。

（3）冲击波治疗：通过冲击波来对触发点进行治疗，以患者能够耐受的强度为主。

（4）激光治疗：一般采用氦氖激光或者半导体激光，照射部位为患者的触发点。

（六）家庭宣教

（1）尽量在急性即进行治疗，以免患者的功能被疼痛大幅度破坏。

（2）改善错误的容易引发病痛的生活方式、生活习惯。

（3）保持适量的运动，在运动损伤时及时处理。

（4）保持良好的心态，避免焦虑等负面情绪。

六、预后与防护

有效地治疗方法结合物理治疗、按摩，能够使患者快速回到正常生活中。日常要注意保暖，局部热敷，防止受凉。

第三节　神经病理性疼痛康复

三叉神经痛康复

一、概要

三叉神经痛属脑神经疾病中常见疾病，主要表现为患者一侧面部伴随三叉神经分布处出现一处或多处反复阵发的剧烈性疼痛。流行病学调查显示本疾病发病时以右侧三叉神经居多，发病迅速，呈闪电样、刀割样、灼烧样疼痛，病情迁延不愈，患者难以忍受。刷牙、洗脸、吃饭时容易诱发，严重者说话或无明显刺激时也会发作。发病时间一般较短，数秒至数分钟不等，非患病期患者如常人。三叉神经痛属中医"头痛""偏头痛""面痛"等范畴。

二、病因病机

三叉神经痛的明确病因目前尚无定论。目前多数专家认为本疾病是因多种原因导致三叉神经微血管压迫导致神经脱髓鞘而引发的神经性疼痛。中医认为，本病是由于五脏六腑失调、气血不畅、三阳经筋受邪风火痰毒阻断耳脉经络，从而压迫损伤三叉神经导致疼痛。本病病位在肝，因气、火、痰、瘀等因素导致肝气运行障碍，导致气血不畅，上扰致清阳。头为诸阳之会，气血上行不畅甚至瘀滞而出现肝经上的疼痛症状。经络不通，气血凝滞，局部阻遏经络，导致"不通则痛"。

三、临床表现

（一）发患者群

本病集中在中老年群体，以女性患者居多。

（二）发病部位

多发生于患者右侧面部三叉神经分布区域，其中以面部和口唇部的二支、三支最为多见。额支疼痛患者相对较少，并且很少出现第一支扩散现象。患者左侧相对发病率低，且极少数出现双侧同时发作。

（三）疼痛性质

发病时疼痛区域呈刀割、点击、烧灼样疼痛，沿神经方向传导，发作时疼痛剧烈，难以忍受，非发作期患者如常人。

（四）疼痛频率

本病发作无明显预兆且随机性强，每次发作时间数秒至数分钟不等。患者初次发病病程较短，发病间期长；随病情进展，疼痛发作频繁，发作时间有所延长。患者日间容易发作。

（五）诱发因素

吃饭、洗脸、刷牙、说话均可诱发本病发生，严重者局部寒冷或吹风也会引起疼痛。患者因害怕疼痛不敢进行上述活动，严重影响日常生活，使其长期处于精神高度紧张状态，对生活造成极大的困扰。

（六）扳机点

患者往往在患侧存在"扳机点"，常在触碰后诱发面部疼痛，扳机点位置不定，可位于唇、鼻翼、齿龈、口角、舌、眉等处。

（七）表情和颜面部变化

疼痛发作时，患者往往突然停止所有面部活动，处于静止表情状态；严重者疼痛侧面部可出现痉挛状态，表现为皱眉咬牙、张口掩目，患者往往因疼痛难忍用手掌用力揉搓患侧面部，导致患侧面部局部皮肤粗糙、增厚、眉毛脱落、结膜充血、流泪及流涎。

（八）神经系统检查

此类患者未发作时往往无明显异常体征，极少数患者查体时出现患侧面部轻度感觉减退。此类患者应深追病史，详细询问是否有基础疾病，尤其是否有高血压病史。患者病情严重时需进行全面的神经系统检查，必要时可采取腰椎穿刺、颅脑影像学检查等与继发性三叉神经痛鉴别。

四、康复评估

（1）压力测痛法：采用压力测痛计进行评定。向疼痛的区域给予一定量的压力，直至患者出现可耐受的疼痛和不可耐受的疼痛，测定的量值可以分为痛阈和耐痛阈，有出血倾向的患者禁止使用此类评定方法。

（2）视觉模拟评分法。

五、康复治疗

急性期于疼痛部位给予超短波无热量治疗，以改善神经的缺血、水肿。经皮神经电刺激被广泛用于治疗轻度急性和慢性疼痛。第二代冲击波即放射状体外冲击波能产生一个更加分散的压力场，因此这一疗法具有更广泛、更安全的效果。

凝血功能异常的患者应谨慎使用放射状体外冲击波疗法，以免引起出血。局部存在肿瘤是该疗法的禁忌证。

六、预后与防护

典型的原发性三叉神经痛不能自愈,药物治疗可能会缓解症状,但可反复发作,此类患者需要长期服药,尽量以最小剂量获得最大疗效,降低长期服药的不良反应。手术治疗后预后较好,绝大部分患者可控制症状。

日常预防要求患者尽量避免过度咀嚼,减少面部与下颌部运动强度与频率。同时要求患者少食或不食用油腻、辛辣等刺激性食物,但也要保证营养均衡协助患侧神经修复。同时嘱患者注意患侧局部保温,避免寒冷刺激。平时应保持情绪稳定,不宜激动,不宜疲劳、熬夜,宜常听柔和音乐,保持充足睡眠。严格避开"扳机点",减少刺激频率,减弱病变神经兴奋性。适当参加体育运动,锻炼身体,增强体质。

肋间神经痛康复

一、概要

肋间神经痛是指肋间神经由于不同原因的损害,而产生的一个或多个肋间神经支配区的疼痛症状,表现为阵发性或持续性疼痛,多在胸部或腹部呈条带状分布。肋间神经由胸部脊髓神经根向两侧发出,经肋间延伸到胸前壁,其功能主要支配相应胸椎旁背部和胸壁肌肉及沿肋间走行的感觉分支。因此肋间神经痛是从胸背部沿肋间向斜、向前下至胸腹前壁中线带状区疼痛。普通人群中的总体患病率约为15%,其中43%与手术有关,28%为疱疹病毒后病变,其余常见原因包括胸膜炎、胸椎退变、强直性脊柱炎、糖尿病周围神经病变、反复频繁的咳嗽、妊娠、腹水、肥胖、肿瘤等。

二.病因病机

中医认为,肋间神经痛主要病位在肝胆。其具体病因病机如下。①肝气郁结:若情志不舒,或抑郁,或暴怒气逆,均可导致肝脉不畅,肝气郁结,气机阻滞,不通则痛,发为肋间神经痛。②瘀血阻络:气行则血行,气滞则血瘀。肝郁气滞日久则引起血行不畅而瘀血停留,或跌仆闪挫,或恶血不化,均可致瘀血阻滞胁络,不通则痛,而成肋间神经痛。③湿热蕴结:外感湿热之邪,侵袭肝胆,或嗜食肥甘醇酒辛辣,损伤脾胃,脾失健运,生湿蕴热,内外之湿热,均可蕴结于肝胆,导致肝胆疏泄不利,气机阻滞,不通则痛,而成肋间神经痛。④肝阴不足:素体肾虚,或久病耗伤,或劳欲过度,均可使精血亏损,导致水不涵木,肝阴不足,络脉失养,不荣则痛,而成肋间神经痛。总之,肋间神经痛主要责之于肝胆,且与脾、胃、肾相关。病机转化较为复杂,既可由实转虚,又可由虚转实,而成虚实并见之证;既可气滞及血,又可血瘀阻气,以致气血同病。肋间神经痛的基本病机为气滞、血瘀、湿热蕴结致肝胆疏泄不利,不通则痛,或肝阴不足,络脉失养,不荣则痛。

三、临床表现

肋间神经痛是指一个或几个肋间部位从背部沿肋间向胸腹前壁放射，呈半环状分布。多为单侧受累，也可以双侧同时受累。咳嗽、深呼吸或打喷嚏往往使疼痛加重。查体可有胸椎棘突、棘突间或椎旁有压痛和叩痛，少数患者沿肋间有压痛，受累神经支配区可有感觉异常。其疼痛性质多为刺痛或灼痛，有沿肋间神经放射的特点，带状疱疹可见局部病变。

四、康复评估

（1）压力测痛法：采用压力测痛计进行评定。测定的量值可以分为痛阈和耐痛阈，有出血倾向的患者禁止使用此类评定方法。

（2）视觉模拟评分法。

（3）数字分级评分法（NRS）：即用数字计量评测疼痛强度，是临床上最常使用的测量主观疼痛的方法之一。

（4）麦吉尔疼痛问卷：提供人们对疼痛的感觉、情感，以及评价维度的一个的估计。

五、康复治疗

对继发性肋间神经痛，应对病因治疗，同时采取对症治疗；对原发性肋间神经痛主要是对症治疗。疼痛发作期应卧床休息，同时可服用镇静药、止痛药。

（一）胸腔占位性病变

胸膜增厚可刺激胸神经，从而产生肋间神经痛；也可以是由肋骨骨折刺激肋间神经，从而产生肋间神经痛。建议行胸部 CT 检查，明确病因以后，再联合胸外科进行治疗。可以采用药物临时缓解疼痛症状，临床常用药物有加巴喷丁或曲马多。

（二）脊椎病变

如果通过胸椎的 MRI 检查，明确有脊髓病变或脊椎椎体病变，建议到神经外科进行会诊治疗。对症进行镇痛治疗，主要选择口服药物治疗为主。

（三）脊椎退行性病变

可以行超声引导下的肋间神经阻滞治疗。

（四）刺激法

经皮电神经刺激及局部物理治疗均有一定止痛效果，但对慢性顽固性疼痛者，效果常不稳定。

（五）超声波疗法

在病灶周围可用接触移动法，在易破溃或已破溃处用固定法，或在患侧相应的神经根或神经干上进行超声波治疗，有助于止痛。

（六）磁热疗法

以患者感到温热为宜，主要是起收敛和止痛作用，红外线治疗也可获得相同的作用。

六、预后

肋间神经痛预后主要取决于其原发病。原发病为带状疱疹时，若病毒累及身体其他神经，则会出现该神经支配区域疼痛或功能异常；胸椎结核为原发病时，若治疗不及时会导致椎体病变坏死，可出现畸形，严重者可导致截瘫；原发病为肿瘤出现肋间神经痛时，按肿瘤良恶性程度不同预后也不相同。

带状疱疹后遗神经痛康复

一、概要

带状疱疹后遗神经痛是指带状疱疹病毒感染后，患处皮肤表面愈合后出现沿神经走行处的疼痛，是临床中较为常见的周围神经病变，也是带状疱疹病毒感染后最为常见的后遗症与并发症。研究表明，我国带状疱疹病毒感染的患者中约有1/3患者出现带状疱疹后遗神经痛，且其发病率与患者年龄呈正相关。带状疱疹后遗神经痛，中医称作气滞血瘀型蛇串疮。蛇串疮又名蛇丹、缠腰火丹、火带疮、蛇缠虎带、缠腰龙、蜘蛛疮。

二、病因病机

中医认为"不通则痛，不荣则痛"，疱疹病毒感染后，导致气不行血不畅，瘀滞经络故出现疼痛。中医认为带状疱疹后遗神经痛的病机为气阴两虚、阴虚血少、肝气郁结。

三、临床表现

带状疱疹后遗神经痛发病率较高，并且疼痛剧烈，具有较长的持续时间。症状主要为在疱疹消退以后，患处仍然遗留有疼痛的表现，疼痛性质多为持续性发作、间歇性发作，通常可表现出灼痛、撕裂样疼痛、刀割样疼痛等，疼痛消失时间可受多方面因素影响，部分患者在皮损愈合后，疼痛可消失，部分患者在皮损愈合后，疼痛可持续存在。

四、康复评估

（1）视觉模拟量表（VAS）或数字分级量表（NRS）评估疼痛强度。

（2）麦吉尔疼痛问卷：提供人们对疼痛的感觉、情感及评价维度的一个的估计，被认为是疼痛测量工具的标准。

（3）简化的麦吉尔疼痛问卷：是一种敏感、可靠的疼痛评价方法，其评价结果与麦吉尔疼痛问卷具有很高的相关性，同时也能对不同的疼痛综合征进行鉴别。

五、康复治疗

治疗目的：强调疼痛的早期控制，带状疱疹病毒带来的疼痛是影响患者生理功能的主要原因，同时也会带来患者的心理和情感问题。治疗原则：尽早、足量、足疗程及联合治疗，并且需要患者长期的坚持和参与。

（一）微创神经介入技术

主要包括神经阻滞、选择性神经毁损和鞘内药物注射治疗。

（1）神经阻滞中局部麻醉药物和糖皮质激素是临床上被广泛接受的药物。

（2）选择性毁损神经为不可逆的治疗，该治疗方式可造成相应神经支配的区域出现感觉减退的现象，应谨慎使用并严格掌握其适应证，在使用前同患者说明，并取得患者的同意。

（3）鞘内药物注射治疗：常见的药物包括阿片类药物、局部麻醉药等，其中吗啡的临床应用最广。为达到相应的镇痛效果并且减少不良反应对患者的影响，需要在用药过程中不断根据患者症状调整用药浓度。

（二）神经调控技术

临床用于带状疱疹后遗神经痛治疗的主要包括脉冲射频治疗和神经电刺激技术，经皮神经电刺激、激光、超激光疼痛治疗仪已成为治疗该病的有效手段。

（1）脉冲射频治疗：脉冲射频对神经纤维结构无破坏作用，能改善疼痛，提高生活质量。治疗后也较少发生感觉减退、酸痛、灼痛及运动神经损伤，较多的应用于带状疱疹后遗神经痛的治疗。

（2）神经电刺激：临床上使用的神经电刺激方法包括脊髓电刺激、周围神经刺激和经皮神经电刺激等。

（三）超短波疗法

超短波疗法可降低神经兴奋性，抑制交感神经功能，促进皮损愈合，预防带状疱疹后遗神经痛。植入心脏起搏器者及患有恶性皮肤病者禁用。

（四）微波疗法

微波具有较强的穿透力，能够有效促进病灶局部的血液循环和神经功能恢复，有明显的止痛作用，同时可以促进炎症吸收，达到治疗和预防后遗神经痛的作用。

（五）中频电疗法

中频电疗法可改善循环，起止痛作用。电极不能置放于心前区及附近；急性炎症期、局部有金属异物、有心脏起搏器患者禁用。

（六）紫外线疗法照射

紫外线有消炎、减轻疼痛、保护局部、预防感染和缩短病程等作用。面部慎用，应用时必须佩戴护眼镜。

（七）激光疗法

激光治疗具有消炎、镇痛等生物刺激作用。黑色素及黑头发部位禁止照射，避免造成灼伤。

（八）磁热疗法

主要是起收敛和止痛作用。

六、预后

如果患者个人身体状况比较好，病情较轻，而且及时就医，进行积极治疗，一般恢复所需的时间就比较短；如果患者个人身体状况较差，如老年人且病情较为严重，也没有及时就诊治疗，则恢复时间可能较长，需要数月或数年，部分患者甚至会终身存在。因此出现带状疱疹后遗神经痛的患者，要及时进行治疗，可在医生的指导下应用阿昔洛韦、更昔洛韦等抗病毒药物治疗，疼痛严重时还可遵医嘱配合布洛芬、对乙酰氨基酚等止痛药治疗。治疗期间需要做好护理工作，适量吃一些营养丰富的食物，对减轻不适症状也有一定帮助。建议患者平时适量增加体育锻炼，如跑步、游泳等。同时还要避免过度劳累，保持良好的心态，每天保证充足的睡眠，有利于身体恢复。

偏头痛康复

一、概要

偏头痛是一种常见的反复发作的头痛疾病，其临床表现包括一侧或两侧搏动性的剧烈头痛，且多发于偏侧头部，可合并有恶心、呕吐、畏光声刺激等症状。偏头痛常见于中青年人群，女性患者是男性的 2 ~ 3 倍。调查显示，我国偏头痛患病率接近 10%，在全球范围内发病率相对较高，且呈上升趋势。本病归属中医"头痛""头风""偏头风"等疾病范畴。张仲景在《伤寒论》中分别论述了太阳、阳明、少阳、厥阴病头痛。皇甫谧在《针灸甲乙经》中首先提出"偏头痛"的病名，并指出症状、病因病机。

二、病因病机

脑属诸阳之会，清阳之府，督脉、肝经等汇聚于巅顶。脑为髓海，依靠先天与后天的濡养。当机体阴阳失衡时，六淫之邪入侵，病邪向上侵犯于脑、阻遏清阳，或痰浊瘀血郁阻经络运行，或气血亏虚导致清窍失养，或气机阻滞、气虚清阳不升，均可致阴阳失调、气血逆乱、瘀阻经络、脑失所养而引发头痛。中医认为本病病位在脑，与肝、脾、肾等脏腑密切相关。患者平素常食用膏粱厚味，或情绪异常焦虑抑郁，或平素劳累过度、内生五邪、年老体衰等均可诱发本疾病发生。其中风、火、痰、瘀、虚为主要病理因素，总属本虚标实之证，发病基础为肝失疏泄，肝火上扰，痰浊内阻，气郁血瘀，经络不畅。

三、临床表现

（一）偏头痛的常见症状

头痛，开始常为隐约疼痛，逐渐变为搏动性疼痛，活动时加重，还可从头的一侧转移至另一侧，累及头前部或整个头部；对光线、噪声和气味敏感；伴有恶心、呕吐，胃部不适，腹部疼痛，食欲差。比较罕见的症状有发烧，影响正常的肢体活动。大多数患者的头痛持续约 4 小时，严重者可持续超过 3 天。偏头痛的发生频率因人而异，每月发生 2～4 次较为常见，但有些患者每隔几天就会发生偏头痛，也有些患者一年仅发生一两次。

（二）偏头痛典型症状的 4 个阶段

偏头痛发作可分为 4 个阶段：前驱期、先兆期、头痛期和恢复期，但并非所有患者均经历这些阶段。

1. 前驱期

发生在偏头痛发作前的几个小时或 1～2 天，患者表现出一些即将发生偏头痛的预示性变化，包括：便秘；情绪变化，从抑郁到兴奋，或反之；口渴和排尿量增加；反复呵欠。

2. 先兆期

先兆是发生偏头痛之前或期间的神经系统症状，表现为视觉异常，有时也为感觉异常、运动或语言障碍。先兆症状通常开始慢慢出现，并持续 20～60 分钟。（1）视觉先兆：是最常见的一类先兆症状，患者眼前可能出现闪光、暗点，甚至发生视物模糊或视力丧失，非常典型的是有"之"字形、波浪线状的闪光，并逐渐向周边扩展。（2）感觉及神经先兆：表现为面部或一侧身体感觉麻木，手臂或腿部有针刺感，甚至出现言语障碍、耳鸣或幻听、无法控制的抽搐或其他动作。其先兆症状可能短至几分钟，长则可 1 个小时。根据有无先兆分为两类偏头痛：无先兆偏头痛，这是最常见的偏头痛类型，约占 80%，发作频率高，可严重影响正常工作和生活，常常需要频繁用止痛药治疗。这类偏头痛常与月经期有明显关系。有先兆偏头痛，占偏头痛患者的 10%，前述的视觉先兆、感觉或神经先兆会在 5～20 分钟逐渐加重，一般持续不超过 60 分钟，不同的先兆可能接连出现，而后出现典型头痛。在先兆期睡眠、进入暗光环境休息可缓解头痛发作。

3. 头痛期

偏头痛通常持续 4～72 小时。偏头痛发生频率因人而异，有些患者仅偶尔发生，有些患者则每月发生数次。在头痛期，患者可能出现下列症状：严重的搏动性疼痛；累及单侧头部或一只眼睛，有时也表现为双侧头痛；对光、声音敏感，有时对气味、触觉也敏感；恶心、呕吐；视力模糊；头晕或晕厥。

4. 恢复期

该阶段通常持续约 24 小时，患者可能表现为：困顿、喜怒无常、头晕、乏力、对光、声音敏感。

四、康复评估

（1）视觉模拟评分法。

（2）数字分级评分法：用数字计量评测疼痛的幅度，配合临床症状来评定疼痛对患者各种功能的影响，此方法在临床中应用广泛也往往容易被患者接受。可以口述也可以记录，结果较为可靠。

（3）六点行为评分法：以疼痛对其行为的影响表达疼痛强度。

（4）麦吉尔疼痛问卷：提供人们对疼痛的感觉、情感及评价维度的一个的估计。

五、康复治疗

治疗目的：减轻或终止发作，缓解并发症。预防头痛复发包括发作期治疗预防性治疗。

（1）物理治疗：调制中频电治疗可起到止痛、改善局部血液循环、促进淋巴回流及电刺激锻炼肌肉作用。

（2）触发点疗法：寻找到压痛触发点之后，在相应的部位进行调制中频电治疗。

六、预后

大多数偏头痛患者的预后良好。偏头痛症状可随年龄的增长而逐渐缓解，部分患者可在 60 ～ 70 岁时偏头痛不再发作。在日常生活中，保持健康的生活方式，寻找并避免各种偏头痛诱因，遵医嘱服药，可帮助患者预防和减少偏头痛发作。

第四节　癌痛康复

一、概要

癌痛是癌症患者最常见症状之一，60%以上的癌症晚期患者都经历过难以忍受的疼痛。这种不愉快的体验是由于身体的组织损伤或者潜在的组织损伤引起的。癌痛严重影响患者的心理，疼痛加剧了焦虑、抑郁，甚至会导致自杀倾向。患者出现癌痛时需口服止痛药物，当普通止痛药物无法达到镇痛目的时要使用强效镇痛药物，甚至使用止痛药物也无法缓解患者疼痛。

二、病因病机

中医认为，癌痛的病因与内伤七情、外感邪气、饮食失调、正气不足有关。病机不外乎"不通则痛""不荣则痛"两大类，痰浊、瘀血、热毒、寒凝等致局部气血瘀滞不通；若气血不能濡养五脏六腑筋脉，则为不荣则痛，癌痛病患往往虚实夹杂，本虚标实。

三、临床表现

疼痛范围广泛，性质多种多样，表现有胀痛、酸痛、刺激性疼痛、烧灼痛、间歇痛，同时还伴随躯体化和自主神经功能紊乱表现，如恶心、呕吐、头晕、乏力、焦虑、失眠等。疼痛持续时间长，且呈间断性、暴发性加重。

四、康复评估

癌症疼痛评估是合理、有效进行止痛治疗的前提。癌症疼痛评估遵循"常规、量化、全面、动态"评估的原则。

（一）评估步骤

①倾听患者疼痛主诉。②评估疼痛程度。③评估患者的精神状态。④详细采集、记录疼痛病史。⑤仔细进行查体。⑥搜集其他有关资料。⑦首次镇痛主张个体化。⑧疼痛治疗后的再评估。

（二）量化评估方法

（1）数字类比评分法。

（2）麦吉尔疼痛问卷法。

（3）视觉模拟评定法。

（4）癌痛的五级评定法。

五、康复治疗

（1）针对患者的病因进行治疗是癌痛的主要治疗方式，针对癌症本身和其并发症进行手术、化学治疗、放射治疗进行抗癌治疗，以控制癌症带来的疼痛和功能障碍。

（2）根据 WHO 三阶梯止痛原则进行药物治疗。

（3）非药物止痛治疗，包括介入治疗、心理治疗、物理因子治疗、放射治疗、中医治疗、手术治疗、矫形器的应用、康复护理等。

六、预后及社会转归

癌症早期应重视癌痛，及早对癌痛进行诊治，避免后期发展为难治性癌痛。有效的止痛可以改善癌症患者的一般情况，使其顺利地完成临床抗肿瘤治疗。即使是不能治愈的癌症患者，有效的止痛可以使其提高其生存质量，并可能延长其生存期。

第八章　老年康复

第一节　老年心肺系统常见康复

冠状动脉粥样硬化性心脏病康复

一、概要

冠状动脉粥样硬化性心脏病是因粥样硬化斑块导致冠状动脉血管管腔狭窄或阻塞，造成心肌缺血、缺氧或坏死而出现心脏病，简称冠心病。冠心病是动脉粥样硬化导致器官病变的最常见类型，是中老年人的常见病、多发病，严重可危及生命。我国冠状动脉粥样硬化性心脏病的发病率城市高于农村，且有逐渐上升趋势。冠心病属于中医"胸痹""真心痛""心痛"范畴。

二、病因病机

本病的发生与心、肝、脾、肾等脏器盛衰相关。在心的气、血、阴、阳不足或肝、脾、肾失调的基础上，兼有痰浊、血瘀、气滞、寒凝等阻于心脉，胸阳痹阻，气机不畅，心脉挛急或闭塞而发，总属本虚标实之证。

三、临床表现

由于病理解剖和病理生理变化的不同，冠心病有不同的临床表现。目前冠心病分为两大类：急性冠脉综合征和慢性冠脉病。其中前者包括不稳定型心绞痛（UA）、非 ST 段抬高性心肌梗死（NSTEMI）和 ST 段抬高性心肌梗死（STEMI）。后者包括慢性稳定型心绞痛、无症状性心肌缺血和缺血性心力衰竭。

四、康复评估

（一）运动能力评估

（1）心电图运动负荷试验：通过一定量的运动增加心脏负荷，观察心电图变化，对已知或怀疑患有心血管疾病，尤其是冠状动脉粥样硬化性心脏病（冠心病）进行临床评估的方法，其方法简单便利、无创性和相对安全。

（2）6 分钟步行试验：主要记录 6 分钟步行距离、心率、血压、血氧和症状等，用于评价患者的运动耐力和心肺功能状态。

（3）徒手肌力评定及等速肌力评定：肌力及肌肉耐力是运动的基础，通过对肌力及耐力的评定，可以对患者的运动处方的制订起指导作用，能更好地提升患者运动表现及心肺水平。

（二）日常体力活动评估

（1）Duke 活动状态指数问卷用于预测最大运动量和最大摄氧量。

（2）功能独立性量表能够全面、客观地反映患者 ADL 能力的评定方法。在评定过程中，更着重的是被评定患者实际上能做什么，而不是患者应该做到什么程度，因此在临床上更具有实际评估意义。

（三）精神与睡眠评估

可使用心理筛查自评量表、睡眠质量评定量表进行筛查，如 SDS 抑郁自评量表、简易精神状态检查量表、匹兹堡睡眠质量评定量表等。

五、康复治疗

（一）Ⅰ期住院期心脏康复

指对急性心肌梗死急性期患者住院期间进行的心脏康复措施，包括评估病情、指导日常活动、提供心理支持以及指导出院后运动评估。主要目标是帮助患者尽早离床，以避免长时间卧床带来的负面影响。在患者生命体征稳定、经临床医生同意的情况下，可进行床边训练、日常生活能力训练等康复治疗。

（二）Ⅱ期门诊期心脏康复

符合心脏康复适应证的门诊患者在发病 1 年内，均应接受门诊心脏康复治疗。治疗师经医师指导，结合患者客观心脏功能、肌力、体力、骨骼、运动能力评估以及患者运动习惯，来制订运动处方。

运动处方常包含如下内容：①有氧运动，可以有效增强心肺耐力及体能，如自行车、慢跑、游泳等，推荐每日运动量为中等强度有氧运动 30～45 分钟，每周 5 天。②抗阻肌肉训练，用于恢复、提高肢体肌力及肌肉耐力，通常可通过弹力带、哑铃、沙包或是他人提供阻力，阻力大小推荐为最大重复次数 10RM。③平衡能力训练，有效预防患者跌倒产生其他病症，可通过平衡垫、单足支撑、八段锦等方式改变支撑面、增大平衡难度来训练。

（三）Ⅲ期社区和家庭心脏康复

社区和家庭心脏康复指发生心血管急性事件 12 个月后，终身预防和管理此阶段康复应着重于患者日常生活能力、工作能力，以期达到控制病情，恢复家庭、社会角色。通常包括运动习惯的制订与维持、日常生活能力指导、工作特殊能力指导。

六、预后

有效的康复治疗可降低死亡率，同时致死性心肌梗死的发生率也可降低。

坠积性肺炎康复

一、概要

坠积性肺炎多见严重消耗性疾病，长期卧床，由于肺部血液循环缓慢，引起肺底部长期处于充血、淤血、水肿，使侵入的致病菌易于繁殖，从而诱发肺炎。老年长期卧床患者坠积性肺炎发生率65.8%。坠积性肺炎属于中医"咳嗽"范畴。

二、病因病机

咳嗽分为外感咳嗽和内伤咳嗽。外感咳嗽属于邪实，为六淫外邪犯肺，肺气壅遏不畅所致。内伤咳嗽，病理因素主要为"痰"与"火"，病理性质多为虚实夹杂。他脏有病而及肺者，多因实致虚。如肝火犯肺者，气火炼液为痰，灼伤肺津。痰湿犯肺者，多因湿困中焦，水谷不能化为精微上输以养肺，反而聚生痰浊，上干于肺，久延则肺脾气虚，气不化津，痰浊更易滋生，此即"脾为生痰之源，肺为贮痰之器"的道理。甚则病及于肾，以致肺虚不能主气，肾虚不能纳气，由咳致喘。

三、临床表现

（一）全身症状

坠积性肺炎患者会出现发热，但体温不高，大部分患者可能是中度发热，在38℃左右，还可能会有全身乏力、汗出、体重减轻等症状，全身炎症反应不重，较少会出现感染性休克。

（二）局部症状

坠积性肺炎患者可能会有咳嗽、咳痰等症状，但咳嗽、咳痰的症状并不是很重。听诊时两肺底的呼吸音减低，部分患者可听到散在的湿啰音，或布满湿啰音、捻发音。

四、康复评估

（一）呼吸功能评估

可用于评估患者是否存在通气功能障碍、障碍类型及严重程度。常用的方法有：肺功能检查、视觉模拟评分法和圣乔治呼吸问卷。

（二）运动功能评估

通常使用6分钟步行试验、台阶试验来评估心肺功能，通过徒手肌力评定、等速肌力评定、Berg平衡量表等来评估肢体运动能力，有条件者还可通过膈肌超声检查来评估膈肌的功能。

（三）日常生活能力评估

可使用改良巴氏指数评估患者的基本日常生活活动能力；使用工具性日常生活活动能力量表评估工具性日常生活活动能力；可重点评估患者的步行及完成家务的能力。

五、康复治疗

（一）呼吸困难

长时间卧床使得呼吸道分泌物难于咳出，呼吸肌功能减退导致气道阻塞而引发呼吸困难。有氧训练作为呼吸康复治疗的基础，目标在于增强有氧运动能力、提升步行肌肉力量并改善日常活动。这些改善主要归因于心肺和外周肌肉细胞功能的适应性增强，有助于减轻呼吸困难。因此坠积性肺炎患者进行有氧训练是非常必要的，推荐方式为步行。若患者不具备步行能力，可用床旁功率自行车作为替代，有氧训练中应实时监测患者血氧，血氧饱和度（SO_2）应始终 $\geq 88\%$，如果患者运动中 $SO_2 < 88\%$，应立即停止训练，并补充吸氧。抗阻训练是有氧训练的有益补充，抗阻运动相较有氧运动对呼吸通气需求较低，适合于卧床有较严重呼吸功能障碍的患者，治疗师可通过徒手、哑铃、弹力带给予阻力。

（二）痰液排出困难

患者不能有效将痰液咳出，致使支气管肺区分泌物积聚。可使患者处于特定体位时，利用重力帮助支气管分泌物从气道排出。选择体位时应使病变部位于高处，引流支气管开口向下。肺上叶引流可取坐位或半卧位，中叶、下叶各肺段的引流取头低脚高位，并根据各引流部位的不同调整身体角度。操作时体位倾斜程度应从较小角度逐渐增大，提高患者耐受程度，并避免分泌物大量涌出而影响正常通气。倾斜程度超过 25° 时效果较好，同时需避免分泌物引流入健侧肺。体位引流可结合手法引流提高效率和效果，手法引流通常由呼吸治疗师操作，利用扣拍、震动帮助气道分泌物从支气管壁松动，促进纤毛运动，引起刺激咳嗽。

（三）呼吸模式错误

患者由于膈肌、呼吸肌力量减弱导致了错误的呼吸模式，出现通气不足、气道痉挛和胸式呼吸。主动循环呼吸技术是一种有利于清除痰液与改善氧合的呼吸技术，其由 3 个循环往复的通气阶段构成，即呼吸控制，胸廓扩张训练，呼气。循环数量和每个通气阶段的长度、数量和顺序随患者痰液的位置而调整。常规的主动循环呼吸技术包括呼吸控制，胸部扩张练习 3～5 次；呼吸控制，胸部扩张练习 3～5 次；呼吸控制。还可进行腹式呼吸训练来改善异常呼吸模式，提高膈肌的收缩能力和收缩频率。患者的胸式呼吸变为腹式呼吸，由治疗师指导患者一手放于上胸廓，一手放于腹部，颈肩部放松，吸气时腹部慢慢隆起，屏气 1～2 秒，呼气时腹部内陷，吸呼比为 1：2。

六、预后

有效的康复治疗可降低死亡率。

第二节　老年代谢系统常见疾病康复

骨质疏松症康复

一、概要

骨质疏松症是骨量减低、骨组织微结构退化，致骨脆性增加，易发生骨折的全身性骨骼病。临床表现为全身性骨痛。根据其临床表现，该病属中医"痿证"范畴，病变在骨，其本在肾。

二、病因病机

中医学认为本病的发生、发展与"肾气"密切相关。肾阳虚衰，不能充骨生髓，致使骨松不健；肾阴亏损，精失所藏，不能养髓。正虚而卫外不固，外邪乘虚而入，气血痹阻，骨失所养，髓虚骨疏。肾为先天之本，由于先天禀赋不足，致使肾脏素虚，骨失所养，不能充骨生髓。

三、临床表现

骨质疏松临床表现：①全身骨痛，以腰背痛最多见。②活动时腰背肌紧张。

四、康复评估

（一）疼痛评定

疼痛是骨质疏松症患者就诊时的主要症状，所以必须对疼痛进行评定，应用广泛的是视觉模拟评分法和数字评分法。

（二）运动功能评估

骨质疏松性骨折是骨质疏松症的严重后果，特别是髋部骨折，具有高致死率及致残率，跌倒是骨质疏松性骨折的独立危险因素。因此必须对运动功能进行评定及干预来减少跌倒的风险。骨质疏松症患者常由肌力下降、关节活动受限、平衡能力下降、步态异常而导致高跌倒风险，可通过肌力测定、关节活动度评定、Berg 平衡量表、Holden 步行功能量表、步态分析来全面评估患者运动功能。

（三）心理功能评定

由于骨质疏松症患者长期疼痛或者骨折导致活动受限或驼背畸形等，因此患者易出现焦虑、抑郁情绪、自信心丧失，严重者甚至可发展为抑郁症等。心理功能评定相关量表包括焦虑自评量表、汉密尔顿焦虑量表、抑郁自评量表、汉密尔顿抑郁量表等。

五、康复治疗

（一）运动疗法

（1）有氧运动：步行、跑步、跳舞、游泳等，可以增强心肺功能，提高身体代谢率，促进骨密度的增加。

（2）肌力增强运动：举重、弹力带训练、器械训练等，可以增强肌肉力量，提高骨密度。

（3）平衡运动：太极拳、瑜伽等，可以提高身体平衡能力，降低跌倒风险。

（二）物理治疗

应用特定的自然或人工声、光、电、磁、热等因素刺激身体，通过细胞膜通透性和生物电活动的变化，直接或间接诱导血管化生，刺激化骨，最终促进骨形成和骨修复。骨量的增加可以通过脉冲电磁场、体外震波、全身振动、紫外线等物理因素来实现。短波、微波、经皮神经电刺激、中频脉冲等方法可以缓解疼痛，强度脉冲震波可以促进骨折愈合。神经肌肉电刺激、针灸等方法可以增强肌肉力量，促进神经修复，改善肢体功能。

六、预后

骨质疏松患者应加强陪护，预防发生骨折。应制订个体化功能锻炼，对改善老年骨质疏松的身体功能、降低跌倒率、维护和提高骨密度是重要保护措施。

糖尿病康复

一、概要

糖尿病是一种代谢性疾病，是因为胰岛素分泌和（或）作用缺陷引起血糖升高的一组疾病。可导致身体多种营养物质代谢紊乱，并发症较多，糖尿病控制不佳容易引起多系统损害，眼、肾、神经、心脏、血管等组织器官容易发生慢性进行性病变，可能出现功能减退，甚至衰竭。糖尿病是生活中常见病、多发病，2011 年世界范围内成年人糖尿病的患病率为 8.3%。糖尿病属于中医消渴范畴，可分上消、中消、下消 3 种。

二、病因病机

消渴病多由先天禀赋不足，素体阴虚，复因饮食失节、情志不遂或劳欲过度所致。消渴病的病机主要在于阴津亏损，燥热偏盛，以阴虚为本，燥热为标，两者互为因果，阴愈虚则燥热愈盛，燥热愈盛则阴愈虚。消渴病位主要在肺、胃、肾，尤以肾为关键。三脏之中，虽可有所偏重，但往往又互相影响。肺主气为水之上源，敷布津液。肺受燥热所伤，则津液不能敷布而直趋下行，随小便排出体外，故小便频数量多；肺不布津则口渴多饮。胃为水谷之海，主腐熟水谷，脾为后天之本，主运化，为胃行其津液。脾胃受燥热所伤，胃火炽盛，脾阴不足，则口渴多饮，多食善饥；脾气虚不能转输水谷精微，则水谷精微下流注入小便，故小便味甘；水谷精微不能濡养肌肉，故形体日渐消瘦。肾阴亏虚，虚火内生，上燔心肺则烦渴多饮，中灼脾胃则胃热消谷，肾失濡养，开阖固摄失权，则水谷精微直趋下泄，随小便而排出体外，故尿多味甜。消渴病日久，容易发生以下两种病变：一是阴损及阳，阴阳俱虚。二是病久入络，血脉瘀滞。消渴以阴虚为本，燥热为标，阴阳互根互用，阴损及阳，导致阴阳俱虚。临床多表现为肾阳虚及脾阳虚。

三、临床表现

血糖升高后因渗透性利尿引起多尿，继而口渴多饮；外周组织对葡萄糖利用障碍，脂肪分解增多，蛋白质代谢负平衡，渐见乏力、消瘦，儿童生长发育受阻；为了补偿损失的葡萄糖，维持机体活动，患者常易饥、多食，故糖尿病的临床表现常被描述为"三多一少"，即多尿、多饮、多食和体重减少。可有皮肤瘙痒，尤其外阴瘙痒。血糖升高较快时可见眼房水、晶体渗透压改变而引起屈光改变致视力模糊。

四、康复评估

（一）运动能力评估

（1）运动心率测定：简单的估算方法是根据年龄计算运动最大心率（HR_{max}），$HR_{max}=220-$年龄；也可通过自测桡动脉脉搏或脉搏血氧仪测定最大心率，运动靶心率为HR_{max}的$60\% \sim 180\%$。测定的运动靶心率用于决定运动时间及运动强度。

（2）6分钟步行试验：主要记录6分钟步行距离、心率、血压、血氧和症状等，用于评价患者的运动耐力和心肺功能状态。

（3）徒手肌力评定及等速肌力评定：为患者制订合适的运动处方提供了重要的指导，能更好地提升患者运动表现及心肺水平。

（二）感觉功能评估

糖尿病周围神经病变常以导致感觉障碍为主，临床可见对称性疼痛和感觉异常，下肢较上肢为重，呈手套或袜套状分布。感觉异常主要表现为麻木、发凉、蚁走、虫爬、烧灼感及触电样感觉。可进行浅感觉、深感觉检查和复合感觉检查。感觉功能评估的设备包括：①大头钉若干（一端尖，一端钝）。②两支不同水温的试管及试管架。③一些棉花、纸巾或软刷。④4～5件常见物：钥匙、钱币、铅笔、汤勺等。⑤感觉丧失测量器，或心电图测径器头、纸夹和尺子。⑥一套形状、大小、重量相同的物件。⑦几块不同质地的布。

（三）其他评估

可以使用SDS抑郁自评量表、匹兹堡睡眠质量评定量表等心理精神量表评定患者心理状态，使用糖尿病生活质量问卷来评估患者社会生活能力。

五、康复治疗

（一）运动疗法

运动治疗是一项积极有效的控制糖尿病患者血糖的手段，在降低血糖方面的效果显著，特别是长期坚持运动。糖尿病患者每周参加锻炼 3 次以上，每次不少于 30 分钟，并避免空腹运动，最好在餐后 1 小时运动，运动方式可选择步行、太极拳、关节操、器械训练等，运动强度应为中等强度。

（二）物理治疗

（1）低频脉冲电疗法可以消炎、止痛，改善血液循环，促使神经肌肉兴奋性增加，进而刺激糖尿病周围神经病变患者神经再生。每次治疗 20 分钟，每日治疗 1 次。

（2）单频红外光线照射仪治疗：在红外光照射下，神经内皮细胞和血细胞中的血红蛋白释放出一氧化氮，增加微循环血液灌注量。

（3）温热疗法：应用热敷、蜡疗、红外线照射等，改善微循环，促进神经的恢复；治疗时要注意温度适宜，尤其是局部感觉障碍或血循环差的患者，以免烫伤。

六、预后

老年人得到家庭和社会支持度越高，糖尿病管理效果越好，生活质量越好。

第三节　老年综合性康复

老年卧床综合征康复

一、概要

老年卧床综合征指老年人因衰老、长期患病、伤残或护理不当等原因，导致日常生活能力减退，部分或全部需要他人帮助，进入卧床不起状态，继发多系统并发症，导致躯体结构、功能及心理状况受损。有资料表明，高龄老年人虽不及老年人群的 10%，却占老年卧床患者的 46.3%，可使卧床不起发生的危险性增加 5.65 倍。对于老年卧床综合征，目前无中医病名，根据卧床出现的并发症，属于中医痿证、咳嗽、不寐、郁证、虚劳等范畴。

二、病因病机

病因为年老脏腑衰竭。随着年纪的增加，五脏衰竭，肝肾亏虚，从而出现牙齿掉落、头发花白、肌肉消瘦、骨质疏松等表现。久卧、久坐，导致气血不通，经络受阻，而出现伤气、伤肉现象，从而出现乏力、肌肉萎缩、免疫力下降等。

三、临床表现

卧床是一种失重力体位，各器官系统处于适应不良状态，长期卧床对循环系统、骨骼肌肉系统、泌尿系统、呼吸系统、消化系统、皮肤组织带来不同程度的损伤，出现多种并发症。

（一）常见并发症

压疮、坠积性肺炎、下肢静脉血栓、肺栓塞、肌萎缩、关节挛缩强直、骨质疏松等。

（二）心理异常

抑郁、焦虑状态。

四、康复评估

（一）呼吸功能评估

（1）肺功能检查。

（2）视觉模拟评分法评估患者的排痰容易程度。

（3）圣乔治呼吸问卷。

（二）运动功能评估

通过徒手肌力评定、Berg 平衡量表等来评估肢体运动能力。

（三）日常生活能力评估

（1）改良巴氏指数评估。

（2）工具性日常生活活动能力量表。

（四）精神与睡眠评估

（1）SDS 抑郁自评量表。

（2）简易精神状态检查量表。

（3）匹兹堡睡眠质量评定量表。

（五）压疮评估

有研究显示，使用 Braden 工具进行风险评估能够减少压疮的发生率。Waterlow 工具和 Ramstadius 工具与常规临床观察在压疮发生率和严重程度上无差异。

五、康复治疗

（一）呼吸困难

长时间卧床使得呼吸道分泌物难于咳出，呼吸肌功能减退导致气道阻塞而引发呼吸困难。有氧训练构成了呼吸康复治疗的核心，它旨在提升有氧运动的能力、强化肌肉力量并优化日常活动能力。这些性能的提升主要通过增强心肺和外周肌肉细胞的适应性，减轻呼吸困难。抗阻训练是有氧训练的有益补充，抗阻运动相较有氧运动对呼吸通气需求较低，适合于卧床有较严重呼吸功能障碍的患者，治疗师可通过徒手、哑铃、弹力带给予阻力。

（二）压疮

应防止患者同一部位长时间、持续受压。可采取定时床上翻身、轮椅上双手支撑扶手短时间承重、两侧臀部轮流承受体重等方法，使承重部位临时解除受压状态，恢复局部供血供氧。骨突出部位，如后枕部、肩胛部、骶尾部、髋关节、膝关节，以及足跟和踝部，可以使用软枕或海绵等物品进行垫高。对于已经形成的创面，我们可以采用物理治疗来防止感染并促进愈合。例如，小剂量的紫外线照射可以帮助组织再生，改善局部血液循环，适用于早期的压疮。较大剂量的紫外线则可以促进溃疡面分泌物和坏死组织脱落，同时还具有杀菌作用。激光也可以帮助皮肤组织再生。此外，红外线可以改善受压组织的血液循环。超短波可以刺激巨噬细胞释放生长因子和趋化因子，从而促进损伤部位新生结缔组织的生长，加快局部循环的恢复，促进创面修复。

（三）废用综合征

通过积极的康复训练可以预防大多数废用综合征的表现。酌情进行被动关节活动训练，增大萎缩肌肉容积的处理。在积极控制废用综合征的同时，使患者参与主动运动治疗。

（四）直立性低血压

正常人从卧位到立位的过程中，由于体位血压调节反射的作用，能够保持正常的血液循环。然而，对于长期卧床的脑卒中患者来说，他们的体位血压调节反射机制显著不全。因此，当他们站立时，收缩期血压可能会迅速下降，容易出现头晕、恶心甚至昏厥等脑缺血的症状。为了预防这种情况，我们应该强调早期起坐，起坐动作要慢，可以穿弹性长袜。如果条件允许，可以使用起立床（斜床）进行训练，逐渐提高倾斜角度至90°，延长训练时间至30分钟。

六、预后

改变老年人病后卧床的观念，提倡早活动、早下床、早康复有助于提高老年卧床患者的生存质量。如因病情及特殊原因需要卧床，早期肢体功能康复，如体位变化、关节被动训练、体力恢复等训练，配合合理全面的护理措施，可减少并发症发生，改善患者肢体功能，从而尽早回归家庭。

睡眠障碍康复

一、概要

睡眠障碍是指睡眠量不正常以及睡眠中出现异常行为的表现，也是睡眠和觉醒正常节律性交替紊乱的表现。常见的睡眠障碍性疾病主要有失眠症、阻塞性睡眠呼吸暂停综合征、不安腿综合征、发作性睡病、梦游等。失眠症是最常见的睡眠障碍性疾病，本章只论述失眠症。失眠属于中医"不寐"范畴。

二、病因病机

不寐的病因不外为情志失常、饮食不节、劳逸失调、病后体虚。不寐的病位主要在心，与肝、脾、肾有关。基本病机为阳盛阴衰，阴阳失交。卫阳盛于外，而营阴虚于内，卫阳不能入于阴故不寐。病理性质有虚实两面，肝郁化火、痰热内扰，心神不安为实；心脾两虚、心胆气虚、心肾不交，心神失养为虚，但久病可表现为虚实兼夹，或为瘀血所致。

三、临床表现

（一）睡眠过程出现障碍
入睡困难或睡眠质量下降或睡眠时间减少。

（二）日间认知功能障碍
记忆功能、注意功能及计划功能出现下降，容易出现日间嗜睡现象，导致白天工作能力下降。

（三）自主神经功能紊乱

多表现为胸闷、心悸、血压不稳定，便秘或腹泻、胃部闷胀，情绪控制能力减低，容易生气。

四、康复评估

通过问诊了解患者情绪变化和睡眠情况，初步识别患者是否存在精神心理障碍，进一步使用心理筛查自评量表、睡眠质量评定量表进行筛查，如 SDS 抑郁自评量表、简易精神状态检查量表、匹兹堡睡眠质量评定量表等。

五、康复治疗

（1）体感振动音乐疗法：是音乐治疗的一种疗法。这种方法的工作原理是通过体感音响设备，将音乐中的低频部分转化为物理振动，直接作用于人体。这样，人们在听音乐的同时，也能感受到音乐的声波振动。利用个性化的音乐治疗，可以帮助人更快地进入睡眠状态，提高睡眠质量。

（2）在右侧大脑背外侧前额叶皮层给予 1Hz 的低频重复经颅磁刺激能有效地降低大脑皮层的兴奋性，它能抑制睡眠周期中的过度觉醒状态，改善快速动眼睡眠周期，深化睡眠深度，从而延长睡眠时间。

六、预后

临床上，脑血管病、神经系统疾病、焦虑状态、抑郁状态的老年患者多伴有睡眠障碍情况，经过中医治疗及康复治疗，疗效尚可。部分患者疗效欠佳，需配合镇静睡眠药、抗焦虑抑郁等药物辅助治疗。

第九章　盆底康复

第一节　压力性尿失禁康复

一、概要

产后压力性尿失禁是指妊娠及分娩中孕妇的盆底肌肉、韧带、筋膜等组织过度牵拉，阴部神经受到损伤，导致盆底组织肌力不足，从而出现漏尿症状。产后压力性尿失禁在孕期发病率为 16.0% ～ 60.0%，产后发病率为 16.0% ～ 35.0%。

老年女性压力性尿失禁是中老年女性常见病、多发病，常在大笑、喷嚏、咳嗽等腹压突然增加时，出现尿液不自主漏出的一种病症。该病给患者生活质量带来严重影响，由于无法自控的尿液漏出，对患者日常社交、生活、运动都造成了困扰，久而久之，会使患者出现精神抑郁等心理障碍。

二、病因病机

压力性尿失禁属于中医学"遗溺""小便不禁"等范畴。《黄帝内经》中记载"膀胱者，州都之官，津液藏焉，气化则能出矣""膀胱不利为癃，不约为遗溺"，指出了尿失禁病位在膀胱。《诸病源候论》曰："小便不禁者，下焦受冷也。肾主水，其气下通于阴，肾虚下焦冷，不能温制其水液，故小便不禁也。"《奇效良方》亦云："又肾属水，合膀胱表里，膀胱为水之府，水注于膀胱……若心肾气弱……必遗尿失禁。"可见此病与肾阳亏虚、下焦虚冷密切相关。肾属先天之本，司二便，并与膀胱相表里。肾的阳气充足，膀胱气化有常，开阖有度，尿液正常排泄。反之，则膀胱气化失调，固摄封藏失职而导致尿失禁。而产后患者分娩时气血损耗，导致肾气不足，更易引发尿失禁。

三、临床表现

压力性尿失禁主要表现为：大笑、咳嗽、喷嚏或行走等各种程度腹压增加时尿液不自主漏出；停止加压动作时漏尿症状停止，一般不伴膀胱刺激症状（如尿急、尿频、尿痛），血尿和排尿困难等。

四、康复评估

（一）外阴触诊

阴唇、尿道、阴道、会阴及肛门；耻骨（左右、上下、前后），球海绵体肌、坐骨海绵体肌、会阴中心腱及肛门外括约肌，疼痛者记录 VAS 评分。

（二）腔内触诊

（1）三维触诊：前腔—中腔—后腔，左右对比、由浅入深、里外呼应。

（2）定位触诊：检查阴道前壁是否有膨隆、脱垂倾向，如前壁两侧粗糙，尿道膀胱沟有向后隆起。盆底 B 超一般会提示膀胱膨出，膀胱颈活动度增加。记录患者疼痛处位置与患者主观评分。

五、压力性尿失禁的康复

（一）产后压力性尿失禁的康复

（1）盆底肌锻炼：盆底肌康复训练的方法较多，有一些方法可以自己在家里进行训练，比如缩肛训练，也称为提肛训练，就是保持肛门持续或间断收缩，这是最简单的方法，也是非常有效的方法。还有一些治疗会使用简单的器械，比如可以用置于阴道内的简单小器械，让患者夹紧小器械，从而增加盆底肌肉的训练。

对于严重的盆底肌功能不良的患者，建议到医院就诊，使用物理治疗手段可以更有效地恢复盆底肌功能。比如可以进行盆底肌的电刺激，电刺激可以是阴道内、直肠的刺激，也可以是体外的电刺激，使用中频电刺激或者低频电刺激等，让患者更有效地恢复盆底肌功能。

（2）电针疗法及穴位注射：取关元、三阴交、会阳、肾俞穴针刺后，接电针治疗仪，一组正极接肾俞，负极接会阳，另一组正极接关元，负极接三阴交。选疏波或疏密波，留针 30 分钟，每日 1 次，10 次为 1 个疗程。针感达到腹部、会阴者为佳。

（二）老年女性压力性尿失禁的康复

症状严重时可采用手术方式，目前临床上最常用的手术方式为经阴道闭孔尿道中段无张力悬吊术，该手术操作简单，并发症少，手术效果好。

在症状较轻时，可以口服或者是局部外用雌激素来治疗，同时需要行盆底肌功能锻炼来增加尿道的闭合能力，从而提高疗效，但是在应用雌激素的过程中有可能会增加患宫颈癌的风险。

六、预后及社会回归

压力性尿失禁的预后较好。轻中度患者经中医治疗及康复治疗后能明显改善。同时，应养成良好的生活习惯，养成没有憋尿或无尿意排尿的习惯，建立良好的排便习惯，如按时排便，及时排便，排便时集中注意力，减少外界因素干扰。此外，应合理膳食，坚持锻炼，控制体重。

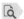

第二节　盆腔脏器脱垂康复

一、概要

盆腔脏器脱垂（POP）是指盆底肌肉神经、结缔组织等结构受到损伤，或雌激素水平降低引起盆底组织受到损伤，导致盆腔脏器脱垂，如膀胱、直肠、子宫等脏器发生移位的病理状态。流行病学调查研究显示，随着年龄不断增长，盆腔脏器脱垂发病率逐渐增高，中老年女性患病率为 37% ～ 50%，对患者的生活质量造成了严重的影响。

二、病因病机

该病属中医"阴挺""阴脱""产肠不收"等范畴。中医认为本病是由素体虚弱、正虚产伤，固摄无权，带脉系胞无力，以致脏器脱垂，又因肾气亏虚致冲任不固，导致带脉提摄无力，引起脏器脱垂。因此，气虚、气陷贯穿盆腔脏器脱垂的始终，脾肾两脏与盆腔脏器脱垂密切相关。

三、临床表现

盆腔脏器脱垂主要表现为：平时咳嗽、大笑或劳累时自觉有块状物自阴道脱出。患者有不同程度的腰骶部下坠感或酸痛感，站立过久或劳累后加重，卧床休息则症状缓解。

四、康复评估

POP-Q 分期在 1996 年由 Bump 教授等提出。目前已成为国际控尿协会（ICS）、美国妇科泌尿协会（AUGS）和美国妇科外科医师协会首选的 POP 分级系统，也是国际上通用的标准。

POP-Q 分期对应的 6 个点 3 条线。

（1）6 个点：以处女膜缘为 0 点（参照点）；Aa 和 Ba 是阴道前壁两个点，反应前盆腔脱垂程度；Ap 和 Bp 是阴道后壁两个点，反应后盆腔脱垂程度；C 点和 D 点是阴道顶端两个点，反映中盆腔脱垂程度。

（2）3 条线：tvl 表示阴道总长度；Gh 表示生殖道裂孔长度；Pb 表示会阴体长度。

五、盆腔脏器脱垂的康复

（一）盆底肌肉锻炼

盆底肌肉锻炼是非手术治疗盆腔脏器脱垂的首选方法之一。适用于轻度至中度的盆腔脏器脱垂患者，尤其是年轻女性。通过加强盆底肌肉的收缩能力和提升盆底支持力，可有效改善脏器脱垂症状，减轻脱垂程度。

（二）物理疗法

物理疗法包括电疗、温热疗法和按摩等。适用于轻度盆腔脏器脱垂患者，具有较好的保守治疗效果。电疗可通过电刺激盆底肌肉，增强其收缩能力；温热疗法可以促进盆腔血液循环，缓解脱垂症状；按摩可以帮助松弛的盆底肌肉恢复紧张状态。

（三）手术治疗

手术是治疗重度盆腔脏器脱垂的主要方法。适用于严重的盆腔脏器脱垂患者，包括子宫脱垂、膀胱脱垂和直肠脱垂等。手术可以通过修复受损的盆底支持结构，提升盆腔脏器，恢复其正常位置和功能。

除以上常见的治疗方式外，还有其他的治疗方式，比如药物治疗和保守疗法。药物治疗可用于缓解脱垂症状和防止进一步恶化，适用于不适合手术或手术后的患者。保守疗法主要是指改变生活习惯和饮食结构，避免过度用力和便秘等因素，有助于减轻盆腔脏器脱垂的症状。具体的治疗方式应根据患者的具体情况和医生的建议来确定。

六、预后及社会回归

通过康复治疗后多数患者均能取得良好的治疗效果。

第三节　慢性盆腔痛康复

一、概要

慢性盆腔痛是指由各种功能性和（或）器质性原因引起的以骨盆及周围组织周期性或非周期性发作疼痛为主要症状的一组疾病或综合征。慢性盆腔痛主要涉及泌尿系统、妇科生殖系统、消化系统疾病等，又以泌尿系统及妇科生殖系统疾病常见。引起慢性盆腔痛的妇科生殖系统疾病主要有慢性盆腔炎、子宫内膜异位症、盆腔瘀血综合征、子宫腺肌症、盆腔粘连等，慢性盆腔炎占35%～42%，子宫内膜异位症、子宫腺肌症占22%～28.5%。近年来，慢性盆腔痛发病率明显上升，极大影响患者的生活质量。慢性盆腔痛在中医属"腹痛""淋证""癥瘕""带下"等范畴。

二、病因病机

本病病因常为外邪侵袭、饮食失节、劳倦内伤、情志失调、手术创伤所致。虽然病因各不同，但产生疼痛的机制则是由于瘀血阻滞冲任、胞脉失畅，导致"不通则痛"。湿热、寒凝、气滞、肾虚、气虚等均可导致瘀血内阻，从而"不通则痛"或"不荣则痛"。慢性盆腔痛以实证居多，或虚实夹杂以实为主。

三、临床表现

慢性盆腔痛主要表现为下腹隐痛、坠痛、刺痛，性质可为持续性或间歇性，或伴有腰骶疼痛，且疼痛多在劳累后、性生活后、月经期以及经期前后加重。

四、康复评估

（1）疼痛评估：采用视觉模拟评分法。在纸上划一条10cm的横线，一端是0，代表无痛；另一端是10，代表剧痛；中间代表不同程度的痛，让患者根据自己的感觉，在纸上做标记，表示疼痛的程度。

（2）体格检查包括胸、腹、背部的扳机点检查。

（3）辅助检查：B超、腹腔镜、宫腔镜、阴道镜等。

五、慢性盆腔痛的康复

（一）运动康复

盆底肌训练。

（二）手法治疗

（1）整骨手法。手法治疗的前提是机体体态位置正常、骨骼稳定和平衡。运用整骨手法调整胸椎、腰椎，维持脊柱稳定；调整尾骨，恢复其正常位置及活动度；调整骨盆位置，纠正骨盆前倾、耻骨联合分离等骨盆问题。

（2）肌筋膜松解术、扳机点治疗。在治疗慢性盆腔痛时，不仅要松解盆腔肌筋膜，还要松解腰腹部、臀部、大腿肌筋膜。操作方法：患者取仰卧位，自然放松；治疗师站于床旁，沿腹部肌肉走向先松解腹部肌肉筋膜，然后松解大腿内侧肌群；然后患者取俯卧位，再松解腰部浅深肌群、臀部大中小肌及尾骨旁肌肉、筋膜。

（3）内脏松弛术等。

（三）物理因子治疗

经皮神经电刺激、低频电疗法、电子生物反馈、中频电疗法、高频电疗法等。

（四）其他治疗

药物治疗、神经介入治疗、手术治疗等。

六、预后及社会回归

慢性盆腔痛是妇科最常见的症状之一，其特点是病因复杂，有时即使做了全面检查也难以找到确切病因，病变程度与疼痛程度不一定成正比。中西医结合康复治疗因症施治，精准治疗，疗效确切，复发率较低，不良反应较少。

第四节　排尿障碍康复

膀胱过度活动症

一、概要

膀胱过度活动症是泌尿外科常见疾病，以尿急为主要表现，多数伴有尿频，有或没有急迫性尿失禁的临床症候群，同时排除泌尿系统感染或其他明显的病理学变化。膀胱过度活动症可不同程度地影响患者生活质量，其中以尿急症状影响最大。根据流行病学显示，不同国家或地区调查所得的膀胱过度活动症发病率各有不同，这可能与人种、生活习惯以及数据采集标准有关。一项来自欧洲 4 国的调查结果显示，膀胱过度活动症男女发病率分别为 13.4% 和 14.6%；而来自中国的流行病学分析发现，我国膀胱过度活动症的总体发病率约为 6.0%，膀胱过度活动症发病率也随着老龄化而逐渐升高。本病属中医学淋证范畴。

二、病因病机

本病的病位在肾、膀胱。肾气、膀胱之气的升降协调对膀胱贮尿、排尿功能起着重要作用。若肾气不充、膀胱开合失司，可见尿频、尿急及小便失禁等。其病机主要为湿热蕴结下焦，肾与膀胱气化不利。

三、临床表现

（1）以排尿期尿急症状为特征，伴有尿频和夜尿症状，可伴有或不伴有急迫性尿失禁，症状持续大于 6 个月。

（2）尿常规检查或培养通常未见明显异常。

（3）泌尿系统超声检查常未见器质性病变。

（4）尿流率及残余尿测定正常。

（5）无泌尿道感染、结石、膀胱肿瘤等疾病。

四、康复评估

膀胱过度活动症患者自我评价量表（OABSS）用来记录膀胱过度活动症 4 个相关症状：白天排尿次数、夜间排尿次数、尿急、急迫性尿失禁发生频次。根据总评分可评估膀胱过度活动症的严重程度（表 9-1）。

表 9-1 膀胱过度活动症患者自我评价量表（OABSS）

问题	症状	频率次数	得分
白天排尿次数	从早上起床到晚上入睡的时间内，小便的次数是多少？	≤7	0
		8～14	1
		≥15	2
夜间排尿次数	从晚上入睡到早上起床的时间内，因为小便起床的次数是多少？	0	0
		1	1
		2	2
		≥3	3
尿急	是否有突然想要小便，同时难以忍受的现象发生？	无	0
		每周<1	1
		每周>1	2
		每周=1	3
		每日2～4	4
		每日≥5	5
急迫性尿失禁	是否有突然想要小便，同时无法忍受并出现尿失禁现象？	无	0
		每周<1	1
		每周>1	2
		每日=1	3
		每日2～4	4
		每日≥5	5

基于 OABSS 评分表，当尿急的得分在 2 分以上，且整个 OABSS 得分在 3 分以上，就可诊断为膀胱过度活动症。（注：如无尿急不能确诊）。

OABSS 患者严重程度分级如下。OABSS 总得分≤5：轻度膀胱过度活动症。6≤OABSS 总得分≤11：中度膀胱过度活动症。OABSS 总得分≥12：重度膀胱过度活动症。

五、膀胱过度活动症康复

（一）行为治疗

可不使用药物治疗，但需要患者经常锻炼自己的排尿行为，如有排尿的感觉时，可尝试多坚持 0.5～1 分钟。

（二）加强盆底肌肉

肛门、阴道以及尿道周围的肌肉称为盆底肌肉，进行刻意的提肛动作，对尿失禁等膀胱过度活动症的治疗存在一定帮助。经过一段时间的锻炼后，盆底肌肉较发达，忍尿的时间可以相应延长。

（三）药物治疗

常用的药物包括受体阻滞剂等，但需要在医生的指导下使用。

（四）其他

电刺激以及各种生物治疗等，也可治疗膀胱过度活动症。

六、预后及社会回归

膀胱过度活动症作为泌尿外科常见慢性疾病，可不同程度地影响患者生活质量。

间质性膀胱炎

一、概要

间质性膀胱炎是一种累及膀胱全层的非细菌性慢性炎症性疾病，以耻骨上膀胱区疼痛或不适、尿频、尿急为特征。在膀胱镜下表现为典型的洪纳病变和水扩张后出现的膀胱黏膜下丝球状出血。间质性膀胱炎患病率为 $2.7\% \sim 6.53\%$，其中女性（$52 \sim 500$）/10 万，男性（$8 \sim 41$）/10 万。本病多见于 40 岁左右的中年女性，男女发病比例为 $1 : 10$，其发病率在全球范围内呈上升趋势。中医学并无"间质性膀胱炎"病名，但根据其临床表现、症状特点来看，属于中医学"淋证""血证"等范畴。

二、病因病机

中医学认为，瘀热是本病的发病关键，湿热是本病主要病因，肾虚是本病发生的基础。病位在下焦、肾、膀胱，病机总属本虚标实。

三、临床表现

（1）膀胱区疼痛是主要临床特征。

（2）排尿异常。患者尿急、尿频，夜尿次数增加，甚至有血尿，尿常规检查和细菌培养为阴性表现。

（3）精神心理异常。

四、间质性膀胱炎康复

（1）在药物治疗中，服用氢化松、泼尼松等药物。

（2）向膀胱注射药物。利用膀胱镜将氢化可的松或肝素注射在溃疡的周围，可以有效扩大膀胱的容量，缓解症状。

（3）膀胱扩张。在注射麻醉的情况下逐步的扩张。一种方法是向膀胱注入生理盐水，压力为 $6 \sim 8kPa$，水不能注入时维持在 3 毫升；另一种方法是插入气囊导管，不断向气囊注水，缓解膀胱尿频等症状。

（4）饮食调理。治疗期间要多吃清热解毒、利尿、微量元素丰富的食物。多吃木耳、韭菜，有缓解间质性膀胱炎的效果。治疗期间禁止吃辣刺激性的食物，腌制烧烤类和油腻大的食物。

（5）局部电灼和切割膀胱黏膜的局部病区，可有效缓解症状。如果以上方法无法有效治愈，请选择手术。

五、预后及社会回归

由于疾病的复杂性、反复性及疗效不确定性，导致患者往往出现焦虑、悲观、抑郁等不良心理状态，严重威胁着患者身心健康，也给家庭和社会带来了巨大的经济负担。

在西医常规治疗基础上联合针灸、推拿、物理治疗、气功、康复等疗法，可以明显改善患者尿频、尿急症状，提高患者生活质量，让患者重回正常工作及生活中。

神经源性膀胱

一、概要

神经源性膀胱，又称神经源性下尿路功能障碍，是指患者中枢神经系统、自主神经系统或周围神经系统受损，以储尿和排尿障碍为主要特征的下尿路功能性障碍。神经源性膀胱在脊髓损伤患者中患病率可高达 70% ～ 84%，通常以引起膀胱、尿道及其他下腔器官的功能受损，从而出现下尿路症状。脊髓损伤患者后期的泌尿系统并发症，发生率高达 82.4%，神经源性膀胱所引发的肾损伤（如肾积水、肾衰竭）已经成为这类患者晚期的主要致死因素。神经源性膀胱尿潴留归属中医"癃闭"疾病范畴。

二、病因病机

小便的通畅，有赖于肾和膀胱的气化，还和肺、脾、三焦功能密切相关。若肺失肃降，不能通调水道；脾失转输，不能升清降浊；肝郁气滞，瘀血阻塞影响三焦气化；肾失蒸化，膀胱开阖不利，均可导致癃闭的发生。

三、临床表现

神经源性膀胱患者常有明确的脊髓损伤史，临床常以残余尿量增加、放射性尿失禁、膀胱容量减少为主要特征，患者普遍存在尿失禁、尿急、尿频、尿潴留等排尿功能障碍，表现为排尿困难，排尿不充分感，反复尿急，多次排空膀胱仍感尿意等现象。

四、康复评估

脊髓损伤患者常有膀胱功能障碍，治疗前应明确膀胱障碍的类型，临床上，除了行尿流动力学等检查外，可采用以下较为简单的评估方法。

（1）逼尿肌反射：亢进者膀胱出现无抑制收缩，不出现者为逼尿肌无反射。

（2）肛门括约肌张力试验：括约肌张力增高者多为逼尿肌反射亢进，括约肌松弛者多属逼尿肌无反射一类。

（3）尿道闭合压力测定：最大尿道闭合压力正常或高于正常者，大多属逼尿肌反射亢进一类；最大尿道闭合压力低于正常者，大多属逼尿肌无反射一类（正常值：女性 $50 \sim 94 cmH_2O$，男性 $80 \sim 100 cmH_2O$）。

（4）尿道阻力测定：大多数逼尿肌反射亢进，尿道阻力正常或升高；大多数逼尿肌无反射，尿道阻力低于正常。

五、神经源性膀胱康复

运动疗法是通过增强相关肌肉的力量来提高贮尿、排尿功能。

盆底肌肉训练：以训练耻尾肌、提肛肌为主，以增强盆底肌肉对膀胱、尿道、阴道、直肠的支持作用。方法：收紧、提起肛门、会阴及尿道，保持 5 秒，然后放松；休息 10 秒，再收紧提起；反复多次，至少 10 次以上；然后做 5 ～ 10 次短而快速的收紧和提起。每次 15 ～ 30 分钟，每日 1 ～ 3 次，坚持 4 ～ 6 周，使每次收缩达 10 秒以上。在训练时，可采取任何体位进行锻炼。为患者选择适当的间隔时间，最初以 30 ～ 60 分钟为间隔，最后达 2.5 ～ 3 小时排尿一次。

此外，还有物理因子治疗，作业治疗（间歇导尿），膀胱训练（利用导尿管定时开放训练膀胱），康复辅具（如集尿器、尿垫等）和心理治疗。

六、预后及社会回归

尿路感染为神经源性膀胱患者最常见的并发症，而复发性尿路感染的神经源性膀胱患者约占 20%，严重影响患者康复进程，降低生活质量，缩短预期寿命。改善膀胱的储尿功能、建立排尿反射、预防并发症是神经源性患者康复的最终目标。通常根据患者康复情况选择适合其导尿及排尿方式，降低膀胱压，纠正不正确的排尿方式，辅助患者及时排空膀胱，从而减少并发症，建立患者自信，使其能积极回归到正常社会生活。

第五节 排便障碍康复

一、概要

排便障碍性疾病定义广泛，是指引起直肠排空困难或不充分的机械性和功能性疾病。临床主要表现为排便费力、排便不尽感、排便时肛门直肠梗阻感和需手法辅助排便。大多数排便障碍为功能性排便障碍，源于排便协同失调和排便推进不足；机械性因素即肛门直肠结构异常，包括直肠脱垂、直肠套叠、孤立性直肠溃疡、直肠膨出、肠疝和会阴下降综合征等引起的排便困难或失禁。正常排便是涉及直肠、肛门、肛门括约肌复合体和盆底肌肉等多个组织协调过程的结果。当气体、液体或固体粪便进入直肠时，会刺激结肠、直肠和耻骨直肠肌中的压力感受器，有关直肠内容物的信息会传送到大脑，从而决定是否应进行排便。本病在中医学属于"便秘""大便难""后不利"范畴，如出现大便不受控制溢出，则属于中医学"滑泄""大便滑脱""遗矢"等范畴。

二、病因病机

排便障碍病位主要在大肠、涉及肛门，病机根本在于大肠传导功能失常。外感或饮食、情志、内伤等病因导致邪滞大肠，腑气闭塞不通或肠失温润，推动无力，大肠传导失常，则可见排便费力；若肛门固摄无力，则可见大便滑脱溢出。此病还与脏腑功能失调相关，若因脾肺气虚，则会导致大肠传送力量不足；若因胃热过盛，则会导致机体津液受损，造成肠道缺少滋润；若肾阳不足，则会导致机体因阴寒凝滞而出现津液异常；若肾阴不足，则会导致机体肠道失润，若因气郁化火伤津、肝气郁结，则会导致腑失通利等。以上多种病因都会对大肠传导产生一定的影响，进而导致慢性排便障碍的产生。

三、临床表现

排便障碍根据症状发生的频率，依次为排便费力、排便不尽感、排便时肛门直肠梗阻感和需手法辅助排便。大约 2/3 患者存在结肠慢传输，出现粪便干硬、排便频率少于3 次 / 周和排便困难等症状。伴随症状，包括腹痛、腹部不适或肛门直肠痛。

四、康复评估

（1）肛门直肠指检。①肛门张力：将检查者的手指插入患者肛管，手指感觉直肠内压力；肛门外括约肌、耻骨直肠肌的张力和控制能力；球海绵体反射及肛门皮肤反射情况。肛门局部刺激有无大便排出。②肛门反射：划动肛周皮肤后出现肛门收缩；③自主收输：自主性的肛提肌收缩可以增加肛门括约肌的压力。

（2）高分辨率肛门测压方法。通过压力感受器对肛管直肠的压力变化进行探测和记录。

（3）神经电生理评定。可用 Glazer 盆底表面肌电（sEMG）进行评估。

五、排便障碍康复

（一）物理治疗

（1）运动疗法根据病情选择主动运动项目，如步行、太极，以改善肠胃蠕动功能。

（2）手法治疗：根据病情选择适宜的手法。①关节松动。利用骶髂关节的正常生理运动和附属运动，通过手法操作使其恢复到正常位置。②使用手法松解肛尾韧带，降低肛提肌张力，使其恢复到正常解剖位置。③软组织牵伸技术。对于肛内、外括约肌及肛提肌痉挛引起的排便问题，可用此手法缓解疼痛。患者取截石位。治疗师坐于床旁，戴上手套，润滑操作手指，将手指（示指、中指）缓慢伸入患者肛门内 1cm、2cm、3cm、4cm 不同层次，先轻轻弹拨 1～5 次，然后牵拉各层肌群，顺肛做 4 个方向（6 点、3 点、9 点、12 点方向）牵拉，重复 3～5 次。然后手指停留于 6 点方向，指端距离肛门 3～4 厘米处，嘱患者收缩盆底肌群，治疗师在不同层次用手对抗其收缩，持续 6～10 秒后放松。④神经松动术。操作者将手指置于患者肛门外，缓慢向患者头侧推肛门到肛提肌向上最大被动活动范围后放松，连续 3～5 次。⑤肌筋膜松解术。操作者将手置于患者腹部，触压感知腹部或盆腔内筋膜、韧带的弹性，感受直肠和其附属回带的活动，通过内脏韧带的牵伸释放紧张，使器官运动。

（3）按摩。

（4）电子生物反馈疗法。

（二）心理治疗

鼓励患者正确认识疾病，使患者消除心理障碍。

六、预后及社会回归

长期排便障碍可能引起痔疮、肛周疾病等，对于老年人用力排便也可能诱发心脑血管疾病。本病预后一般良好，临床上多引导患者以保守干预治疗为主。合理的健康教育有助于建立患者对医生的信任，提高治疗的顺应性，改善患者的精神心理状态，提高生活质量，从而确保治疗效果。

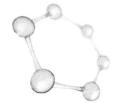

下篇 病案报告

第十章　膝关节置换术后康复病例报告

一、病例资料

（一）个案简介

患者蔡某，女，61岁，自由职业。2023年07月04日初诊。因"左膝关节肿胀、僵硬半月余"入院。

（二）入院症见

左膝关节肿胀、僵硬，屈伸活动后关节周围有疼痛，局部肤温升高，左膝局部伤口无明显渗血，双下肢无明显水肿，无发热咳嗽，二便正常，纳眠可。舌质暗红，苔白微腻，脉细。既往有2型糖尿病病史，目前调整为胰岛素降糖；有甲状腺功能亢进症病史，经治疗后已治愈，2年前甲状腺功能亢进症再发，目前口服甲巯咪唑片治疗；有青光眼病史；有骨质疏松病史；有手术史，2016年7月曾因左侧乳房肿物在海南省中医院行手术切除；2021年海南省人民医院行青光眼手术治疗；2023年6月20日于中山大学孙逸仙医院行左膝关节置换术。

（三）体格检查

神志清晰，精神可，对答切题，查体合作。双膝关节肿大变形，双膝关节间隙压痛（+），双膝关节屈曲活动有受限，左膝关节活动范围0°～100°，浮髌试验（-）。左下肢肌力5-级，余肢体肌力、肌张力正常。双下肢无水肿。

（四）辅助检查

（2023-5-27海南省中医院）双膝核磁共振平扫示：双膝关节退行性骨关节病；双侧股骨远端及胫骨近端骨髓水肿；左膝前后交叉韧带损伤；左膝关节内侧半月板前后角、体部撕裂；外侧半月板前后角二度损伤；双膝关节囊（腔）积液；右膝前后交叉韧带损伤；右膝关节内侧半月板前后角、体部撕裂；外侧半月板前后角二度损伤（图10-1）。

（2023-6-21中山大学孙逸仙医院）膝关节X线检查示：左膝关节置换术后，人工膝关节对位未见异常；左膝关节周围软组织稍肿胀并少许积气。

（五）入院诊断

（1）中医诊断：膝痹（气滞血瘀）。

（2）西医诊断：左膝关节置换术后。

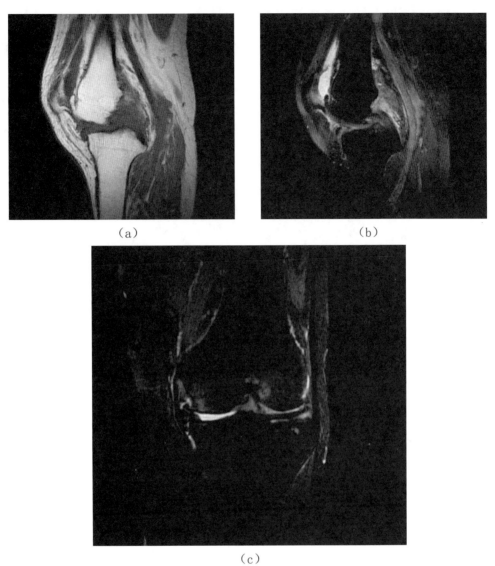

（a）　　　　　　　　　　　　　　（b）

（c）

图 10-1　核磁共振平扫图

二、康复评估

• 初期评估

（1）膝关节被动关节活动度：屈曲 0°～100°。

（2）徒手肌力评定 Lovett 分级：左侧髂腰肌 4 级，股四头肌 4 级，臀中肌 3 级。

（3）膝关节水肿程度评定：左侧膝关节中度水肿，皮肤按压后下陷 4mm，数秒内回弹。

（4）Berg 平衡量表评定：49 分，单腿站立项目评分较差。

（5）目测法步态分析：左侧承重反应消失，左侧摆动相髋关节、膝关节屈曲不足，左侧支撑相骨盆前倾、髋关节过度伸展，左侧支撑相、右侧摆动相明显缩短。

（6）疼痛 NRS 评分：5 分。

三、康复目的

恢复膝关节活动度、提升下肢肌力，以改善步行功能达到最佳运动能力，预防损伤。

四、康复治疗策略

(一) 关节松动术

治疗师运用Ⅰ、Ⅱ级手法缓解膝关节疼痛，运用膝关节前后向Ⅲ、Ⅳ级手法改善膝关节屈曲角度。

(二) 等速肌力训练

改善患侧下肢肌肉力量。

(三) 运动训练

直腿抬高、足跟后向滑动、靠墙静蹲、提踵训练、台阶训练等提升肌力及运动表现。

(四) 牵伸

治疗师徒手及指导患者体位牵伸股四头肌、腘绳肌、小腿三头肌，改善膝关节活动度。

(五) 冰疗及徒手淋巴引流

控制减轻膝关节肿胀，减轻疼痛。

(六) 物理因子治疗

低—中频（功能性电刺激）生物反馈等，促进患侧功能重建。

(七) 单腿平衡训练

增加患侧膝关节本体感觉，提升其平衡能力。

五、预后及评估

系统康复治疗后，患者膝关节屈曲角度得到较大改善，下肢运动表现较前提升，能够达到日常生活所需的运动功能需求。

- **末期评估**

（1）膝关节被动关节活动度：屈曲 $0°\sim135°$。

（2）徒手肌力评定 Lovett 分级：左侧髂腰肌 5 级，股四头肌 5 级，臀中肌 4 级。

（3）膝关节水肿程度评定：左侧膝关节轻度水肿，皮肤按压后下陷 2mm 且立刻回弹。

（4）Berg 平衡量表评定：53 分，单腿站立项目评分较前提高。

（5）目测法步态分析：步行姿态较前得到良好改善，左侧支撑相时间稍微缩短。

（6）疼痛 NRS 评分：2 分。

第十一章 坠积性肺炎病例报告

一、病例资料

（一）个案简介

患者林某，女，94岁，无业。2023年03月01日初诊。因"言语不利9天，加重伴右侧肢体乏力8天"入院。

（二）入院症见

神志清晰，精神疲倦，言语不利，右侧肢体乏力；咳嗽少痰，痰色白难咳出；无发热恶寒，无胸闷、胸痛，眠可；留置胃管通畅在位，留置尿管通畅在位，大便难解。舌暗，苔白，脉弦缓。既往2023-3-1海南医学院第二附属医院出院诊断：①大脑动脉血栓形成引起的脑梗死偏瘫运动性失语；②左侧大脑中动脉狭窄；③受压区Ⅰ期压疮（右臀、右足外踝）；④2型糖尿病伴有神经的并发症2型糖尿病性酮症；⑤高血压病3级极高危；⑥高血压性心脏病心功能Ⅰ级；⑦肺部感染；⑧甲状腺结节；⑨肾功能不全；⑩高尿酸血症；⑪痛风；⑫轻度贫血；⑬慢性胃炎。出院带药：瑞巴派特片0.1mg鼻饲，每日3次；氯吡格雷片75mg鼻饲，每日1次；阿托伐他汀钙片10mg鼻饲，每晚1次；替米沙坦片40mg鼻饲，每日1次；阿罗洛尔片10mg鼻饲，每日1次；非布司他片半片鼻饲，每日1次；甘精胰岛素注射液6IU，晚睡前皮下注射；尿毒清颗粒1包鼻饲，每日3次；肾衰宁胶囊1.4g。

（三）体格检查

神志清晰，气平，发育正常，营养一般，体形偏瘦，精神疲倦，正常面容，表情自然，平车推入，被动体位，失语，查体部分配合。呼吸平稳。口唇红润，口腔黏膜正常，张嘴、伸舌不配合。双肺呼吸音粗，右下肺可闻及少许湿啰音，无胸膜摩擦音。心前区无隆起，心浊音界无明显扩大，心率53次/分，律齐，无杂音。骶尾部可见色素沉着。脊柱正常，双下肢无水肿。右上肢肌力0级，右下肢肌力1级，左侧肢体肌力3+级，右侧肢体肌张力低，左侧肢体肌张力正常。右侧巴氏征（+），浅感觉、轮替试验检查不配合。NIHSS评分15分，MRS评分5分。Barthel：10分。洼田饮水试验不配合。

（四）辅助检查

（2023年2月海南医学院第二附属医院）头颅MRI+DWI示：①左侧顶枕叶、基底节及放射冠区近期脑梗死。②脑内多发腔隙。③右侧基底节区异常信号灶，脑出血后已改变？

请结合临床。④双侧脑室旁血管源性白质高信号可能，Fazekas2 级，脑萎缩。⑤MRA 示：脑动脉粥样硬化，左侧大脑中动脉 M1 段局部管腔重度狭窄？

（2023-3-1 海南省中医院）颅脑＋胸部 CT 示：①右侧基底节区高密度影，海绵状血管瘤？小钙化灶？未除外出血，请结合临床，随诊。②双侧基底节放射冠区、双侧半卵圆中心及左侧丘脑多发腔隙性脑梗死，部分软化灶形成，请结合临床，必要时 DWI 检查。③脑白质疏松、脑萎缩。④考虑双肺坠积性炎性改变（图 11-1），双侧胸腔少许积液，建议治疗后复查。⑤主动脉及冠状动脉钙化。⑥双侧胸膜局部增厚。⑦右侧部分肋骨走行欠规整。⑧甲状腺右叶低密度灶，建议 B 超检查。⑨胃置管术后改变。⑩心腔密度较心肌密度低，提示：轻度贫血或低蛋白血症。

（2023-3-14 海南省中医院）颅脑＋胸部 CT 示：①右侧基底节区高密度影较前已吸收。双侧基底节放射冠区、双侧半卵圆中心及左侧丘脑多发腔隙性脑梗死，部分软化灶形成，请结合临床较前变化不明显，建议 MRI 检查。②脑白质疏松、脑萎缩。③考虑双肺坠积性炎症较前明显减少，双侧胸腔少许积液较前变化不明显，建议随诊复查。④主动脉及冠状动脉钙化。⑤双侧胸膜局部增厚。⑥右侧部分肋骨走行欠规整。⑦甲状腺右叶低密度灶，同前，建议 B 超检查。⑧胃置管术后改变。⑨心腔密度较心肌密度低，提示轻度贫血或低蛋白血症。

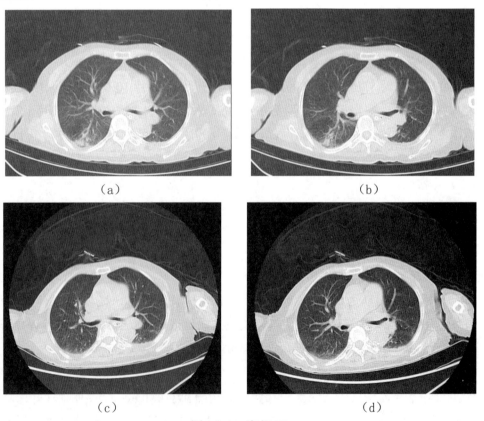

（a）　　　　　　　　　　　（b）

（c）　　　　　　　　　　　（d）

图 11-1　胸部 CT

（五）入院诊断

（1）中医诊断：①中风病—中经络（风痰阻络）。②咳嗽（痰湿蕴肺）。

（2）西医诊断：①脑梗死。②坠积性肺炎。③脑出血。

二、康复评估

• **初期评定**

（一）呼吸功能评估

（1）mMRC 分级：4 级，因严重呼吸困难以至于不能离开家，或在穿衣服、脱衣服时出现呼吸困难。

（2）视觉模拟评分法（VAS）：7 分。

（二）运动功能评估

（1）徒手肌力评定 Lovett 分级：右上肢肌力 0 级，右下肢髋屈肌 1 级，股四头肌 1 级，腘绳肌 0 级，胫前肌 0 级，小腿三头肌 1 级，左侧肢体肌力 3 级。

（2）Brunnstrom 运动功能分期：左侧上肢Ⅰ期，左侧下肢Ⅱ期，左手Ⅰ期。

（3）简易三级平衡评定：无坐位平衡，无站立位平衡，无行走平衡。

（三）日常生活能力评估

改良 Barthel 指数评定量表：10 分，极其严重的功能障碍。

三、康复目的

改善呼吸及咳痰能力，维持并提升运动及平衡能力以预防、改善长期卧床造成的继发性损伤。

四、康复治疗策略

（一）床上良姿位摆放

偏瘫患侧卧位及头低脚高 25°位，增加偏瘫侧感觉输入，预防痉挛，倾斜卧位利用体位引流肺背下段积液。

（二）手法引流排痰技术

患者侧卧位，治疗师掌心空虚成杯状，放置患者肺背下段区域，在患者呼气时进行有节奏地轻叩，由下到上叩击，并鼓励患者咳嗽。

（三）主动循环呼吸技术

治疗师嘱咐患者放松上胸部和肩部，一手放于腹部引导其使用腹式呼吸；膈肌呼吸模式 4 次后让患者在下一次吸气时深吸气并屏息 3 秒，屏息结束后放松进行一次腹式呼吸，然后再进行一次深吸气，深吸气后用中等力度呼气并尽量延长呼气时间。通过 ACBT 技术来清除呼吸道分泌物与改善氧合。

（四）体外膈肌起搏器

通过膈肌被动的电刺激后的上下运动来增加肺的通气量，从而改善肺功能。

（五）卧式下肢功率自行车

患者佩戴指尖血氧仪后，将下肢固定于功率自行车开始治疗程序，从而维持患者下肢关节活动度，强化肌群力量，提升血液循环，增强心肺能力。

（六）平衡功能训练

调整病床至合适高度，患者双脚能够平放于地面，双手放于大腿上方；治疗师一手放置于患者胸骨，一手放于患者骨盆以控制患者的力线与平衡，嘱咐患者尽力保持背部挺直以及身体的稳定，再根据患者情况逐渐调整训练难度；训练患者的平衡功能使其尽快脱离长时间卧床状态，改善卧床造成的各种并发症。

（七）康复护理

保障患者处在安静舒适的环境，做好临床生理清洁卫生及二便通畅等护理，嘱家属加强患者营养膳食。

五、预后及评估

治疗后，CT 示患者肺部坠积性炎症较前明显减少，患者自主呼吸功能较前改善。

• 末期评定

（一）呼吸功能评估

（1）mMRC 分级：4 级，因严重呼吸困难以至于不能离开家，或在穿衣服、脱衣服时出现呼吸困难。

（2）视觉模拟评分法（VAS）：5 分。

（二）运动功能评估

（1）徒手肌力评定 Lovett 分级：右上肢肱二头肌 1 级，其余 0 级，右下肢髋屈肌 2 级，股四头肌 1 级，腘绳肌 1 级，胫前肌 0 级，小腿三头肌 2 级，左侧肢体肌力 4 级。

（2）Brunnstrom 运动功能分期：左侧上肢 II 期，左侧下肢 II 期，左手 I 期。

（3）简易三级平衡评定：坐位平衡 II 级，无站立位平衡，无行走平衡。

（三）日常生活能力评估

改良 Barthel 指数评定量表：10 分，极其严重的功能障碍。

第十二章　全髋关节置换术后病例报告

一、病例资料

（一）个案简介

患者林某，女，65 岁，退休。2023 年 08 月 22 日初诊。因"摔伤致左髋部疼痛 4 小时"入院。

（二）入院症见

患者神志清晰，精神可，左髋部疼痛、活动明显受限，偶有头晕，无头痛，无胸闷胸痛，无咳嗽、咳痰，食欲如常，睡眠一般，大、小便正常。

既往史：2007 年在海南省农垦总医院行甲状腺切除术（具体不详），自诉术后主治医师未要求患者口服药物及复查，目前无特殊不适。

（三）体格检查

神志清晰，精神欠佳，对答切题，查体欠合作。左髋部无明显肿胀，局部压痛明显，左腹股沟区压痛（+），左大转子处叩痛（+），纵向叩击痛（+），左髋关节主动活动受限，4 字试验（因患者疼痛未能检查），双下肢感觉、血运尚可。舌淡暗，苔白，脉弦。

（四）辅助检查

（2023-08-22）左髋关节正侧位：左股骨颈骨折（图 12-1）。双髋关节三维 CT：左侧股骨颈骨折，双髋关节退变（图 12-2）。

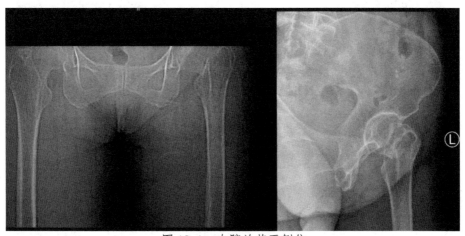

图 12-1　左髋关节正侧位

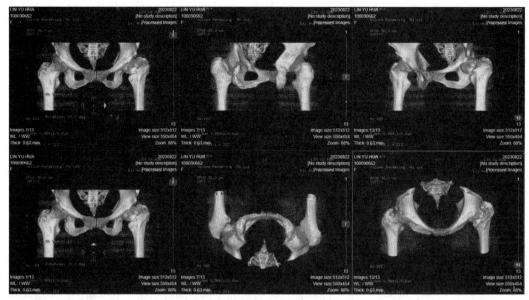

图 12-2 双髋关节三维 CT

（五）入院诊断

（1）中医诊断：骨折病（气滞血瘀证）。

（2）西医诊断：左股骨颈骨折。

（六）治疗

（1）诊疗过程：2023-08-25 在全身麻醉下行左全髋关节置换术＋关节腔清理术，术后予活血通络、镇痛、护胃等对症治疗。指导并嘱功能锻炼，促进左下肢肢体功能康复。

（2）术后检查：2023-08-26 骨盆正位片：左人工髋关节置换术后改变。右髋关节轻度退行性变（图 12-3）。

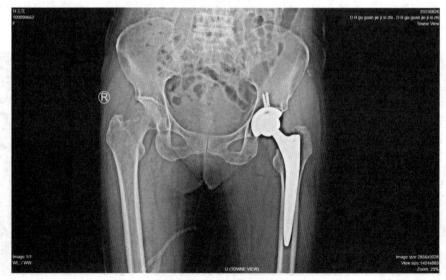

图 12-3 骨盆正位片

（3）术后情况：（2023-8-29）患者神志清晰、精神状态可，左髋部术口稍疼痛，活动受限。体格检查：左下肢肌力 3- 级，左髋关节外展、外旋活动受限。伤口辅料少许渗血渗液，切口周围微红肿，局部压痛明显，局部皮温稍高，切口皮肤对合良好，左下肢肢端循环、足趾活动、皮肤感觉正常。

二、初期康复评定（2023-08-29）

（1）观察（两侧对称性）：患者左髋关节置换术后，术口稍红肿，少许渗出。患者卧床，无法站立、步行等。患者下肢髋关节活动疼痛受限，患侧髋关节外展活动时疼痛，关节活动度 0°～20°，外旋活动疼痛，关节活动度 0°～10°。

（2）肌肉检查情况：术侧下肢肌力下降，肌力 3- 级。

（3）神经功能检查：无特殊。

（4）特殊检查：无特殊。

（5）触诊：术侧下肢软组织肿胀，局部压痛明显，局部皮温稍高。

（6）近期康复目标：①消肿止痛。②独立转移。③助行器辅助下步行。

（7）康复治疗内容：①冰敷、枕头抬高患肢。②下肢软组织轻柔按摩放松。③踝泵练习。④股四头肌等长收缩。⑤臀部肌肉等长收缩。⑥可耐受限下下肢关节活动训练，如外展，膝关节小范围屈伸等。⑦助行器辅助下，患者转移床—站立、站立—步行等活动训练。

（8）中医康复治疗方案：针灸治疗。

三、末期康复评定（2023-09-15）

（1）观察（两侧对称性）：患者左髋关节置换术后，术口愈合良好，无渗出。患者可在助行器辅助下无痛步行，可以独立床—椅子，独立上厕所等的转移。患者下肢髋关节活动疼痛受限好转，患侧髋关节外展活动疼痛关节活动度 0°～70°，外旋活动疼痛关节活动度 0°～45°。

（2）肌肉检查情况：术侧下肢肌力下降，肌力 4+ 级。

（3）神经功能检查：无特殊。

（4）特殊检查：无特殊。

（5）触诊：术侧下肢软组织轻微肿胀。

（6）康复内容：患者好转出院，嘱咐患者回到家中继续之前的康复内容，加强下肢肌肉力量训练及注意事项，避免做禁忌动作，定期复查，不适随诊。

第十三章　胫骨平台术后康复病例报告

一、病例资料

（一）个案简介

患者张某，女，57 岁，退休。2023 年 07 月 16 日初诊。因"车祸摔伤致右膝疼痛、活动受限 3 小时"入院。

（二）入院症见

神志清晰，精神欠佳，右膝部疼痛剧烈，右膝肿胀，活动受限，偶有头晕，无头痛，无恶心呕吐，无胸痛心悸，纳眠可，二便正常，无畏寒怕冷，体重无明显变化。

既往史：有脑梗死、慢性胃炎等病史多年；有宫外孕术史，有输血史。

（三）体格检查

神志清晰，精神欠佳，对答切题，查体欠合作。右膝部及小腿肿胀明显，压痛阳性，可及异常活动及骨擦音，膝前轻度皮擦伤，无渗液，足背动脉可触及，末端血运感觉正常。色淡暗，苔白，脉弦。

（四）辅助检查

（2023-07-16）右膝关节 X 线检查示：①右胫骨近端及腓骨头骨折，累及胫骨平台。②右膝关节、踝关节退行性变。③右跟骨骨质增生（图 13-1）。

（2023-07-17）膝关节三维 CT：①右胫骨近端及腓骨小头粉碎性骨折，累及胫骨平台。②右膝关节退行性变。③右膝关节腔积液、积血。④右侧小腿软组织损伤肿胀，建议 MR 检查（图 13-2）。

（2023-07-18）膝关节、髋关节 MR：①左胫骨平台至胫骨近端及左腓骨小头骨折，伴周围骨质水肿。②考虑右膝关节外侧副韧带及前交叉韧带断裂，后交叉韧带及内侧副韧带、髌内侧支持带损伤。③右侧膝关节外侧半月板后角Ⅱ度损伤。④右侧腘肌及肌腱损伤，部分撕裂。右膝关节周围多发软组织损伤。⑤右膝关节退行性骨关节病。⑥右膝关节囊（腔）多量积液。⑦双髋关节退行性变。⑧右侧股骨头关节面下低信号灶，骨质硬化？建议结合 CT 检查（图 13-3）。

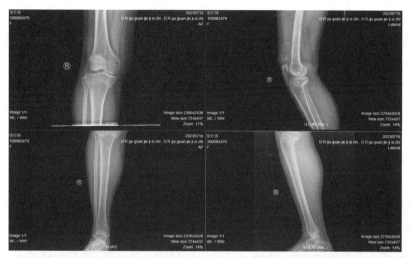

图 13-1　2023-07-16 右膝关节正位+侧位，右小腿正位+侧位

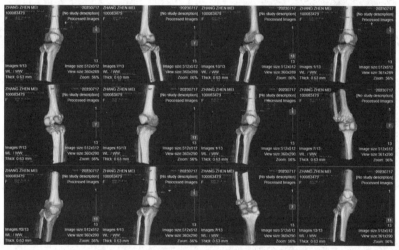

图 13-2　2023-07-17 右膝关节三维 CT

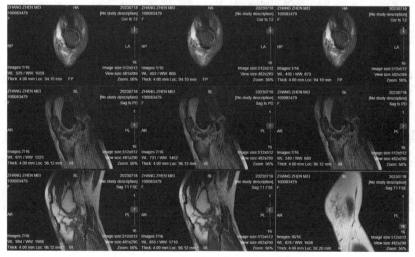

图 13-3　2023-07-18 右膝关节 MR

（五）入院诊断

（1）中医诊断：骨折病（气滞血瘀证）。

（2）西医诊断：右胫骨平台伴腓骨骨折。

（3）诊疗过程：2023-07-25 在手术室全身麻醉下行右胫骨平台骨折切开复位内固定植骨术关节稳定术、关节清理术。术后予预防感染、保护胃黏膜、消炎止痛、预防血栓等治疗。

（4）术后检查：2023-7-28 右膝关节正位＋侧位示，右胫骨近端及腓骨小头粉碎性骨折钢板内固定术后、右膝关节退行性骨关节病（图 13-4）。

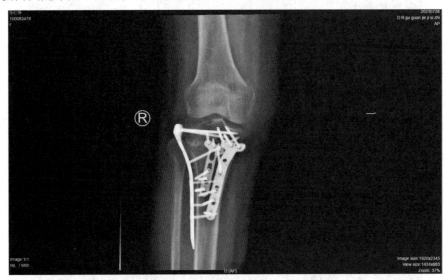

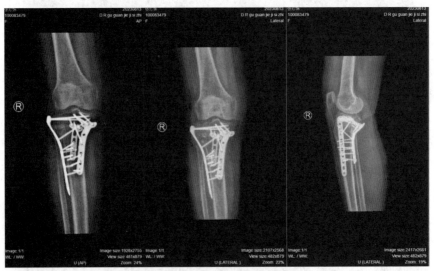

图 13-4　右膝关节正位＋侧位

（5）术后情况：（2023-7-31）患者神志清晰，精神尚可，右膝部疼痛，活动受限。查体：右下肢肌力 3- 级，右膝关节屈伸受限。右膝部及小腿创口稍红肿，有少许渗液，压痛阳性，皮温不高，足背动脉可触及，末端血运、感觉正常。

二、初期康复评定（2023-07-31）

（1）观察（两侧对称性）：患者右膝关节术后，术后稍红肿，有少许渗液。患者卧床，无法坐起，站立，步行等。术侧下肢膝关节活动受限，膝关节屈伸活动范围0°～20°。

（2）肌肉检查情况：术侧下肢肌力下降，肌力3-级。

（3）神经功能检查：无特殊。

（4）特殊检查：无特殊。

（5）触诊：术侧周围软组织轻微肿胀，压痛。

（6）康复治疗方案：近期目标（2周内）为消肿止痛、维持关节活动范围，提升髌骨活动范围，使患者能独立完成不负重下的短距离步行。

（7）注意事项：避免久坐、久站，患者下肢避免负重。

（8）康复内容：①冰敷、枕头抬高患肢。②下肢软组织轻柔按摩放松。③踝泵练习。④股四头肌等长收缩。⑤臀部肌肉等长收缩。⑥直腿抬高训练。⑦髌骨松动。⑧可耐受下CPM机辅助活动训练关节范围，从0°～30°开始°。⑨助行器辅助下，患者不负重转移、步行等。

（9）中医康复治疗方案：针灸治疗。

三、中期期康复评定（2023-08-20）

（1）观察（两侧对称性）：患者术口愈合良好无渗出。患者可以患侧下肢不负重站立，助行器辅助下步行等。术侧下肢膝关节活动受限，膝关节屈伸活动范围0°～70°。

（2）肌肉检查情况：术侧下肢肌肉萎缩，肌力下降，肌力3+级。

（3）神经功能检查：无特殊。

（4）特殊检查：无特殊。

（5）触诊：术侧周围软组织轻微僵硬肿胀。

（6）康复治疗方案：近期康复目标为继续加强关节活动范围，提升髌骨活动范围，提升下肢力量，独立完成日常生活转移。

（7）康复内容：①继续之前康复训练。②非阻力功率自行车训练，4周使ROM达到屈膝90°。③髋外展训练。④如果患者能够独立完成AROM和AAROM训练，CPM设备可以停止使用。⑤仰卧位和坐位下足跟滑动训练。⑥耐受情况下站立位臀部肌群训练。

四、末期期康复评定（2023-09-14）

（1）观察（两侧对称性）：患者术口愈合良好无渗出。患者可以患侧下肢可以轻微部分负重站立，助行器辅助下不负重步行等。术侧下肢膝关节活动受限，膝关节屈伸活动范围0°～100°。

（2）肌肉检查情况：术侧下肢肌肉萎缩，肌力下降，肌力4级。

（3）神经功能检查：无特殊。

（4）特殊检查：无特殊。

（5）触诊：术侧周围软组织轻微僵硬。

（6）康复内容：患者好转出院，嘱咐患者回到家中继续加强之前的康复内容训练，宣教患者加强功能锻炼，定期复查，不适随诊。

第十四章　腰椎骨性关节炎康复病例报告

一、病历资料

（一）个案简介

患者杨某，女性，53 岁，2023 年 09 月 03 日初诊。因"腰部疼痛间歇发作 1 年余，加重 1 周"入院。

（二）入院症见

患者神志清晰，精神尚可，腰部僵硬疼痛，偶有左下肢放射痛，躺卧站立时疼痛加重，左肩疼痛，活动受限，偶有头痛，无头晕，无胸闷痛，胃纳一般，眠可，二便正常。

既往史：既往有腰椎间盘突出症、左肩周炎病史。

（三）体格检查

脊柱四肢无畸形，双下肢无水肿，腰平直，$L_1 \sim S_1$ 棘突下压痛（+），双直腿抬高试验（−），左肩压痛（+），活动受限；四肢肌力、肌张力正常，生理反射存在，病理反射未引出。视觉模拟评分法得分 7 分。舌暗红，苔薄白，脉弦。

（四）入院诊断

（1）中医诊断：腰痛（气滞血瘀证）。

（2）西医诊断：①腰椎骨性关节炎。②腰椎间盘突出症。③左肩周炎。

二、康复评估

（一）疼痛评估

临床中常用视觉模拟评分法。患者评分 7 分，重度疼痛。

（二）腰椎关节活动度评定

主要测试患者腰椎旋转、屈伸和侧屈的关节活动度。患者向左旋转活动度为 8°，向右旋转关节活动度为 10°；前屈关节活动度为 23°，后伸活动度为 21°；向左侧屈活动度为 5°，右侧屈活动度 16°。

（三）核心躯干肌力评估

躯干屈肌肌力 3 级，躯干伸肌肌力 3 级。

（四）特殊检查

患者双侧直腿抬高试验阴性。

三、康复目的

增强核心躯干肌肉力量，改善腰椎关节活动度，减轻腰部及下肢疼痛。

四、康复策略

（一）物理疗法

用于促进局部血液循环，缓解局部无菌性炎症，减轻血肿和充血，缓解疼痛。

（1）超短波疗法：电极放置于患者腰腹部，微热量，每次 15 分钟，每日 1 次，15 次 1 疗程。

（2）中频电疗法：电极放置于腰骶部，处方设置为止痛处方，时间设置 20 分钟，每日 1 次，15 次 1 疗程。

（3）超声疗法：声头置于腰骶部，剂量大小为 $0.8W/cm^2$，每日 1 次，每次 15 分钟，15 次 1 疗程。

（二）牵引治疗

患者仰卧于牵引床上，胸部和骨盆分别固定于牵引床头部和尾部，牵引重量设置为患者身体重量的 30%～70%，牵引时间设置为 20 分钟，隔日 1 次。

（三）运动疗法

用于改善腰椎活动功能，增强核心肌肉力量。

（1）骨盆倾斜运动：患者仰卧位，膝盖屈曲，臀部用力夹紧并收缩腹部压迫下背部紧贴于治疗床上，再抬高臀部，此动作用于增强臀部肌肉以及腹肌力量。

（2）双侧抱膝运动：患者平躺，双手环抱膝盖并靠近胸部，慢慢收紧直至背部感觉被伸展，此动作可拉伸下背部肌肉并增强腹肌和屈髋肌。

（3）直腿抬高运动：患者仰卧位，单侧膝盖弯曲，另一侧平放，加紧臀部并收缩腹部，将平放的一侧腿抬高保持 5 秒，然后缓慢放下，重复 10 次再换另一侧；此动作可加强腹肌以及屈髋肌肌力。

（4）坐位前屈运动：患者自然坐于治疗椅上，夹紧臀部，腰部紧贴于椅背，然后向前弯腰，使双手触地并保持 5 秒，再缓慢恢复为原来位置，重复 10 次，此动作可强化背肌并拉伸下背部肌肉。

五、预后及评估

经过一疗程治疗后患者自述疼痛症状减轻，腰部僵硬症状有明显改善。

（一）疼痛评估

患者视觉模拟评分法评分 5 分：中度疼痛。

（二）腰椎关节活动度评定

患者向左旋转活动度为 11°，向右旋转关节活动度为 20°；前屈关节活动度为

45°，后伸活动度为 27°；向左侧屈活动度为 18°，右侧屈活动度为 23°。

（三）核心躯干肌力评估

躯干屈肌肌力 4 级，躯干伸肌肌力 4 级。

（四）特殊检查

患者双侧直腿抬高试验阴性。

第十五章　颈椎病康复病例报告

一、病例资料

（一）个案简介

患者戴某，女性，41 岁，2023 年 09 月 21 日初诊。因"反复颈肩部疼痛 4 年，再发 1 周"入院。

（二）入院症见

颈肩部疼痛，头晕，呈昏沉感，无双上肢麻木感，无头痛，无视物旋转，无恶心呕吐，无心慌，无胸痛胸闷，时有腰部酸痛，无肢体乏力等不适，纳可，眠差，小便正常，大便稀。

（三）体格检查

双侧臂丛牵拉试验（−），悬颈试验（−），颈椎棘突轻压痛，四肢正常，双下肢无水肿。舌暗，苔白，脉滑数。

（四）入院诊断

（1）中医诊断：颈椎病（痰湿阻络证）。

（2）西医诊断：混合型颈椎病。

二、康复评估

（一）颈部功能不良指数（NRS）

患者颈部功能不良指数 18%，有轻度功能障碍。

（二）视觉模拟评分法（VAS）

患者视觉模拟评分法 4 分，中度疼痛。

（三）关节活动度检查

（1）旋转：患者向左侧旋转 0°～55°，向右侧旋转 0°～61°。

（2）屈曲与伸展：患者颈屈角度为 20°，后伸角度为 29°。

（3）侧屈：患者向左侧屈角度为 15°，向右侧屈角度 21°。

（四）肌力评定

患者颈部肌群，双上肢肌力正常。

（五）触诊

患者左侧斜方肌紧张。

（六）特殊检查

患者双侧臂丛牵拉试验阴性，旋颈试验阴性。

三、康复目的

增强颈部肌群肌肉力量，改善关节活动度。

四、康复策略

（一）物理因子疗法

用于缓解肩颈部肌肉紧张状态，改善小关节功能。

（1）超短波疗法：电极放置于颈后，微热量，时间设置20分钟，每日1次，10次1疗程。

（2）中频电疗法：电极放置于两侧斜方肌，处方设置为止痛处方，时间设置为20分钟，每日1次，10次1疗程。

（3）石蜡疗法：使用颈后盘蜡法，温度42℃，每次30分钟，10次为1疗程。

（二）推拿治疗

目的为缓解肌肉紧张，使用我国传统揉法、拿法、推法等，放松斜方肌以及颈部肌肉。

（三）运动疗法

治疗目的为改善关节活动度。①颈椎被动活动度训练。②颈椎主动活动度训练。③麦肯基（Mckenzie）疗法：基本方法有颈部伸展运动、侧弯运动及旋转运动等。

五、预后及评估

经过一疗程治疗，患者自述疼痛缓解，颈部关节活动度有所改善。

（一）颈部功能不良指数（NRS）

患者NRS为10%，有轻度功能障碍。

（二）视觉模拟评分法（VAS）

患者VAS为2分，轻度疼痛。

（三）关节活动度检查

（1）旋转：患者向左侧旋转0°～60°，向右侧旋转0°～65°。

（2）屈曲与伸展：患者颈屈角度为35°，后伸角度为41°。

（3）侧屈：患者向左侧屈角度为20°，向右侧屈角度30°。

（四）肌力评定

患者颈部肌群，双上肢肌力正常。

（五）特殊检查

患者双侧臂丛牵拉试验阴性，旋颈试验阴性。

第十六章　带状疱疹康复病例报告

一、病例资料

（一）个案简介

患者韩某，男性，85岁，2023年08月31日初诊。因"左背部、胁肋部疼痛7天，伴发疱疹1天"入院。

（二）入院症见

神志清晰，精神尚可，左背部、胁肋部疱疹，呈带状分布，局部疼痛明显，无胸闷气促，无胸痛，无恶心呕吐，无头晕，纳一般，睡眠差，二便正常。近期体重无明显变化。

既往史：曾行扁桃体切除术（具体不详）。无输血史。

（三）体格检查

左背部、胁肋部红色疱疹，呈带状分布，局部触痛。舌暗、苔白、脉弦滑。视觉模拟评分法评分：7分。

（四）入院诊断

（1）中医诊断：蛇串疮（湿热内蕴证）。

（2）西医诊断：泛发性带状疱疹。

二、康复评估

（1）采用视觉模拟评分法（VAS）或者简式疼痛问卷量表（SF-MPQ）进行疼痛评定；每周1次。

（2）日常生活活动能力评定（ADL）内容包括：运动，自理，交流，家务活动和娱乐活动5个方面。通过直接观察患者的实际操作能力和简单询问两种方式进行评定，从而判断患者的日常生活活动能力的功能障碍程度。

（3）进行生活质量评定、劳动力评定和职业评定。可采用健康调查简表（SF-36量表）、社会生活活动能力评定问卷以及功能评定调查表进行评定。

三、康复治疗

（1）超短波疗法：采用无热量或微热量方式，电极并置或对置于皮损处或皮损对应的神经节区，每次10～15分钟，每日1次，10～15次为1个疗程。局部超短波治疗可改善血液循环，消除神经水肿，降低神经兴奋性，抑制交感神经功能，促进皮损愈合，预防带状疱疹后遗神经痛。注意：心脏起搏器患者及恶性皮肤病变者禁用。

（2）微波疗法直接照射法：辐射器中心对准带状疱疹区。为减少对四周空间的辐射，辐射器距离病灶一般不超过 5 ～ 10cm。治疗剂量无热量或微热量，功率为 20 ～ 50W，每次 10 ～ 15 分钟，每日 1 次，10 ～ 15 次为 1 个疗程。微波具有较强的穿透力，能够有效促进病灶局部的血液循环和神经功能恢复，有明显的止痛作用，同时可以促进炎症吸收。

（3）中频电疗法：电极并置或对置于疼痛患处，选择止痛方。每次 20 分钟，每日 1 次或 2 次，7 ～ 10 次为 1 个疗程。可改善循环，起止痛作用。注意：电极不能置放于心前区及附近。急性炎症期、局部有金属异物、有心脏起搏器患者禁用。

（4）经皮神经电刺激疗法：病灶区用双通道交叉法，双向对称方波，以患者能忍受的明显麻刺感为度，每次 20 ～ 30 分钟，每日 1 ～ 2 次，5 ～ 7 次为 1 个疗程。主要作用是止痛、减少皮损，并可有效预防带状疱疹后遗神经痛的发生。

（5）紫外线疗法：照射病灶局部及相应神经根区，病灶区用 II 级红斑量，神经根区用 I、II 级红斑量，每日或隔日 1 次，5 次为 1 个疗程。紫外线有消炎、减轻疼痛、保护局部、预防感染和缩短病程等作用。注意：面部慎用，应用时必须佩戴护眼镜。

（6）疾病的急性期过后，可以开展作业治疗，主要进行维持日常生活活动能力的训练，包括进食、梳洗、穿衣、修饰等，根据患者的社会生产活动进行对应的工作能力训练。

四、疾病的预后

大部分带状疱疹患者能够痊愈，预后很少复发，少数患者遗留重度面瘫合并耳聋，个别患者后遗神经痛伴随终生。

第十七章　神经源性膀胱康复病例报告

一、病例资料

（一）个案简介

患者张某某，女性，59岁，退休。因"摔倒后腰背痛伴双下肢乏力1月余"入院。

（二）入院症见

患者双下肢乏力伴麻木，行走困难，偶感腰背部疼痛，时有右手震颤，纳可，睡眠一般，留置尿管状态，大便干结难解，2日1次（需使用开塞露）。

（三）体格检查

神志清晰，精神尚可，对答切题，查体合作。腰背正中可见长约8cm手术疤痕，愈合良好，无渗液。腰椎棘突压痛，腰部活动受限。左第1掌骨、第2掌骨间肌萎缩。双上肢肌力4级，双下肢近端肌力3-级，远端肌力0级，双上肢肌张力稍增高，双下肢腱反射消失，双上肢腱反射存在，双下肢浅感觉减退，双侧巴氏征（-）。舌暗，苔薄白，脉弦。

（四）辅助检查

2022年7月14日海南省人民医院行骨盆、胸椎、腰椎X线检查：①骨质疏松。②T12椎体压缩性改变。③胸椎、腰椎退行性变。腰椎MR：①T12椎体压缩性骨折，周围软组织肿胀。②L3-S1椎间盘膨出并突出，伴椎管狭窄。③L3/4、L5/S1椎间盘炎、终板炎。④腰椎多发许莫氏结节。⑤腰背部肌筋膜炎。⑥腰椎小关节周围炎症。颈椎MR：①C3～C7椎间盘突出，伴相应层面椎管狭窄、C4～C5椎体不稳。②C4/5/6椎体相对缘终板炎。2022-08-17我院膀胱残余尿量示：膀胱残余尿量约368mL。

（五）入院诊断

（1）中医诊断：外伤证类（气滞血瘀证）。

（2）西医诊断：①脊髓损伤—不完全截瘫—神经源性膀胱。②胸椎压缩性骨折术后（T12）。③腰椎间盘突出伴椎管狭窄。④胸椎间盘突出伴椎管狭窄。⑤帕金森病。⑥甲状腺功能减退症。

二、康复评估

（1）初期评估诊断：神经源性膀胱。

（2）诊断依据：根据脊髓损伤ASIA分级。

（3）C 级不完全损伤：脊髓损伤神经平面以下的运动功能保留，半数以上的关键肌肉力量小于 3 级。

（4）根据病历提示患者留置尿管状态。膀胱残余尿量示：膀胱残余尿量约 368mL。

三、康复目的

（1）帮助患者恢复膀胱的正常容量。

（2）增加膀胱的顺应性，恢复低压储尿功能，减少膀胱—输尿管返流，保护上尿路；减少尿失禁；恢复控尿能力；减少和避免泌尿系感染和结石形成等并发症。

四、康复治疗策略

（一）间歇性导尿（CIC）

（1）开始间歇性导尿的时机多为 SCI 后 1～2 周。

（2）每 4～6 小时导尿 1 次，每日不超过 6 次，或据摄入量定。

（3）每次导尿量 300～500mL，配合饮水控制。

（4）残余尿量少于 80～100mL 或只有膀胱容量的 10%～20％时即认为膀胱功能达到平衡，可停止导尿。

（5）导尿管用生理盐水冲洗、抗菌溶液消毒或沸水进行清洁。

（6）在间歇性导尿开始阶段，需每周检查尿常规、定期尿培养。若出现尿路感染征象，应及时应用抗菌药物，并根据具体情况，酌情进行膀胱冲洗。

（7）脊髓损伤患者每日定时定量饮水，定时导尿监测，监测项目包括日期、饮水时间、饮水量、导尿时间和尿量。

（8）对进行 CIC 治疗的患者，每日的液体摄入量应严格控制在 2000mL 以内，为1500～1800mL，具体方案如下：早、中、晚入液量各 400mL，可在上午 10 时，下午 4 时、8 时各饮水 200mL。

（二）生物反馈疗法

将生物刺激反馈仪探头置入阴道或直肠内，以检测盆底肌肉电信号活动及刺激相应的神经、肌肉，并采用模拟的声音或信号反馈给患者和治疗者；患者根据这些信号训练，学会自主控制盆底肌的收缩和舒张，治疗者可以通过反馈的信息找到正确的锻炼方法。

（三）针灸治疗

（1）针刺治疗：两组穴位交替进行。

第一组：关元、中极、大赫、水道、阴陵泉、足三里、三阴交、太溪。

第二组：次髎、会阳、秩边、三阴交、太溪。

每日治疗 1 次，每次 20 分钟。

（2）艾灸：中极、大赫、八髎。每日治疗 1 次，每次 20 分钟。

（四）药物治疗

抗胆碱药可降低膀胱收缩性和增加膀胱容积，适用于逼尿肌痉挛或括约肌松弛引起的尿失禁。

抑制膀胱收缩的药物包括抗胆碱能制剂；β2肾上腺素能拮抗；平滑肌松弛剂；钙拮抗剂。

增加出口阻力的药物包括 α 肾上腺素能制剂；β 肾上腺素能拮抗剂。

促进排尿功能的药物包括胆碱能制剂；抑制外括约肌痉挛的药物巴氯芬、肉毒素。

（五）其他非手术治疗

（1）屏气法（Vasalval法）。患者坐位，放松腹部身体前倾，屏住呼吸10～12秒，用力将腹压传到膀胱、直肠和骨盆底部，屈曲髋关节和膝关节，使大腿贴近腹部，防止腹部膨出，增加腹部压力。

（2）延时排尿。

（3）排尿意识训练（意念排尿）。

（4）膀胱括约肌控制力训练。

（5）常用盆底肌练习法。主动收缩耻骨尾骨肌（肛门括约肌），每次收缩持续10秒，重复10次，每日3～5次。

（六）排尿反射训练

叩击或触摸耻骨上区、牵拉阴毛、摩擦大腿内侧、挤压阴茎龟头等；听流水声、口哨、热饮、洗温水浴等均为辅助性措施。叩击时宜轻而快，避免重叩。击频率50～100次／分钟，叩击次数100～500次。

五、预后及评估

末期评估（4周后）：C级不完全损伤，脊髓损伤神经平面以下的运动功能保留，半数以上的关键肌肉力量小于3级；拔除尿管可自主排尿，膀胱无明显残余尿液，膀胱功能恢复正常。

第十八章　尿失禁康复病例报告

一、病例资料

（一）个案简介

患者苏某，女，58 岁，退休。因"打喷嚏、大笑时尿液不自主漏出，间作 3 年"来门诊就诊。

（二）症见

精神尚可，打喷嚏、大笑时尿液不自主漏出，偶感腰酸，纳可，睡眠可，大便正常。

（三）体格检查

神志清晰，精神尚可，对答切题，查体合作。心肺未见明显异常。双下肢无水肿，四肢肌力及肌张力均正常。生理反射存在，病理反射未引出。舌淡，苔白，脉细。

（四）入院诊断

（1）中医诊断：遗尿（肾阳虚型）。

（2）西医诊断：压力性尿失禁。

二、康复评估

（1）初期评估诊断：压力性尿失禁。

（2）绝经情况：已绝经尿。

（3）盆底肌筛查：肛提肌正常；坐骨尾骨肌有疼痛；闭孔内肌有疼痛；肛提肌腱弓正常。

（4）POP-Q 测量数据。前壁 3cm 点 Aa：-3cm；前壁最低点 Ba：-3cm；后壁 3cm 点 Ap：-3cm；后壁最低点 Bp：-3cm；宫颈外口最远端或阴道残端 C：-6cm；后穹隆 D：-7cm；生殖道裂隙 gh：4.5cm；会阴体 pb：3.5cm；阴道总长 tvl：6.5cm。

（5）PERFECT 评估。P 肌力：3 级；E 耐力：4 秒；R 重复收缩：2 次；F 快速收缩：6 次；E 收缩时后壁有抬高；C 收缩时有下腹部肌肉协同收缩；T 咳嗽时无盆底肌反射性收缩。

三、康复目的

缓解尿失禁症状，恢复盆底功能，预防其他并发症。

四、康复治疗措施

（一）物理因子疗法

（1）盆底肌肉电刺激：使用经阴道电极进行盆底肌肉电刺激，修复受损肌肉组织，改善盆底肌肌力。

（2）生物反馈：辅助患者完成自主锻炼，增强控尿能力。

（二）盆底肌训练

可在站位、坐位及卧位时进行，做收缩肛门的动作，每次收缩不少于3秒，然后放松3秒，再收缩3秒，放松3秒，交替进行。连续做15～30分钟，每日3次；同时训练间断排尿，即在每次排尿时停顿或减缓尿流，以及在咳嗽、大笑之前收缩盆底肌。

（三）家庭治疗

使用阴道哑铃。

（四）针灸治疗

两组穴位交替进行。

第一组：关元、中极、大赫、阴陵泉、足三里、三阴交、太溪。

第二组：肾俞、中髎、次髎、会阳、三阴交、太溪。

每日治疗1次，每次20分钟。

五、预后及评估（4周后）

（1）绝经情况：已绝经。

（2）尿失禁情况：明显改善。

（3）盆底肌筛查：肛提肌正常；坐骨尾骨肌正常；闭孔内肌有疼痛；肛提肌腱弓正常。

（4）POP-Q测量数据。前壁3cm点Aa：-3cm；前壁最低点Ba：-3cm；后壁3cm点Ap：-3cm；后壁最低点Bp：-3cm；宫颈外口最远端或阴道残端C：-6cm；后穹隆D：-7cm；生殖道裂隙gh：4.5cm；会阴体pb：3.5cm；阴道总长tvl：6.5cm。

（5）PERFECT评估。P肌力：4级；E耐力：6秒；R重复收缩：3次；F快速收缩：7次；E收缩时后壁有抬高；C收缩时有下腹部肌肉协同收缩；T咳嗽时有盆底肌反射性收缩。

参考文献

[1] 燕铁斌 . 物理治疗学（3 版）[M]. 北京：人民卫生出版社，2018.

[2] 岳寿伟，何成奇 . 物理医学与康复学指南与共识 [M]. 北京：人民卫生出版社，
2019.

[3] 张长杰 . 肌肉骨骼康复学（2 版）[M]. 北京：人民卫生出版社，2013.

[4] 窦祖林 . 作业治疗学（2 版）[M]. 北京：人民卫生出版社，2013.

[5] 张惠婷，钟巧玲，张慧珍，等 . 七步综合消肿疗法对乳腺癌术后上肢淋巴水肿的
效果 [J]. 中国康复理论与实践，2017，23（9）：1015-1020.

[6] 中国微循环学会周围血管疾病专业委员会压力学组 . 血管压力治疗中国专家共识
（2021 版）[J]. 中华医学杂志，2021，101（17）：1214-1225.

[7] 杨丹丹，徐琳峰，陈丽娜 . 间歇充气加压治疗下肢水肿的疗效观察 [J]. 中国康
复医学杂志，2009，24（4）：369-370.

[8] 张广清，林美珍 . 中医护理临床进展 [M]. 上海：上海科学技术出版社，2016.

[9] 谢家兴 . 康复护理常规与技术 [M]. 北京：人民卫生出版社，2022.

[10] 赵宝玉 . 阳虚与中风发病的关系 [J]. 中国民间疗法，2003，11（5）：29-30.

[11] 张晓钢 . 从藏象阴阳探讨内风的病因病机 [D]. 北京：北京中医药大学，2008：
184.

[12] 陈孝银，沈英森，姜杰，等 . 从五行论治肝风 [J]. 四川中医，2001，19（3）：
12-13.

[13] 于智敏，王永炎 . 中风病的"上病下治"[J]. 中国中医基础医学杂志，2010，
16（1）：6-7.

[14] 宋红普，魏江磊 . 历代医家中风病因病机观概述 [J]. 上海中医药杂志，2010，
44（8）：26-29.

[15] 刘敏，王庆国 . 中风病中医病因病机学说史略 [J]. 中国中医基础医学杂志，
2006，12（4）：252-253.

[16] 周岳君，姚海清 . 中风病因学探源 [J]. 中国中医基础医学杂志，2004，10（7）：
24-26.

[17] 张娜，周谋望，刘楠，等 . 2016 年度全国脊髓损伤康复医疗质量控制调查报告 [J].
中国康复医学杂志，2018，33（10）：1137-1141.

[18] 杨俊松，郝定均，刘团江，等 . 急性脊髓损伤的临床治疗进展 [J]. 中国脊柱脊髓杂志，2018，28（4）：368-373.

[19] 陈英哲，张运克 . 张运克教授治疗小脑萎缩的临床经验 [J]. 中国中医药现代远程教育，2016，14（18）：62-65.

[20] 金国娥，陈华德，田月霞，等 . 针刺治疗小脑萎缩临床研究进展 [J]. 新中医，2019，51（10）：235-237.

[21] 雒晓东，郑春叶 . 帕金森病相关古代文献 [M]. 北京：中医古籍出版社，2016.

[22] 陈军虎，刘远新，王新亭 . 帕金森病中医病因病机的研究进展 [J]. 新疆中医药，2016，34（6）：74-76.

[23] 沈红岩，张程，贾广良 . 王雪峰采用输合配穴针刺疗法从疏肝健脾论治小儿痉挛型脑性瘫痪 [J]. 广州中医药大学学报，2018，35（5）：915-919.

[24] 涂秋月，谭晨光，翟东子，等 . 基于经筋理论运用筋结点治疗痉挛型脑瘫探析 [J]. 中华中医药杂志，2022，37（6）：3045-3048.

[25] 何冠蘅，吕小州，周歆，等 . 基于中西医理论指导下外周神经损伤术后针灸治疗策略的思考 [J]. 广东医学，2019，40（20）：2839-2842.

[26] 中华外科杂志编辑部 . 颈椎病的分型、诊断及非手术治疗专家共识（2018）[J]. 中华外科杂志，2018，56（6）：401-402.

[27] 张杰，玉璐 . 针刺治疗强直性脊柱炎 36 例 [J]. 中国针灸，2007，27（1）：22.

[28] 毕钰桢 . 针灸治疗强直性脊柱炎的临床研究进展 [J]. 针灸临床杂志，2008，24（2）：49-52.

[29] 刘晓安，杨恩华 . 中医药治疗退行性腰椎滑脱 85 例 [J]. 现代中西医结合杂志，2009，18（6）：633-634.

[30] 黄玲，李力，雷凯荣 . 排便障碍综合征及其评估手段 [J]. 中国实用妇科与产科杂志，2017，33（10）：1030-1034.

[31] 张奕秉，金捷，金健威，等 . 生物反馈治疗不同亚型功能性排便障碍的临床疗效及影响因素分析 [J]. 中国现代医生，2022，60（28）：5-9.

[32] 符智虹，李述文，李瑞涵，等 . 真实世界藤黄健骨片治疗膝骨关节炎缓解期人群用药特征及临床疗效分析 [J]. 中国实验方剂学杂志，2023，29（6）：120-127.

[33] 王斌，邢丹，董圣杰，等 . 中国膝骨关节炎流行病学和疾病负担的系统评价 [J]. 中国循证医学杂志，2018，18（2）：134-142.

[34] 李锋，宋跃明，方忠，等 . 脊柱小关节骨关节炎诊治专家共识 [J]. 骨科，2018，9（6）：417-422.

[35] 贾连顺. 腰椎关节突关节骨关节炎的认识 [J]. 中华骨科杂志, 2008, 28（10）: 868-869.

[36] 黄阿勇, 栗国强, 曹连波, 等. 活血痹痛膏治疗血瘀寒湿阻络型腰椎骨性关节炎 60 例疗效观察 [J]. 中医杂志, 2016, 57（1）: 46-50.

[37] 杨清华, 黄建军. 肩周炎中医病、证、症名规范化商榷 [J]. 中国针灸, 2006, 26（8）: 610.

[38] CLELAND J, DURALL C J. Physical therapy for adhesive capsulitis[J]. Physiotherapy, 2002, 88(8): 450-457.

[39] 韩春莉. 肩周炎的中医治疗进展 [J]. 内蒙古中医药, 2019, 38（9）: 157-159.

[40] 李泰贤, 陈志伟, 薛志鹏, 等. 中老年股骨头坏死患者中医证候特点 [J]. 中华中医药杂志, 2019, 34（4）: 1414-1418.

[41] 李玉恒, 陈丽芳, 张桂兰, 等. 髋关节置换术后中医镇痛护理干预30 例体会 [J]. 云南中医中药杂志, 2015, 36（12）: 99-100.

[42] 徐剑珊, 季芸, 张忠良. 除痹舒筋通络方熏蒸治疗对老年股骨头坏死全髋关节置换术后髋关节功能的影响 [J]. 中国中医药科技, 2021, 28（1）: 137-138.

[43] 杨建生, 周生花. 中医疼痛的病机以及辨证论治 [J]. 中国中医基础医学杂志, 2014, 20（4）: 432, 444.

[44] 张有为, 杨军琪, 李小宏. 身痛逐瘀汤治疗对股骨头坏死患者血液流变学的影响 [J]. 世界中医药, 2019, 14（1）: 154-157.

[45] 黄健. 中药熏洗对全膝关节置换术后康复的影响及临床疗效观察 [D]. 济南: 山东中医药大学, 2020: 1-2.

[46] 王振辉. 浮针缓解全膝关节置换术后疼痛及改善功能障碍的研究 [D]. 广州: 广州中医药大学, 2019.

[47] 王健. 人工膝关节置换围手术期规范化疼痛管理 [D]. 广州: 南方医科大学, 2014.

[48] KENNEDY M I, STRAUSS M, LAPRADE R F. Injury of the meniscus root[J]. Clinics in Sports Medicine, 2020, 39(1): 57-68.

[49] 李文华. 膝关节解剖特征与孤立性半月板损伤的关系研究 [D]. 广州: 南方医科大学, 2021.

[50] 江佩师, 陈志伟, 方玉基, 等. 602 例膝关节半月板损伤流行病学调查 [J]. 中南医学科学杂志, 2020, 48（2）: 160-163.

[51] 洪武智. 虎潜丸治疗肝肾亏损型退变性膝半月板损伤的临床疗效观察 [D]. 福州: 福建中医药大学, 2021.

[52] 曲绵域, 于长隆. 实用运动医学（4 版）[M]. 北京: 北京大学医学出版社, 2003: 1004.

[53] 敖英芳，田得祥，崔国庆，等．运动员前交叉韧带损伤的流行病学研究 [J]．体育科学，2000，20（4）：47-48，88.

[54] TAN C W, HSU W H, YU P A, et al. Anterior cruciate ligament reconstruction in patients older than 50 years: A systematic review and meta-analysis[J]. Orthopaedic Journal of Sports Medicine, 2020, 8(4): 2325967120915698.

[55] 周天平，徐一宏，徐卫东．前交叉韧带损伤处理相关国际指南解读及其临床应用 [J]．中华关节外科杂志（电子版），2021，15（6）：718-724.

[56] 施杞，王和鸣．骨伤科学 [M]．北京：人民卫生出版社，2001：159.

[57] 杨勇．髌骨骨折术后功能障碍采用物理疗法联合运动康复治疗的效果分析 [J]．世界复合医学，2021，7（5）：85-87.

[58] 郭天贵．自拟中药热敷联合早期功能锻炼对横断型髌骨骨折术后膝关节功能康复的临床疗效观察 [D]．郑州：河南中医药大学，2022.

[59] 印秋兰，吴琦．早期康复训练对髌骨骨折术后膝关节功能恢复的影响 [J]．中国临床康复，2002，6（12）：1825.

[60] TIMMERS T K, VAN DER VEN D J C, DE VRIES L S, et al. Functional outcome after tibial plateau fracture osteosynthesis: A mean follow-up of 6 years[J]. The Knee, 2014, 21(6): 1210-1215.

[61] 刘海峰，赵小强，潘飞龙．康复训练干预对经内固定手术治疗的胫骨平台骨折预后的影响 [J]．临床外科杂志，2018，26（11）：874-877.

[62] 陈孝平，汪建平．外科学 [M]．8 版．北京：人民卫生出版社，2013：691-693.

[63] 陈启明，戴尅戎．骨关节医学与康复 [M]．北京：人民卫生出版社，2015.

[64] 张晓越，王小红，王长平．绝经后骨质疏松症女性血清 IL-31 和腰椎、股骨颈骨密度相关性研究 [J]．中国骨质疏松杂志，2021，27（2）：234-237.

[65] 刘栋强，徐顺贵，林劲榕．慢性阻塞性肺疾病中医证候病机研究进展 [J]．光明中医，2018，33（22）：3443-3444.

[66] 李江，张文娟，白丽，等．基于"阳化气，阴成形"理论探讨补虚化痰祛瘀法在支气管哮喘中的应用 [J]．中医药临床杂志，2022，34（10）：1807-1810.

[67] 崔艳红，张赛，陈旭义，等．坐骨神经痛的研究进展 [J]．中国医药，2019，14（7）：1114-1117.

[68] 王素珍，武国印，黄艺，等．中西医治疗坐骨神经痛概况 [J]．湖南中医杂志，2014，30（1）：133-135.

[69] 傅睿媛，朱俊．中医外治疗法治疗坐骨神经痛机制的研究进展 [J]．光明中医，2023，38（13）：2639-2642.

[70] 王玮璘．颊针疗法治疗足跟痛的临床疗效观察 [D]．北京：北京中医药大学，2020.

[71] 韦成卫 . 足跟痛中西医治疗研究进展 [J]. 实用中医药杂志，2022，38（5）：876-880.

[72] TU P. Heel pain: Diagnosis and management[J]. American Family Physician, 2018, 97(2): 86-93.

[73] 于书翔 . 针药并用治疗颞下颌关节紊乱病疗效观察 [D]. 沈阳：辽宁中医药大学，2017.

[74] 杨伟，谢明花，蔡宇，等 . 颞下颌关节紊乱症的治疗进展 [J]. 康复学报，2019，29（5）：72-78.

[75] 刘淑珍 . 颞下颌关节紊乱综合征的中医诊断治疗 [J]. 中国民间疗法，2008，16（9）：49-50.

[76] CRONSTEIN B N, SUNKUREDDI P. Mechanistic aspects of inflammation and clinical management of inflammation in acute gouty arthritis[J]. JCR: Journal of Clinical Rheumatology, 2013, 19(1): 19-29.

[77] 金彩云，谢红艳，谢春光 . 痛风中医病机的探讨 [J]. 光明中医，2018，33（1）：44-46.

[78] 石晗 . 基于相似度算法的痛风中医理论演变研究 [D]. 北京：中国中医科学院，2021.

[79] 江昌茵，付磊 . 针刀"整体松解术"治疗屈指肌腱狭窄性腱鞘炎的思路探析 [J]. 中国中医急症，2022，31（10）：1857-1860.

[80] 刘超阳 . 针刀疗法治疗屈指肌腱狭窄性腱鞘炎的临床疗效观察 [D]. 天津：天津中医药大学，2022.

[81] 李正平 . 应用高树中教授"一针疗法"治疗急性关节扭伤98例 [J]. 中国民间疗法，2015，23（2）：26-27.

[82] 丁小飞，朱发宝 . 急性踝关节扭伤中西医治疗进展 [J]. 中外医疗，2023，42（15）：190-194.

[83] 王盈云 . 踝三针结合刺络拔罐治疗急性踝扭伤的临床研究 [D]. 广州：广州中医药大学，2018.

[84] 谭惠英，杨巧红，李耀霞 . 带状疱疹后神经痛患者疼痛护理研究进展 [J]. 上海护理，2022，22（3）：66-69.

[85] SIM J H, CHO H S, KIM Y D, et al. The association between herpes zoster and increased cancer risk: A nationwide population-based matched control study[J]. Current Oncology, 2021, 28(4): 2720-2730.

[86] 韦小梅，方芳，刘莹，等 . 脊髓损伤患者排便功能障碍干预方法的研究进展 [J]. 护理学杂志，2017，32（12）：109-112.

[87] 张天燕，刘小立，杨娟丽．老年癌症患者疼痛和社会心理状况的调查研究 [J]．中国疼痛医学杂志，2015，21（6）：474-476.

[88] 中华医学会，中华医学会杂志社，中华医学会全科医学分会，等．冠心病心脏康复基层指南（2020 年）[J]．中华全科医师杂志，2021，20（2）：150-165.

[89] 颜富德，梁伟玲．老年坠积性肺炎的特点和治疗 [J]．中外医疗，2011，30（12）：67.

[90] 中国医师协会呼吸医师分会，中华医学会呼吸病学分会，中国康复医学会呼吸康复专业委员会，等．中国慢性呼吸道疾病呼吸康复管理指南（2021 年）[J]．中华健康管理学杂志，2021，15（6）：521-538.

[91] 王和鸣．中医骨伤科学 [M]．2 版．北京：中国中医药出版社，2007：285-286.

[92] 贺丽英，孙蕴，要文娟，等．2010—2016 年中国老年人骨质疏松症患病率 Meta 分析 [J]．中国骨质疏松杂志，2016，22（12）：1590-1596.

[93] 陈灏珠，林果为．实用内科学 [M]．13 版．北京：人民卫生出版社，2009：1018-1067.

[94] 王明军，冉春风，田永锋，等．糖尿病周围神经病变综合治疗的研究近展 [J]．医学综述，2012，18（13）：2084-2086.

[95] 郑洁皎．老年康复学 [M]．北京：人民卫生出版社，2018：202-210.

[96] 田德禄．中医内科学 [M]．北京：人民卫生出版社，2002.

[97] 孔晶，刘伟，韩标，等．体感振动音乐疗法改善睡眠障碍的研究 [J]．中国康复医学杂志，2006，21（12）：1107-1109.

[98] 何予工，李鹏．重复经颅磁刺激对脑卒中后抑郁患者抑郁情绪、睡眠障碍及日常生活活动能力的影响 [J]．中华物理医学与康复杂志，2015，37（5）：361-364.

[99] 姚昭，解光尧．产后压力性尿失禁非手术治疗的研究 [J]．医学信息，2020，33（2）：53-57.

[100] HAYLEN B T, DE RIDDER D, FREEMAN R M, et al. An International Urogynecological Association (IUGA)/International Continence Society (ICS) joint report on the terminology for female pelvic floor dysfunction[J]. International Urogynecology Journal, 2010, 21(1): 5-26.

[101] DA LUZ R A, DE DEUS J M, CONDE D M. Quality of life and associated factors in Brazilian women with chronic pelvic pain[J]. Journal of Pain Research, 2018, 11: 1367-1374.

[102] DYBOWSKI C, LÖWE B, BRÜNAHL C. Predictors of pain, urinary symptoms and quality of life in patients with chronic pelvic pain syndrome (CPPS): A prospective 12-month follow-up study[J]. Journal of Psychosomatic Research, 2018, 112: 99-106.

[103] 张冬红. 女性慢性盆腔疼痛中医发病因素及证候的研究 [D]. 广州：广州中医药大学，2016.

[104] 盛国滨，苏航，刘长燕，等. 老年膀胱过度活动症病人的治疗策略：2017 版加拿大指南解读 [J]. 实用老年医学，2019，33（1）：99-104.

[105] 中国中西医结合学会泌尿外科专业委员会，湖北省中西医结合泌尿外科专业委员会. 中西医结合诊疗间质性膀胱炎专家共识 [J]. 中国中西医结合外科杂志，2022，28（6）：757-762.

[106] 宋竖旗，李灿，刘昭文，等. 中医治疗间质性膀胱炎的认识与思考 [J]. 中国中西医结合外科杂志，2020，26（5）：1023-1026.

[107] 黄念文，王伊光，王成李，等. 基于"整体与局部"探讨间质性膀胱炎的中医治疗思路 [J]. 现代中医临床，2021，28（3）：43-46.

[108] 温海东，何问理，林文俊，等. 间质性膀胱炎综合治疗的临床研究 [J]. 新医学，2020，51（5）：391-395.

[109] 展立芬，艾坤，曾学究，等. 脊髓损伤后重建膀胱排尿反射在神经源性膀胱中的运用与展望 [J]. 中国组织工程研究，2024，28（18）：2925-2931.

[110] 樊文彬，蓝海波，谢彦鹏，等. 慢性便秘与精神心理障碍的相关性研究 [J]. 中国全科医学，2019，22（34）：4272-4276.

[111] 刘思琦，凡会霞，张申，等. 中医外治功能性排便障碍研究进展 [J]. 光明中医，2023，38（2）：380-383.

[112] 陈朝明，金洵，蒋亚文，等. 针灸对女性排便功能障碍两个亚型的治疗作用研究 [J]. 上海针灸杂志，2008，27（6）：3-5.

后 记

2023 年 8 月 6 日，正式成立了本书编写小组，启动该书的编写工作。编写组成员按照分工完成了条目的选定和资料收集，然后全面进入初稿编写阶段。期间组员们针对编写内容进行热烈的讨论和思想碰撞，最终统一了编写思想，规范了编写格式。

本书的出版得益于编写小组成员们的不懈努力。感谢编辑和出版团队，他们耐心听取意见和建议，并给予专业的指导和帮助，他们的专业和经验为该书的完善起到了至关重要的作用。最后感谢读者，你们的支持是我们写作的最大动力，希望此书能给你们临床工作中新的思考和启发，从阅读中得到收获。

编者

2024 年 5 月